国家卫生健康委员会"十三五"规划教材
全国高等学校教材
供口腔医学类专业用

口腔黏膜病学

第 5 版

U0284767

主　　编	陈谦明

副主编　华　红　曾　昕

编　　委（以姓氏汉语拼音为序）

陈谦明（四川大学华西口腔医学院）

范　媛（南京医科大学口腔医学院）

关晓兵（首都医科大学口腔医学院）

华　红（北京大学口腔医学院）

刘　青（空军军医大学口腔医学院）

聂敏海（西南医科大学口腔医学院）

戚向敏（山东大学口腔医学院）

唐国瑶（上海交通大学口腔医学院）

王　智（中山大学光华口腔医学院）

魏秀峰（吉林大学口腔医学院）

周　刚（武汉大学口腔医学院）

曾　昕（四川大学华西口腔医学院）

主编助理　江　潞（四川大学华西口腔医学院）

闫志敏（北京大学口腔医学院）

人民卫生出版社

图书在版编目（CIP）数据

口腔黏膜病学/陈谦明主编. —5 版.—北京：
人民卫生出版社,2020
第 8 轮口腔本科规划教材配网络增值服务
ISBN 978-7-117-29389-1

Ⅰ.①口… Ⅱ.①陈… Ⅲ.①口腔粘膜疾病-诊疗-
医学院校-教材 Ⅳ.①R781.5

中国版本图书馆 CIP 数据核字(2020)第 025610 号

人卫智网	www.ipmph.com	医学教育、学术、考试、健康，购书智慧智能综合服务平台
人卫官网	www.pmph.com	人卫官方资讯发布平台

口腔黏膜病学
第 5 版

主　　编：陈谦明
出版发行：人民卫生出版社(中继线 010-59780011)
地　　址：北京市朝阳区潘家园南里 19 号
邮　　编：100021
E－mail：pmph @ pmph.com
购书热线：010-59787592　010-59787584　010-65264830
印　　刷：北京铭成印刷有限公司
经　　销：新华书店
开　　本：889×1194　1/16　　印张：14
字　　数：422 千字
版　　次：2000 年 6 月第 1 版　　2020 年 8 月第 5 版
　　　　　2024 年 10 月第 5 版第 11 次印刷(总第 46 次印刷)
标准书号：ISBN 978-7-117-29389-1
定　　价：59.00 元
打击盗版举报电话：010-59787491　E-mail：WQ @ pmph.com
质量问题联系电话：010-59787234　E-mail：zhiliang @ pmph.com

国家卫生健康委员会"十三五"规划教材
全国高等学校五年制本科口腔医学专业
第八轮　规划教材修订说明

1977 年,卫生部召开了教材建设工作会议并成立了卫生部教材办公室,决定启动第一轮全国高等医学院校本科口腔医学专业卫生部规划教材编写工作,第一轮教材共 5 种,即《口腔解剖生理学》《口腔组织病理学》《口腔内科学》《口腔颌面外科学》和《口腔矫形学》。自本套教材第一轮出版 40 多年来,在原卫生部、原国家卫生和计划生育委员会及国家卫生健康委员会的领导下,在教育部支持下,在原卫生部教材办公室的指导下,在全国高等学校口腔医学专业教材评审委员会的规划组织下,全国高等学校五年制本科口腔医学专业教材已经过七轮修订、一轮数字化升级,形成了课程门类齐全、学科系统优化、内容衔接合理、结构体系科学的由规划教材、配套教材、网络增值服务以及数字出版组成的立体化教材格局,已成为我国唯一一套长期用于我国高等口腔医学院校教学的历史最悠久、内容最权威、结构最优化、形式最经典、质量最上乘的口腔医学专业本科精品教材。老一辈医学教育家和专家们亲切地称本套教材是中国口腔医学教育的"干细胞"教材。

2012 年出版的第七轮全国高等学校本科口腔医学专业卫生部规划教材共 15 种,全套教材为卫生部"十二五"规划教材,全部被评为教育部"十二五"普通高等教育本科国家级规划教材。

2017 年本套第八轮教材启动修订,当时正是我国进一步深化医教协同之际,更是我国医疗卫生体制改革和医学教育改革全方位深入推进之时。在全国医学教育改革发展工作会议上,李克强总理亲自批示"人才是卫生与健康事业的第一资源,医教协同推进医学教育改革发展,对于加强医学人才队伍建设、更好保障人民群众健康具有重要意义",并着重强调,要办好人民满意的医学教育,加大改革创新力度,奋力推动建设健康中国。

教材建设是事关未来的战略工程、基础工程,教材体现了党和国家的意志。人民卫生出版社紧紧抓住深化医教协同全面推动医学教育综合改革的历史发展机遇期,以全国高等学校五年制本科口腔医学专业第八轮规划教材全面启动为契机,以规划教材创新建设,全面推进国家级规划教材建设工作,服务于医改和教改。第八轮教材的修订原则,是积极贯彻落实国务院办公厅关于深化医教协同、进一步推进医学教育改革与发展的意见,努力优化人才培养结构,坚持以需求为导向,构建发展以"5+3"模式为主体的口腔医学人才培养体系;强化临床实践教学,切实落实好"早临床、多临床、反复临床"的要求,提高医学生的临床实践能力。

为了全方位启动国家卫生健康委员会"十三五"规划教材建设工作,经过近 1 年的调研,在国家卫生健康委员会、教育部的领导下,全国高等学校口腔医学专业教材评审委员会和人民卫生出版社于 2017 年启动了本套教材第八轮修订工作,得到全国高等口腔医学本科院校的积极响应。经过 200 多位编委的辛勤努力,全国高等学校第八轮口腔医学专业五年制本科国家卫生健康委员会"十三五"规划教材现成功付样。

本套教材修订和编写特点如下:

1. 教材编写修订工作是在国家卫生健康委员会、教育部的领导和支持下,由全国高等医药教材建设研究学组规划,口腔医学专业教材评审委员会审定,院士专家把关,全国各医学院校知名专家教师编写,人民卫生出版社高质量出版。

2. 教材编写修订工作是根据教育部培养目标、国家卫生健康委员会行业要求、社会用人需求,在全国进行科学调研的基础上,借鉴国内外医学人才培养模式和教材建设经验,充分研究论证本专业人才素质要求、学科体系构成、课程体系设计和教材体系规划后,科学进行的。

3. 教材编写修订工作着力进行课程体系的优化改革和教材体系的建设创新——科学整合课程、淡化学科意识、实现整体优化、注重系统科学、保证点面结合。继续坚持"三基、五性、三特定"的教材编写原则,以确保教材质量。

4. 本套教材共17种,新增了《口腔医学人文》《口腔种植学》,涵盖了口腔医学基础与临床医学全部主干学科。读者对象为口腔医学五年制本科学生,也可作为七年制、八年制等长学制学生本科阶段参考使用,是口腔执业医师资格考试推荐参考教材。

5. 为帮助学生更好地掌握知识点,并加强学生实践能力的同步培养,本轮编写了17种配套教材。同时,继续将实验(或实训)教程作为教学重要内容分别放在每本教材中编写,使各学科理论与实践在一本教材中有机结合,方便开展实践教学工作,强化实践教学的重要性。

6. 为满足教学资源的多样化,实现教材系列化、立体化建设,本套教材以融合教材形式出版,将更多图片以及大量视频、动画等多媒体资源以二维码形式印在纸质教材中,扫描二维码后,老师及学生可随时在手机或电脑端观看优质的配套网络数字资源,紧追"互联网+"时代特点。

获取网络数字资源的步骤

❶ 扫描封底红标二维码,获取图书"使用说明"。

❷ 揭开红标,扫描绿标激活码,注册/登录人卫账号获取数字资源。

❸ 扫描书内二维码或封底绿标激活码随时查看数字资源。

❹ 登录 zengzhi.ipmph.com 或下载应用体验更多功能和服务。

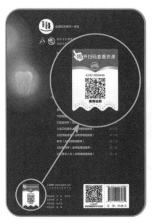
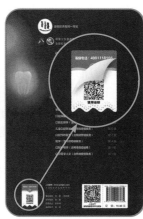
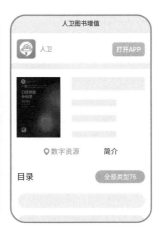

7. 本套教材采用大16开开本、双色或彩色印刷,彩图随文编排,铜版纸印刷。形式活泼,重点突出,印刷精美。

为进一步提高教材质量,请各位读者将您对教材的宝贵意见和建议**发至"人卫口腔"微信公众号(具体方法见附件)**,以便我们及时勘误,同时为下一轮教材修订奠定基础。衷心感谢您对我国口腔医学本科教育工作的关心和支持。

人民卫生出版社
2019年11月

附件

1. 打开微信,扫描右侧"人卫口腔"二维码并关注"人卫口腔"微信公众号。

2. 请留言反馈您的宝贵意见和建议。

注意:留言请标注"口腔教材反馈+教材名称+版次",谢谢您的支持!

第八轮全国高等学校五年制本科口腔医学专业规划教材目录

教材名称	版次	主编	副主编			
口腔解剖生理学（含网络增值服务）	第8版	何三纲	于海洋			
口腔组织病理学（含网络增值服务）	第8版	高 岩	孙宏晨	李 江		
口腔颌面医学影像诊断学（含网络增值服务）	第7版	张祖燕	王 虎			
口腔生物学（含网络增值服务）	第5版	边 专	王松灵	陈万涛	贾 荣	
口腔临床药物学（含网络增值服务）	第5版	刘 青				
口腔材料学（含网络增值服务）	第6版	赵信义	孙 皎	包崇云		
牙体牙髓病学（含网络增值服务）	第5版	周学东	陈 智	岳 林		
口腔颌面外科学（含网络增值服务）	第8版	张志愿	石 冰	张陈平		
口腔修复学（含网络增值服务）	第8版	赵铱民	周永胜	陈吉华		
牙周病学（含网络增值服务）	第5版	孟焕新	束 蓉	闫福华		
口腔黏膜病学（含网络增值服务）	第5版	陈谦明	华 红	曾 昕		
口腔正畸学（含网络增值服务）	第7版	赵志河	周彦恒	白玉兴		
儿童口腔医学（含网络增值服务）	第5版	葛立宏	邹 静	秦 满		
口腔预防医学（含网络增值服务）	第7版	冯希平	杜民权	林焕彩		
𬌗学（含网络增值服务）	第4版	王美青	谢秋菲	李晓箐		
口腔种植学（含网络增值服务）	第1版	宫 苹	王佐林	邸 萍		
口腔医学人文（含网络增值服务）	第1版	邱蔚六	周学东	俞光岩	赵铱民	樊明文

第八轮全国高等学校五年制本科口腔医学专业规划教材配套教材目录

教材名称	教材名称
口腔解剖生理学习题集	牙周病学习题集
口腔组织病理学习题集	口腔黏膜病学习题集
口腔颌面医学影像诊断学习题集	口腔正畸学习题集
口腔生物学习题集	儿童口腔医学习题集
口腔临床药物学习题集	口腔预防医学习题集
口腔材料学习题集	𬌗学习题集
牙体牙髓病学习题集	口腔种植学习题集
口腔颌面外科学习题集	石膏牙雕刻训练教程
口腔修复学习题集	

中国医学教育题库(口腔医学题库)

题库名称	主　编	副主编	题量	
			一类试题*	二类试题**
口腔解剖生理学	何三纲	于海洋	2 000	6 000
口腔组织病理学	钟　鸣	罗海燕	2 000	6 000
口腔颌面医学影像诊断学	张祖燕	王　虎	900	2 700
口腔生物学	边　专	王松灵　陈万涛　贾　荣	800	2 400
口腔临床药物学	刘　青		800	2 400
口腔材料学	赵信义	孙　皎　包崇云	900	2 700
牙体牙髓病学	周学东	陈　智　王晓燕	2 500	7 500
口腔颌面外科学	张志愿	石　冰　张陈平	3 000	9 000
口腔修复学	赵铱民	周永胜　陈吉华	3 000	6 000
牙周病学	孟焕新	束　蓉　闫福华	1 000	3 000
口腔黏膜病学	曾　昕	程　斌	800	2 400
口腔正畸学	赵志河	周彦恒　白玉兴	1 500	4 500
儿童口腔医学	葛立宏	邹　静　秦　满	1 000	3 000
口腔预防医学	胡德渝	卢友光　荣文笙	800	2 400
殆学	王美青	李晓箐	800	2 400
口腔种植学	宫　苹	王佐林　邸　萍	800	2 400

　　* 一类试题:包含客观题与主观题,试题经过大规模实考测试,参数稳定,试题质量高,保密性强,主要为各院校教务管理部门提供终结性教学评价服务,适用于组织学科期末考试、毕业综合考试等大型考试。

　　** 二类试题:包含客观题与主观题,题型丰富,覆盖知识点全面,主要为教师提供日常形成性评价服务,适用于日常教学中布置课前预习作业,开展课堂随堂测试,布置课后复习作业以及学生自学、自测、自评等。

谨以本版

敬献给首版主编

中国口腔黏膜病学事业的开拓者

我们敬爱的导师

李秉琦　教授

（1933 年 8 月 6 日—2018 年 3 月 17 日）

前　言

《口腔黏膜病学》(第5版)是在第4版入选"十二五"国家级规划教材的基础上,根据2017年6月30日在成都召开的"第八轮全国高等学校口腔医学专业五年制本科教育部、国家卫生计生委'十三五'规划教材"主编人会议的有关精神组织修订、编写的。

在第5版进行正式的修订编写前,第4版和第5版的编委团队通过讨论会、现场调研、微信群组等讨论形式,征集了国内的一些使用过第4版教材院校的师生对第4版存在的问题和对第5版的修订编写建议。在此基础上,人民卫生出版社于2017年9月1—3日在青岛召开了第八轮口腔本科规划教材《口腔黏膜病学》(第5版)编写会,形成了第5版的修订编写思路、编写大纲,落实了具体的编写原则和编写要求。继后,于2017年12月23—25日于第四军医大学(现空军军医大学)口腔医学院召开的第5版《口腔黏膜病学》定稿会,逐字逐句审定了全书的内容。

修订的编写原则:第5版教材秉持教材的延续性,坚持"三基""五性""三特定"的原则,即基础理论、基本知识、基本技能;思想性、科学性、先进性、启发性、适用性;特定的对象、特定的要求、特定的限制。第5版教材内容的深度和广度除适应全国多数学校五年制本科教学的需要外,适当反映学科新进展,以兼顾可能的八年制长学制教学的需要;为凸显"以学为中心"的现代高等教育育人理念,在教材中,对复杂难懂的临床或者理论概念力争达到深入浅出。

修订的主要内容:首先,结合国际最新疾病指南、研究进展文献,对部分疾病的命名、分类、诊治等相关"三基"知识进行了更新;其次,着重规范了一批学术术语和体例,特别是注意了与《皮肤病学》《口腔组织病理学》《口腔临床药物学》等规划教材的统一;另外,率先引入了"疾病管理"这一新概念,以强调口腔黏膜病防治在医患沟通、临床处置、预防转归等方面的特殊性;最后,按照第八轮口腔本科规划教材的统一要求,以二维码链接的方式添加了相关拓展知识点和参考阅读内容。此外,本版教材在每一章后都附有学习指导和习题,以帮助学生更好地理解和掌握相关知识要点。

根据"全国高等学校口腔医学专业第五届教材评审委员会"的安排,本版教材在4版的基础上增加了两位副主编、设置了两位主编助理。由于编委的安排需体现"本科教材的编委与研究生教材的编委原则上不重复"的原则,原第4版周曾同、孙正、林梅、刘宏伟、程斌教授等编委及其他一些参编者不再担任本版次的编委或章节编写,而由相应单位的专家传承了相关章节。但第4版的编委都分别出席了于青岛召开的编委会或者于西安召开的定稿会,无私地奉献了他们的宝贵学识,在此,对他们表示衷心地感谢。

衷心感谢《口腔组织病理学》主编、北京大学口腔医学院高岩教授,以及南开大学口腔医学院陈瑞扬教授为本书第5版的修订提供的咨询意见和修订建议。

感谢青岛大学口腔医学院/青岛大学附属医院口腔医学中心、空军军医大学(第四军医大学)口腔医学院分别承担了编委会和定稿会的组织工作;感谢上海交通大学口腔医学院的沈雪敏副教授参与了编写会、定稿会的讨论,重庆医科大学口腔医学院金鑫主治医师参与了定稿会的讨论,并协助完成了部分章节的撰写;四川大学华西口腔医学院周瑜教授、但红霞副教授、王园珂博士、邓敬博士、魏子豪医生也参加了本书的整理、校对工作，对他们的付出一并致谢。

2019 年 3 月 于 成都

目　　录

口腔黏膜病学导论

第一节 概　述

一、口腔黏膜与口腔黏膜病

口腔黏膜(oral mucosa)是指口腔内的湿润衬里,在结构或功能上具有皮肤的某些特点,如两者有相似的组织学结构,均由上皮和结缔组织组成,其交界处呈波浪形。但与皮肤相比,口腔黏膜又具有自身的特点,如呈粉红色、表面光滑湿润,除皮脂腺外,不具备其他皮肤附件。口腔黏膜在口腔内根据其分布部位和功能的不同可分为咀嚼黏膜、被覆黏膜和特殊黏膜。

口腔黏膜病(oral mucosal diseases)是主要累及口腔黏膜组织的类型各异、种类众多的疾病的总称。

1. 内容　可根据损害的来源分为以下四类:

(1) 主要发生在口腔黏膜上的疾病,如口腔黏膜的创伤性溃疡。

(2) 同时发生于皮肤或单独发生于口腔黏膜上的皮肤-黏膜疾病,如扁平苔藓。这类疾病可以与皮肤病同时发生,但是,发生于口腔者可能与发生于皮肤的病损有明显的差异,前者常为条纹状,可出现糜烂,而后者呈紫红色多角形扁平丘疹,常有瘙痒感。

(3) 合并起源于外胚层和中胚层的某些疾病,如合并外阴、肛门、眼结膜、虹膜的多形红斑等。

(4) 性传播疾病或系统性疾病的口腔表征,如艾滋病、血液疾病等的口腔表征。

2. 基本特点　口腔黏膜病除具有来源复杂的特点外,还具有以下七个基本特点:

(1) 性别:从患病率来看,某些疾病具有明显的性别差异,如复发性阿弗他溃疡发生于女性明显多于男性;从疾病的预后来看,也可能与性别有关,如发生于女性的口腔白斑病的癌变率明显高于男性,其预后也就明显较男性患者差。

(2) 年龄:如复发性阿弗他溃疡好发于青壮年,天疱疮常见于中老年人。

(3) 部位:不同部位的口腔黏膜对疾病的易感性不同,如疱疹样阿弗他溃疡一般不累及附着龈和硬腭等咀嚼黏膜,而疱疹性口炎则可累及包括咀嚼黏膜在内的所有口腔黏膜;从预后来看,也具有部位的特点,如口底-舌腹的 U 形区、口角内侧三角形区域、软腭复合体被称为口腔黏膜的三大危险区域,这些区域的损害发生恶性转化的危险性较高。

(4) 损害

1) 更迭性与重叠性:每一种口腔黏膜疾病都具有其特殊的损害特征,这些特征是临床诊断过程最基本的依据。但同一疾病在不同阶段可出现不同类型的损害,称为损害的更迭性,如复发性唇疱疹唇红部的水疱破溃后即形成糜烂,在后期则为痂壳形成;相反,不同疾病在不同阶段也可能出现相同类型的损害,称为损害的重叠性,如复发性阿弗他溃疡是以口腔溃疡为特征的病损,但疱疹性龈口炎的后期也可能出现口腔黏膜的溃疡性损害。

2)部位的差异性:口腔不同部位的黏膜在结构和功能上存在较大差异,因此,同一疾病在口腔黏膜的不同部位可能具有不同的临床表现,如口腔扁平苔藓在颊黏膜常表现为网纹型而在舌背则常呈斑块型。

3)病损的共存性:近年来,越来越多的资料表明,不同的黏膜-皮肤病损可同时存在即所谓的共存现象,如发现黏膜盘状红斑狼疮可以与银屑病共存,这种共存的特点给诊断、鉴别诊断及治疗增添了复杂性。

(5)诊断方法:除了将临床病损横向比较进行诊断和鉴别诊断外,还常需要结合病理检查进行诊断,这些病理检查除了常规的组织切片外,还可能涉及免疫组织化学、分子病理学的检查手段。但由于病损的多样性和复杂性,有时病理也难以确诊。因此,在临床上需要进行治疗性诊断,即按照某一种最可能的疾病进行治疗,如果有效,则诊断为这种疾病的可能性较大,否则,则进行另外疾病的诊断和鉴别诊断。

(6)治疗

1)同病异治:根据同一种疾病发生的不同原因进行治疗。如某些复发性阿弗他溃疡可能由于营养不良引起,而另外一些则可能与免疫紊乱有关,应给予不同的治疗药物。

2)异病同治:由于不同的疾病可能具有类似的发病机制,因此,可采用同类的药物进行治疗。如口腔扁平苔藓和盘状红斑狼疮均可采用免疫制剂进行治疗。

3)局部疾病全身治疗:尽管口腔黏膜病表现为局部的病损,但由于其发生常常具有全身性的诱因,因此,在临床治疗过程中除了加强局部的处理外,还需注重全身的用药治疗。

4)中西医结合治疗:对某些慢性疾病如结合中医药治疗可能获得良好的协同效应。

(7)转归:大多数口腔黏膜病的预后良好,但某些疾病,如口腔白斑病这类口腔潜在恶性疾患有发生癌变的风险,而一些口腔黏膜损害也可能是一些严重全身性疾病的先兆,如口腔毛状白斑是艾滋病的先兆。

3. 分类 口腔黏膜病的分类历来未能取得一致意见,有的罗列病名过于繁琐;有的仅按感染性与非感染性两大类划分,又嫌过粗;而如按病因划分,又有不少黏膜病的病因尚不明确。现在国内通行的教科书是以临床特征为主干,以便于诊治工作的进行,并兼顾病因及病理学特征。常分为感染性疾病、变态反应性疾病、溃疡类疾病、大疱类疾病、斑纹类疾病、肉芽肿疾病、唇舌疾病、艾滋病、性传播疾病、全身疾病的口腔表征以及口腔黏膜色素异常。

口腔黏膜病中除少数病种是由局部原因引起外,大多数口腔黏膜病的发生和全身状况有着密切的关系,并且有些口腔黏膜病损是全身性疾病不同时期的一部分特征。因此,有一定比例的全身性疾病是由口腔黏膜病科的医师首先诊断的,从事口腔黏膜病的口腔医师,在此类系统性疾病的早期发现、早期诊断及早期处置中发挥着极为重要的作用,如天疱疮、艾滋病等。

二、口腔黏膜病学

(一)定义

口腔黏膜病学(diseases of oral mucosa)是口腔医学的重要组成部分,是系统研究口腔黏膜病的基础理论和临床诊治及预防的一门独立临床学科。其范围涉及疾病的病因、病理、发病机制、流行病学特征、诊断及疾病管理等范畴。由于它研究的对象种类繁多,且与机体的全身状态关系密切,口腔黏膜病学也是一门口腔医学与其他学科交叉的桥梁学科。

在国际上,大多数口腔黏膜病学的内容归于了 oral medicine,直译为"口腔内科学"或者"口腔医学",以强调它与普通内科学的联系,并将其定义为"有关口腔和口周组织的健康和疾病研究的特殊学科,它主要是探讨与口腔疾病有关的内科学原则以及采用药物进行口腔疾病治疗的规律"。主要包括口腔黏膜的感染性及非感染性疾病、口腔癌前损害、系统性疾病的口腔表征,面痛症等神

学习笔记

经疾患、颞下颌关节疾病及唾液腺疾病等。

根据我国的具体情况，若采用"口腔内科学"一词易引起歧义，而且神经疾患、唾液腺疾病及颞下颌关节疾病等又已发展成为了独立的专科，所以，沿用"口腔黏膜病学"更切合我国实际。

（二）学习方法

首先，要注意形象思维，抓住疾病病损形态的特点和变化。要多看图谱、幻灯片及其他音像教材；在当代，互联网能提供众多的学习资源与辅助平台。其次，要注意横向联系，掌握各种疾病的鉴别诊断要点。最后，要注意多读参考书，口腔黏膜病与医学基础及临床学科有密切的联系，其中，皮肤与性病学、内科学、微生物学、免疫学、组织病理学、分子生物学等专著应作为案头备查的参考书。

（三）发展史

1. 中国口腔黏膜病学发展史

（1）中国口腔黏膜病学溯源：中国口腔黏膜病学的研究可追溯到远古时代。战国时期（约公元前400年）成书的《黄帝内经素问篇》中有"膀胱移热于小肠，鬲肠不便，上为口糜……"的记载。此外，《内经》中也有记载："心主舌。……在窍为舌。""口唇者，脾之官也；舌者，心之官也。""脾之合肉也，其荣唇也。"指出舌与心、唇与脾的生理关系。这些记录阐述了口腔是整个机体不可分割的一部分。其中《内经》记载的"口疮"病名一直沿用至今。东汉张仲景《伤寒论》中对"狐惑病"（类似现代白塞病）的论述，至今仍有临床价值。宋、元、明、清各代的名著中对口腔黏膜病都有诸多描述，如明代王肯堂的《证治准绳》中记录的专治唇舌疾病的方剂就有37种之多。明代著名医学家薛已所著的《口齿类要》是现存的一部古代口腔医学专书。全书分茧唇、口疮、齿痛、舌症、喉痹诸症、喉间杂症等12项，其中包括多项有关口腔黏膜病的内容。

（2）当代中国口腔黏膜病学

1）发展先驱：20世纪，中国现代口腔医学开始，其中的口腔黏膜病学出现在20世纪中叶。以1949年为界，之前用现代医学研究黏膜病的论著寥寥无几。在中国口腔黏膜病学的起步阶段，值得大家永远怀念和追忆的先驱们包括有四川大学（原四川医学院）的萧卓然教授、北京大学（原北京医学院）的郑麟蕃教授和张乐天教授、上海交通大学（原上海第二医学院）的沈国祚教授、海军军医大学（原第二军医大学）的陈约翰教授等。

2）发展历程：1978年是中国当代口腔黏膜病学的起始年。自1978年开始至今，口腔黏膜病学的发展可以粗分为学科起始、学科确立、学科高速发展和学科协同创新发展四个阶段。从1978年5月的起始，到1988年4月的确立，再到1998年10月进入发展，以及2008年10月的协同创新发展，推动中国口腔黏膜病学进入整体提升时期。

①起始阶段：口腔黏膜病学的起始以"两病"协作组的成立为标志。"两病"指口腔白斑和口腔扁平苔藓。1978年5月，卫生部和解放军总后勤部卫生部于北京领导成立了"口腔白斑、扁平苔藓及其癌变防治研究协作组"（"两病"协作组），这是我国成立的第一个全国性的口腔黏膜病诊断与研究协作组。1983年，由解放军总医院洪民教授牵头的多院校联合项目"口腔白斑与口腔扁平苔藓流行病学与防治的研究"获得国家"六五"科技攻关计划资助，成为口腔黏膜病学领域首个全国联合大项目，具有"打基础，建学科"的历史意义。1987年，两病研究获得原卫生部科技成果乙等奖。在"两病"协作组的带领下，该项目成果汇集而成的专著——《口腔癌前病变——白斑与扁平苔藓》，由许国祺、李秉琦、李辉奉教授主编，于1992年由中国医药科技出版社正式出版，这是"两病"协作组的工作总结，也是我国口腔医学界大协作的丰硕成果。随着两病协作自1978年开展，在全国范围内，形成了一批专门从事口腔黏膜病学医、教、研工作的独立科室，同时在全国主要院校形成了口腔黏膜病专科。

②确立阶段："两病"协作组的任务于20世纪80年代中期完成后，1988年4月中华医学会口腔科学会口腔黏膜病学组的成立，它标志着中国口腔黏膜病学进入确立阶段。首届学组以许国祺为组长，李秉琦、李辉奉为副组长。学组在召开全国口腔黏膜病学术会议讨论黏膜专科问题的同时，前瞻性地注意邀请其他学科与领域的著名专家进行学术交流，促进了学科的发展及交叉发展；同时，特别关注对年轻一代学术带头人的培养，为学科的后续发展奠定了人才基础。

③全新发展阶段：1998年10月首届中华口腔医学会口腔黏膜病专业委员会成立，标志着口腔

黏膜病学学科进入全新发展阶段。第一届委员会由许国祺教授任名誉主任委员,李秉琦教授为创会主任委员。专委会成立后,2004—2006年,由陈谦明教授牵头的多院校合作项目"口腔黏膜病的临床研究"获得国家"十五攻关"资助,这是继"两病"协作后,口腔黏膜病学界全国范围内的第二次大协作,起到了传承与巩固队伍的作用。同时,委员会着手牵头制定了几个口腔黏膜病的临床诊疗规范和标准,为推动具有中国特色的口腔黏膜病学的建设作出了重要贡献。

④协同创新阶段:自2008年10月,随着第一届中华口腔医学会口腔中西医结合专委会成立,中国口腔黏膜病学科进入到协同创新的新阶段。口腔黏膜病专委会与口腔中西医结合专委会协同开展工作,共同提升中国特色的口腔黏膜病学学科水平。2015年,由陈谦明教授牵头的多院校合作项目"口腔黏膜潜在恶性疾患预警新体系多中心协同研究",再次荣获国家卫计委行业科研专项的资助,起到了"集优势、寻突破、求发展"的作用。

3)发展成果:从2009年7月至今,在几代全国学术带头人的领导下,我国已成功制订了复发性阿弗他溃疡、口腔扁平苔藓、口腔念珠菌病、单纯疱疹等口腔黏膜常见疾病的规范诊疗指南和临床路径,并着手制订了包括口腔白斑病在内的一系列口腔黏膜疾病的临床实践循证指南。

2010年底,卫生部着手建设国家临床重点专科。四川大学华西口腔医院、上海交通大学医学院附属第九人民医院、北京大学口腔医院的口腔黏膜病科,成为我国首批国家口腔黏膜病学临床重点专科。重点专科的建设,促进了临床专科能力建设、临床技术创新性研究和成果转化,进一步提高了我国口腔黏膜病临床服务能力。

4)中国《口腔黏膜病学》教材与课程建设:口腔黏膜病学的教学最早建立于20世纪初,是口腔内科三大主业课程之一。最早的口腔黏膜病学的教材内容包含在《口腔内科学》中。1980年,由人民卫生出版社出版的第1版卫生部规划教材《口腔内科学》中的"口腔黏膜病学篇"由上海交通大学(原上海第二医学院)的许国祺、吴少鹏,四川大学(原四川医学院)的李秉琦执笔。其后,分别于1987年、1995年推出了第2版、第3版。第2版中的"口腔黏膜病学篇"作者为许国祺、李辉奉,第3版中的"口腔黏膜病学篇"作者为李秉琦、李辉奉和韩桃娟。

自1998年,卫生部第四轮规划教材编写中,正式将"口腔黏膜病学"作为一门独立的学科进行教材编写。2000年《口腔黏膜病学》教材从《口腔内科学》教材中独立出来,开始单独成书由人民卫生出版社出版。第1版的主编是李秉琦;第2版的主编是李秉琦、副主编周曾同;第3版的主编是陈谦明、副主编周曾同;第4版的主编是陈谦明。2010年,根据全国高等学校口腔医学专业第四届教材评审委员会的决定,编写了卫生部"十一五"规划教材、全国高等学校研究生规划教材《口腔黏膜病学》(供口腔医学类专业用),主编是周曾同。

除了教材的不断改编和完善,在课程建设方面,2007年和2008年,四川大学华西口腔医学院和上海交通大学口腔医学院的"口腔黏膜病学"先后入选国家精品课程;至2011年,这两门国家精品课程转型升级为国家精品视频公开课和精品资源共享课。

2. 国际口腔黏膜病学发展史　在国际上的大多数国家口腔黏膜病学的内容归属于oral medicine,直译为"口腔内科学"或者"口腔医学",是一个被公认的口腔临床医学的亚专业。下述的国外口腔黏膜病学的发展内容,都源自描述oral medicine(OM)发展的有关文献。

20世纪20年代,美国Dr. Francis P. McCarthy首先将皮肤病学和病理学的知识结合起来为口腔黏膜病患者提供临床诊疗服务。1925年,他在Tufts大学牙医学院开设OM专题讲座,第一次公开讲授OM的相关知识,成为传授OM知识的先驱。

随后,OM领域逐渐发展。20世纪40年代到50年代,纽约大学Dr. Samuel Charles Miller开课讲授OM。到了20世纪60年代到70年代,Dr. Lester Burket(宾夕法尼亚大学)、Dr. David Mitchell(印第安纳大学)和Dr. Sol(Bud)Silverman, Jr.(加州大学旧金山分校)等人积极加入OM领域的传授与研究,促进了该学科领域的进一步发展和繁荣。

Dr. Samuel Charles Miller从1934年开始一直到20世纪50年代任纽约大学牙学院牙周病学和OM系主任。Miller博士和他的大学同事Sidney Sorrin博士一起组建了世界上第一个大型OM学会——牙科医学学院(Academy of Dental Medicine),Miller博士任该组织的第一任主席。现在这个组织被称为美国口腔内科学学会(American Association of Oral Medicine, AAOM)。该学会于1946年注

学习笔记

册并在 Dr. Allan N. Arvins 的主持下,编辑、出版了第一本专业学术刊物 *Journal of Dental Medicine*。

在国际上,Robert Bradshaw,Lester Burket,Rod Cawson,Sam Dreizen,David Grinspan,Robert Gorlin,Samuel Miller,Jens Pindborg,Martin Rushton,Irwin Ship,Sol Silverman 和 Kurt Thoma 等是公认的 OM 领域的先驱和大家。

随着学科的发展,OM 的临床诊疗范围逐渐发展为因局部或者全身性系统性疾病出现口颌面部症状的患者提供诊断和非外科性质的治疗。这些疾病包括口腔黏膜疾病、唾液腺疾病、系统性疾病的口腔表征及口面部疼痛等。由于 OM 的学科领域也常和其他牙科学或者内科学专业有交叉,由此导致在全球范围内的很多地方都举办 OM 与其他牙科专业或者医学专业的联合研讨会,如口腔颌面部肿瘤、皮肤病、免疫紊乱疾病、感染性疾病、疼痛、风湿病和唾液腺疾病等。总之,OM 与其他专业的交叉与交流更好地促进了该学科的发展。

目前,世界范围内 OM 主要的国际协会/学会包括美国口腔内科学学会(American Association of Oral Medicine,AAOM)和欧洲口腔内科学学会(the European Association of Oral Medicine,EAOM)。OM 领域的国际间合作主要通过期刊和书籍的出版、多中心研究以及联合举办国际大型会议实现。

(陈谦明)

第二节 口腔黏膜的结构和功能

口腔黏膜由上皮及上皮下的结缔组织组成,两者由富含中性蛋白多糖、呈波纹形的基底膜连接。在胚层来源和组织学特点上,前者相当于皮肤的表皮,后者相当于皮肤的真皮。

一、口腔黏膜的结构

(一)上皮层

口腔黏膜根据部位的不同可分为角化复层鳞状上皮和非角化复层鳞状上皮两型。上皮细胞按是否参与角化分为角质形成细胞与非角质形成细胞,前者组成复层鳞状上皮,后者游离分布于上皮层内。以角化型上皮为例,由深层至表层共分为四层:基底层、棘层、颗粒层及角化层。

1. **基底层** 位于上皮层的最深面,是一层立方形或矮柱状细胞,借基底膜与固有层结缔组织相连。基底细胞和邻近的棘层细胞有增殖能力,其主要功能是通过细胞的分裂增殖补充表层脱落的上皮细胞,因此称为生发层(stratum germinativum)。但需注意的是,并非所有的基底层细胞均有此功能。

近年有研究发现:紧邻基底细胞的上层细胞,称为副基底层细胞,具有更强的增殖活力,其 PCNA、Ki-67 染色强度更强。该细胞比基底细胞小,呈圆形,显示一种不成熟的状态。

2. **棘层** 该层细胞位于基底层表面,细胞体积大,呈多边形,细胞之间通过桥粒结构彼此相连,在细胞桥粒之间具有迂回盘曲的腔隙,称面间管,上皮细胞可通过面间管进行物质交换。棘层细胞胞质内含有一种具有特征性意义的细胞器,为电子致密的卵圆形颗粒,称为膜被颗粒或称 Odland 颗粒。这些颗粒由厚约 10nm 的界膜包被,内有致密板层和透明板层。致密板层厚约 3nm,透明板层厚 5.5nm,两者交替排列。颗粒的形成和所含物质尚未完全了解,已知其中含双极磷脂、糖蛋白和溶酶体酶。棘层细胞是上皮中蛋白质合成最活跃的细胞层。

3. **颗粒层** 位于棘细胞浅层,一般由 2~3 层扁平细胞组成,胞质内含有嗜碱性透明角质颗粒,染色深。电镜下见近角化层的颗粒层细胞内张力细丝致密并且与透明角质颗粒关系密切。粒层细胞核及细胞器有退化倾向,膜被颗粒增多,并沿细胞膜内聚集与膜融合,将其内容物排入细胞间隙,有助于细胞间的黏合。

4. **角化层** 在上皮的最表层,为角质化的细胞,胞核及细胞器消失,呈扁平六角形鳞状,细胞内充满嗜酸性角质。如果细胞核消失,称为正角化(orthokeratosis);细胞核存在而发生皱缩的,称为不全角化(parakeratosis)。

非角化的口腔黏膜上皮棘层以上的细胞形态变化不大,且细胞扁平而不呈棘状,有人把它又分为中间层和表层。

图片:ER1-6 口腔黏膜结构示意图

图片:ER1-7 角化型口腔黏膜复层鳞状上皮

图片:ER1-8 非角化型口腔黏膜复层鳞状上皮

学习笔记

学习笔记

口腔黏膜上皮内还分布一些不参与角质形成、细胞增生和分化的非角质形成细胞,它们包括:

1. 黑素细胞　位于基底层,呈树突状,来源于神经嵴。其功能是形成黑色素,可通过细胞突起传给角质细胞。上皮基底细胞与黑素细胞之比为7:1。

2. 朗格汉斯细胞　位于基底层或基底层上部,是一种有树枝状突起的细胞,胞质内有特殊的朗格汉斯颗粒。目前认为是上皮内的调节细胞,调控上皮细胞的分裂和分化,与免疫递呈功能及上皮角化亦有密切关系。该细胞的功能状态与口腔黏膜疾病的关系有待研究。

3. 梅克尔细胞　属神经外胚层细胞,与上皮内的神经末梢关系密切,可能为一种感觉感受器(触觉受体)。

其他非角质形成细胞多为与炎性及免疫反应有关的一过性细胞,如淋巴细胞、浆细胞等。

(二) 基底膜

基底膜为上皮层与固有层结缔组织连接处,两者间的交界面并非呈直线,而是固有层结缔组织形成许多乳头状突起,上皮深面形成许多上皮嵴(epithelial ridges),两者紧密镶嵌在一起。该处是由上皮呈钉状向下伸出与固有层结缔组织呈乳头状向上突出而形成的不规则的交错面,这种交错面,由于扩大了上皮与结缔组织的连接,使基底膜区上皮组织的面积较浅层上皮表面积大,因而,有利于分散上皮表面所承受的机械压力,从而起到良好的支持作用。

在光学显微镜下,此膜带用苏木素-伊红染色(HE)不能显示,而用过碘酸-Schiff(PAS)染色或银染色则出现一较窄而均匀无结构的致密带状区,厚约 $1\sim4\mu m$。在电镜下,基底膜由透明板、密板和网板构成。基底膜在超微结构中不是一种膜,而是结缔组织的胶原纤维与致密层、透明层连接的纤维复合物,称为基底膜复合体(物)。

基底膜主要有以下功能:

1. 来自结缔组织的有生物活性的可溶性物质必须通过基底膜才能进入上皮层,从而对上皮细胞发生作用。如IgG可见于上皮层,而IgM则不能通过基底膜而到达上皮层。

2. 细胞与基质产生相互作用,基底膜能诱导上皮细胞产生半桥粒。当上皮细胞和基底膜(Ⅳ型)胶原发生接触时,前者对上皮生长因子的需求量将明显降低。

(三) 固有层

固有层为致密的结缔组织,由细胞成分、纤维成分及基质构成,可分为乳头层和网状层两个部分。固有层对上皮层起到支持、营养等作用。

(四) 黏膜下层

黏膜下层为疏松结缔组织,内含腺体、血管、淋巴管、神经及脂肪组织等,主要分布在被覆黏膜,而牙龈、硬腭的大部分区域及舌背无黏膜下层。黏膜下层为固有层提供营养及支持作用。

值得注意的是,各部位的口腔黏膜如软腭、牙龈、口底、舌背、舌腹及唇红黏膜的结构均有各自不同的特点,与临床诊断及治疗的关系密切。

二、口腔黏膜的功能

(一) 屏障功能

口腔黏膜防御屏障包括理化屏障、黏膜表面和黏膜内的免疫屏障。

1. 理化屏障　完整的黏膜上皮是阻止异物、微生物进入深层组织的天然物理屏障。此外,前述基底膜复合物又构成了有选择通透性的大分子物质滤过性屏障。此外,口腔黏膜上皮内还存在一种上皮内屏障,主要由上皮细胞成熟过程中排入细胞间隙的膜被颗粒组成。在角化的口腔上皮,膜被颗粒与细胞膜连接,伸长形成一系列平行的板层结构。在非角化的口腔上皮,膜被颗粒以一种密集非层状中心轴的形式循环排列。膜被颗粒主要含中性脂及一些极性脂,可能参与了非角化区上皮间隙屏障的形成,构成了黏膜的化学屏障。

除了黏膜自身的理化屏障外,黏膜表面唾液的机械冲洗作用也加强了口腔黏膜对外界刺激的屏障功能。

2. 免疫屏障　上皮内的淋巴细胞包括抑制性T细胞、辅助性T细胞等,在受到抗原刺激后发生增殖反应,产生淋巴因子,发挥免疫功能。分泌型免疫球蛋白(SIgA)是最重要的免疫球蛋白,它能保留在上皮细胞或细菌表面,成为一种"抗菌涂层",具有很强的抗菌作用和消化水解酶的蛋白降解作用,且不需补体活化,不引起组织细胞溶解,不增加局部损伤。前述的朗格汉斯细胞,其表面有 Ia 抗原和 Fc、C3 受体,具有巨噬细胞样的作用,它提呈抗原给 T 淋巴细胞,使后者活化,并可产生白介素-1,具有吞噬和杀灭微生物、保护机体不受侵袭的作用。

除了黏膜内的免疫屏障,在黏膜表面,唾液中的黏蛋白具有非免疫保护作用。黏蛋白形成一层薄的、具黏弹性的膜覆盖于整个口腔黏膜的表面,起着润滑保护作用,并阻止外源性的酸、降解酶进入黏膜内。唾液中的乳铁蛋白具有与铁结合的高活性,与细菌争夺生存依赖的必需元素——铁,从而发挥抗菌作用。唾液中的溶菌酶是一种具有溶解细菌细胞壁糖脂的酶,它可解聚链球菌的链,使其生长潜力下降。

（二）感觉功能

口腔黏膜对痛觉、触觉和温度觉具有敏锐的感觉功能,同时,因为舌背轮廓乳头及菌状乳头存在味觉感受器——味蕾,所以还有味觉功能,该功能是全身任何其他组织细胞都不具有的。在一定的程度上,感觉功能可以视为保护作用,因为口腔黏膜上的感受器启动了吞咽、呕吐、恶心反射和唾液的分泌。另外,口腔黏膜上还具有渴觉感受器,在调控口渴机制中发挥重要作用。

（三）其他功能

除上述功能外,口腔黏膜还具有温度调节及分泌的功能。因人类口腔黏膜没有皮肤的汗腺、毛发等附件,所以,在温度调节方面的作用较小。位于口腔黏膜下的小唾液腺具有分泌唾液的功能,从而起到润滑、消化、保护等作用。

第三节　口腔黏膜组织的更新

口腔黏膜上皮由不断更新的细胞群体所组成。在正常情况下,由基底层经棘层、颗粒层而至角质层所产生的新细胞数量与由于正常摩擦而导致脱落的角化层细胞数量保持着动态平衡,从而保持整个上皮结构的稳定。口腔黏膜上皮细胞分裂发生于基底细胞层或其附近,由分裂所产生的子细胞可能留在原来的部位作为母体细胞,也可能进入更上一层,通过进一步的分化获得特定区域的细胞特征。

一、上皮角质形成细胞的成熟

在角化上皮的代谢过程中,基底层细胞在向上一层移动的过程中其形态和结构都会发生变化,比如主管细胞代谢的细胞器(胞核、线粒体、核糖体、内质网)会逐渐减少,而角质形成的产物(张力细丝、角质小体、透明角质颗粒)会逐渐增多。到达角质层后,透明角质颗粒与张力细丝紧密相连,形成角质层,此时其他细胞结构几乎全部消失。位于上皮最表面的角化层细胞细胞间隙加大,桥粒消失,经正常摩擦,可呈鳞屑状从表面脱落。

口腔黏膜角化上皮中微丝、微管及中间丝共同组成了细胞骨架,角质形成细胞的中间丝称为角蛋白丝。角蛋白丝由角质形成细胞本身所合成,因而,在角质形成细胞中含量特别丰富。在基底细胞中,角蛋白细丝疏松排列成束,多分布在核周围,并与细胞长轴平行。在棘细胞中,张力细丝逐渐增多而变稠密,交织成围绕核膜的网状结构,贯穿在整个胞质中,并插入桥粒,形成一种支架结构。透明角质颗粒是一种外形不规则的颗粒,其大小一般为 $1\sim5\mu m$,表现出强嗜碱性。在粒细胞中,角蛋白丝与透明角质颗粒结合在一起并与磷酸化的富组蛋白作用,至角化层细胞后,富组蛋白脱磷酸化,成为角化层碱性蛋白,角蛋白丝聚集成束,包埋于碱性蛋白中,并被增厚的细胞膜包绕,从而形成完整角化层上皮。

二、口腔黏膜上皮细胞分裂部位

通过连续切片和切片重叠观察发现,口腔黏膜上皮中几乎所有的分裂细胞都位于基底膜。此外,口腔黏膜上皮的有丝分裂通常是有规律成簇发生的,其中,在上皮与结缔组织交界面和上皮钉

图片：ER1-13
细胞骨架

突部位分裂数更多。

图片：ER1-14
细胞周期

三、口腔黏膜上皮细胞周期

细胞周期可分为：分裂期（M 期）→分裂后生长期（G1 期）→DNA 合成期（S 期）→分裂前生长期（G2 期）。口腔黏膜上皮细胞 M 期的时间为 40~75 分钟，G1 期变异较明显，从 14 小时至 140 小时不等，S 期介于 7~12 小时之间，平均为 8 小时，G2 期 10~90 分钟不等。

四、口腔黏膜上皮细胞周期的调控

细胞增殖是通过细胞周期来实现的，而细胞周期的有序运行是通过相关基因的严格监视和调控来保证的。口腔黏膜上皮细胞分裂的速度既受神经内分泌系统调节，同时上皮本身也产生抑制和刺激细胞分裂的物质，如细胞周期调控蛋白和细胞生长因子。上皮有丝分裂的同步性亦由包括肾上腺素在内的体液内分泌复合体所调节。细胞周期内有两个阶段最为重要，即 G1 到 S 和 G2 到 M，这两个阶段正是复杂活跃的分子水平变化时期，容易受环境因素的影响。

五、口腔黏膜上皮更新时间

口腔黏膜上皮始终处于死亡和增殖的动态平衡，不断补充衰老脱落或死亡的细胞，称为稳态更新。除细胞分裂周期外，另一种动态表示更新细胞群状态的方式被称为"上皮更新时间"，是指组织中全部细胞脱落并补充相等量新生细胞所耗费的时间。上皮更新时间的确定一般需先了解细胞有丝分裂时间以及细胞通过整个上皮层所耗费的时间。通常，口腔黏膜上皮组织更新时间较皮肤表皮为短，但较胃肠道细胞为长，估计约为 4~14 天。口腔黏膜不同部位的更新时间差异也较大（表 1-3-1），从表中可见，颊部非角化型被覆黏膜较附着龈和硬腭等角化型咀嚼黏膜更新更快。

表 1-3-1　人类上皮的更新时间

上皮类型	更新时间	上皮类型	更新时间
表皮	28~75 天	颊黏膜	5~16 天
牙龈上皮	28~40 天	小肠上皮	2~14 天

第四节　口腔黏膜的增龄性变化

随着年龄的增长，口腔黏膜将出现一系列增龄性变化，如黏膜变薄、弹性降低、唾液分泌减少、组织通透性增加、免疫力下降等。认识这些变化，对于识别老年人口腔黏膜的生理和病理改变、有效防治老年口腔黏膜疾病具有重要意义。

一、外观特征的变化

同皮肤和其他部位的黏膜一样，口腔黏膜随着年龄的增长可能出现萎缩、变薄、苍白、干燥及弹性降低等变化，但不同个体或同一个体不同部位的口腔黏膜发生改变的程度不尽相同。

二、组织学结构的变化

（一）上皮层的变化

上皮层的厚度随年龄的增长而逐渐变薄，细胞密度减小，细胞层次减少，角化层增厚。上皮细胞体积变小，线粒体出现空泡化，内质网减少，高尔基器扭曲，脂褐素沉积，细胞膜通透性增加，胞核可出现不规则、异常分叶等变化。随年龄增长，上皮层内朗格汉斯细胞数量减少，缺少树枝状突起，形态近圆形。下唇的黑素细胞有随年龄增长而增多的趋势。舌乳头中的各种味蕾萎缩，数量减少，导致味觉不同程度退化。

（二）结缔组织的变化

固有层和黏膜下层中的细胞成分减少，成纤维细胞体积缩小，数目减少。非溶性胶原纤维增多且紧密交联,还可出现胶原变性断裂等现象。小唾液腺出现明显萎缩,分泌减少,并被纤维组织取代。血管的改变可表现为动脉变性及血管小结、血管痣的形成。老年人的舌腹静脉常出现曲张,这是一种增龄性变化,与心血管疾病无关。另外,唇、颊黏膜处的皮脂腺(Fordyce 斑)也可增多。

三、功能的变化

口腔黏膜具有防御、感觉、温度调节等多种重要功能,随着年龄的增长,其相关功能也可能发生变化。

(一) 屏障功能的变化

唾液屏障是口腔黏膜最主要的防御屏障之一。随着年龄的增长,唾液分泌量逐渐减少,对口腔黏膜的机械冲洗作用随之减弱。同时,唾液的润滑和抗氧化能力也逐渐减弱。随着年龄的增长,机体免疫功能特别是细胞免疫功能明显降低,外周血 T 淋巴细胞对各种抗原刺激所产生的增殖反应逐渐减弱。唾液中的防御蛋白成分如黏蛋白及 IgA 的浓度等均随年龄增长出现不同程度的降低。

(二) 感觉功能的变化

在口腔黏膜各种感觉功能的增龄性变化中,味觉功能的变化受到关注。老年人化学感受器的刺激阈值较青年人明显增高,导致味觉灵敏度降低,对各种味道特别是咸味和苦味的感觉功能明显减退。上述变化不仅与老年人味觉乳头和味蕾的减少萎缩有关,也可能与其饮食、咀嚼效率的改变以及大脑中枢味觉核的敏感性下降有关。

此外,随着年龄的增长,本体感受器数量减少,灵敏度降低,导致其黏膜的空间感觉能力和两点辨别能力减退。

(陈谦明　江潞)

第五节　口腔黏膜疾病的基本临床病损

(一) 斑与斑片

斑(macule)与斑片(patch)都是指皮肤黏膜上的颜色改变;如果直径小于 2cm 的局限的颜色异常,称为斑(图 1-5-1,图 1-5-2);若直径大于 2cm 的损害,称为斑片(图 1-5-3,图 1-5-4)。斑与斑片一般不高出黏膜表面,不变厚,亦无硬结改变,其颜色,常较周围正常黏膜为深,可呈红色、红棕色或棕黑色。红斑为黏膜固有层血管扩张、增生和充血。若加压不退色为出血,可见于维生素 C 缺乏症或血小板减少性紫癜。黑斑是由于上皮基底层有黑素细胞沉积而引起,如见于艾迪生病(Addison 病),或黏膜固有层有陈旧性出血的含铁血黄素存在,使表面发黑;黏膜内有些金属颗粒沉积,如银、铋等,也可形成黑斑。

(二) 丘疹与斑块

丘疹(papule)是黏膜上一种小的实体性突起,针头大小,直径一般小于 1cm。基底形状为圆形

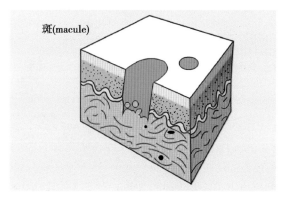

图 1-5-1　斑损害模式图
黏膜小于 2cm 的局限、平伏的颜色异常
(四川大学华西口腔医学院)

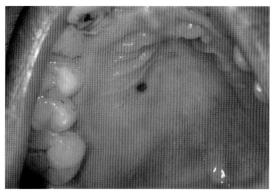

图 1-5-2　斑
(四川大学华西口腔医学院)

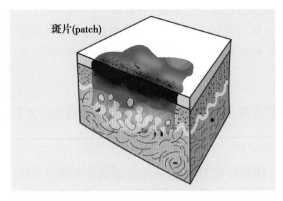

图 1-5-3　斑片损害模式图
黏膜大于 2cm 的局限、平伏的颜色异常
（四川大学华西口腔医学院）

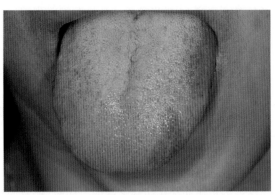

图 1-5-4　斑片
（四川大学华西口腔医学院）

或椭圆形，表面形状可为尖形、圆形或扁平形（图 1-5-5，图 1-5-6）。显微镜下可见上皮变厚，浆液渗出，炎性细胞浸润。口腔黏膜的丘疹，一般都由大量排列不一的针头大小的病损组成，颜色呈灰白色或红色，消退后不留痕迹。扁平苔藓在口腔的表现为典型的丘疹，它排列成带状、斑块和环状。

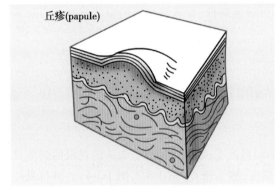

图 1-5-5　丘疹损害模式图
黏膜上小的（<1cm）实体性突起
（四川大学华西口腔医学院）

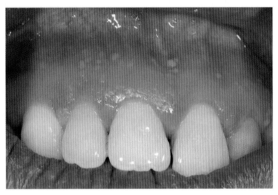

图 1-5-6　丘疹
（四川大学华西口腔医学院）

斑块（plaque）又译为丘斑，多数由多个丘疹密集融合而成、直径大于 1cm，其界限清楚，大小不等，稍隆起而坚实的病损，为白色或灰白色，表面比较平滑或粗糙，可看到有沟裂将病损分割开来（图 1-5-7，图 1-5-8）。口腔黏膜白斑病和癌，可呈现丘斑形病损；慢性盘状红斑狼疮也可有这种损害。

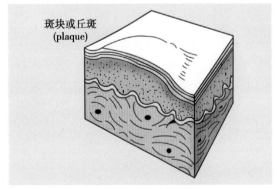

图 1-5-7　斑块损害模式图
黏膜上大的（>1cm）实体性突起
（四川大学华西口腔医学院）

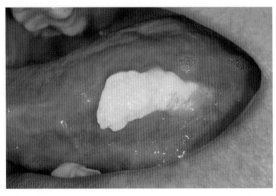

图 1-5-8　斑块
（四川大学华西口腔医学院）

（三）疱与大疱

黏膜内贮存液体而成疱性病损（blister）。疱损直径小于1cm，称为疱（vesicle，图1-5-9，图1-5-10）；若疱损直径大于1cm，称为大疱（bulla，图1-5-11，图1-5-12）。又可根据疱的内容物不同分为脓疱、血疱和水疱。例如脓疱（pustule）内容物由脓性物取代了透明的疱液（图1-5-13）。

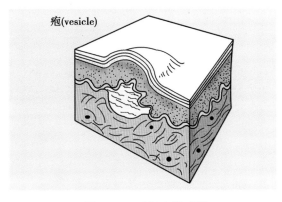

图1-5-9　疱损害模式图
黏膜内直径小于1cm因液体贮集成的突起
（四川大学华西口腔医学院）

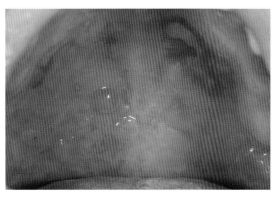

图1-5-10　疱
（四川大学华西口腔医学院）

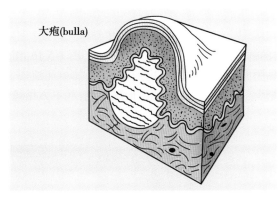

图1-5-11　大疱损害模式图
黏膜内直径大于1cm因液体贮集成的突起
（四川大学华西口腔医学院）

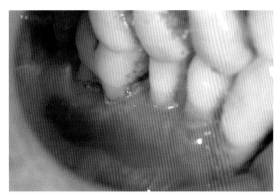

图1-5-12　大疱
（四川大学华西口腔医学院）

疱可见于病毒感染、药物反应、烫伤和疱性黏膜皮肤病等。典型的大疱，多见于天疱疮或类天疱疮，有时也可见于变态反应性疾病，如多形红斑等。疱在不同的形成和愈合时期，可为单个或多个的病损，若疱的部位在上皮内，称为上皮内疱或棘层内疱，只有上皮的一部分形成疱壁，则壁较薄而柔软；若疱的部位在上皮下，称为基层下疱或上皮下疱，疱壁由上皮的全层构成，因此，疱壁较厚。疱内的液体可以是透明的或微红色的，这要根据疱基底炎性反应的严重程度而定。疱壁一旦破裂，则形成糜烂或溃疡。

（四）溃疡

溃疡（ulcer）是黏膜上皮的完整性发生连续性缺损或破坏，因其表层坏死脱落而形成凹陷（图1-5-14，图1-5-15）。浅层溃疡只破坏上皮层，愈合后无瘢痕，如轻型阿弗他溃疡。深层溃疡则病变波及黏膜下层，

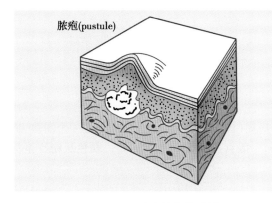

图1-5-13　脓疱损害模式图
黏膜内因脓液贮集成的突起
（四川大学华西口腔医学院）

图片：ER1-15
大疱性类天疱疮患者的大疱病损

愈合后遗留瘢痕，如复发性坏死性黏膜腺周围炎。溃疡底部是结缔组织和有多核白细胞渗出的纤维蛋白。基底可呈黄色并化脓，或发红呈灰白色。溃疡的外形一般是圆的，但也可出现狭长带状溃疡，特别见于机械性或化学性损伤的反应。溃疡的边缘可能不整齐呈潜掘形，如结核性溃疡，或者突起和硬化，如恶性肿瘤。溃疡可由疱或大疱破裂后形成。溃疡的周围可有大小不等的红斑，常引起疼痛。

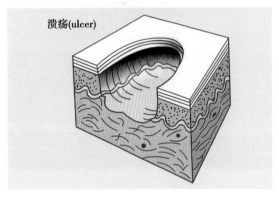

图 1-5-14　溃疡损害模式图
黏膜上皮的完整性发生持续性缺损
（四川大学华西口腔医学院）

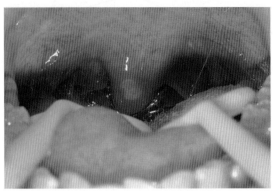

图 1-5-15　溃疡
（四川大学华西口腔医学院）

（五）糜烂

糜烂（erosion）是黏膜的一种表浅缺损，为上皮的部分损伤，不损及基底细胞层（图 1-5-16，图 1-5-17）。其大小形状不定，边界不清，表面光滑。黏膜糜烂常见于上皮内疱破溃后，如单纯疱疹、天疱疮，或由机械创伤所造成，并可呈边缘模糊的线形。因为上皮部分缺失而呈红色，其下方结缔组织的多血管状态也更明显易见。糜烂可能有痛感。

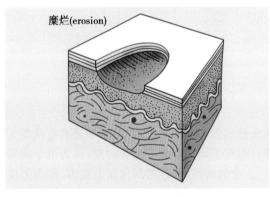

图 1-5-16　糜烂损害模式图
黏膜上皮的完整性发生持续性缺损或破坏，尚
未损及基底细胞层
（四川大学华西口腔医学院）

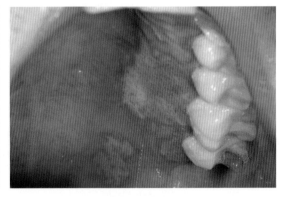

图 1-5-17　糜烂
（四川大学华西口腔医学院）

（六）结节

结节（nodule）是一种突起于口腔黏膜的实体病损（图 1-5-18，图 1-5-19）。它是一个团块，迫使其表面上皮向外突起，形成表浅损害，其大小不等，一般直径为 5cm，形状不定。颜色从粉红至深紫色，如纤维瘤或痣。

（七）肿瘤

口腔黏膜的肿瘤（tumor）是一种起自黏膜而向外突起的实体性生长物，其大小、形状、颜色不等（图 1-5-20，图 1-5-21）。肿瘤按组织病理学可分为真性肿瘤和各种肿瘤样病变，后者如脓性肉芽肿与血管性肉芽肿，或囊肿性损害。真性肿瘤可以是良性的或恶性的，某些临床特点有一定的意义，

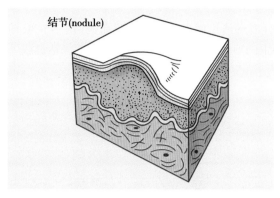

图 1-5-18 结节损害模式图
口腔黏膜向外突起的实体病损
（四川大学华西口腔医学院）

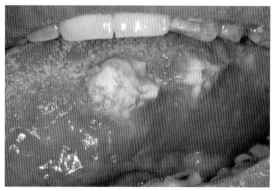

图 1-5-19 结节
（四川大学华西口腔医学院）

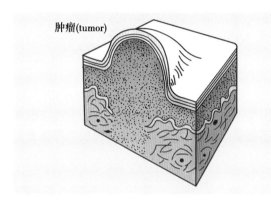

图 1-5-20 肿瘤损害模式图
自黏膜而向外突起的实体性生长物
（四川大学华西口腔医学院）

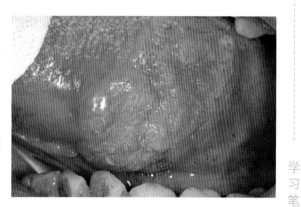

图 1-5-21 肿瘤
（四川大学华西口腔医学院）

如良性肿瘤的表面较规则,触诊时比较活动;恶性肿瘤常较固定,表面常不规则并有溃疡。但仅凭临床标准对肿瘤样病变进行确诊是有困难的,必须取活体组织,作组织学检查。

（八）萎缩

萎缩（atrophy）为组织细胞的体积变小,但数量不减少（图 1-5-22,图 1-5-23）。可呈现发红的病变,表面所覆盖的上皮变薄,结缔组织内丰富的血管分布清楚可见,病变部位略呈凹陷,其特有的一些上皮结构消失,被一薄层上皮所取代。如舌乳头的萎缩,可使舌面光滑而发红。

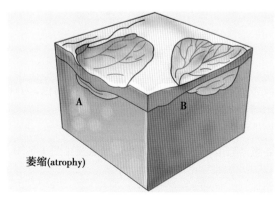

图 1-5-22 萎缩损害模式图
组织细胞的体积变小,但数量不减少
（四川大学华西口腔医学院）

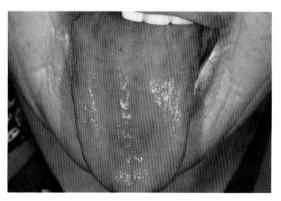

图 1-5-23 萎缩
（四川大学华西口腔医学院）

（九）皲裂

皲裂（rhagades）为黏膜表面的线状裂口，由炎性浸润使组织失去弹性变脆而成（图1-5-24，图1-5-25），如核黄素缺乏引起的口角皲裂。皲裂线仅限于上皮内，痊愈后不留瘢痕。若深达黏膜下层，能引起出血、灼痛，愈合后有瘢痕。

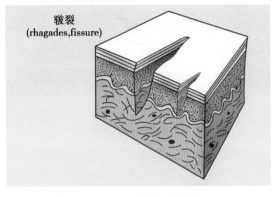

图1-5-24　皲裂损害模式图
黏膜表面的线状裂口，无组织缺损
（四川大学华西口腔医学院）

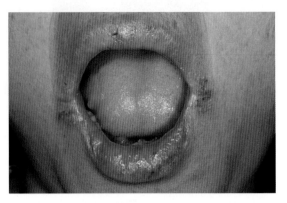

图1-5-25　皲裂
（四川大学华西口腔医学院）

（十）假膜

假膜（pseudomembrane），为灰白色或黄白色膜，由炎性渗出的纤维素、坏死脱落的上皮细胞和炎性细胞聚集在一起形成（图1-5-26，图1-5-27），它不是组织本身，故可以擦掉或撕脱。溃疡表面常有假膜形成。

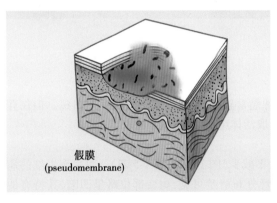

图1-5-26　假膜损害模式图
由炎性渗出的纤维素、坏死脱落的上皮细胞和炎性细胞聚集在一起形成、被覆于黏膜表面的损害
（四川大学华西口腔医学院）

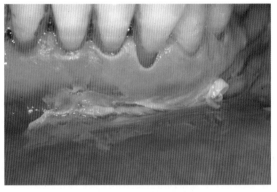

图1-5-27　假膜
（四川大学华西口腔医学院）

（十一）痂

痂（crust）通常发生于皮肤，也可出现于唇红部，多为黄白色痂皮，如有出血则成深褐色，为纤维素性及炎性渗出物与上皮表层粘连凝固而成（图1-5-28，图1-5-29）。

（十二）鳞屑

鳞屑（scale）是指已经或即将脱落的表皮角质细胞，常由角化过度和角化不全而来（图1-5-30，图1-5-31）。

（十三）坏死和坏疽

体内局部细胞的病理性死亡，称为坏死（necrosis），较大范围的坏死，又受腐物寄生菌作用而发生腐败，称为坏疽（gangrene）。黏膜组织坏死或坏疽时形成腐肉而脱落，遗留深溃疡。坏死组织腐败后产生的硫化氢与红细胞崩解后的铁，形成硫化铁沉淀，使组织变黑，坏死腐败时有恶臭。坏死

14

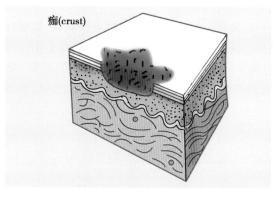

图 1-5-28　痂损害模式图
纤维素性及炎性渗出物与上皮表层粘连凝固而
成、被覆于黏膜表面的损害
（四川大学华西口腔医学院）

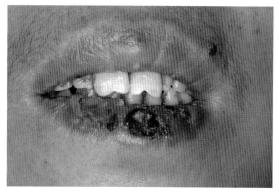

图 1-5-29　痂
（四川大学华西口腔医学院）

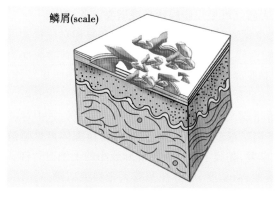

图 1-5-30　鳞屑损害模式图
已经或即将脱落的表皮角质细胞形成的损害
（四川大学华西口腔医学院）

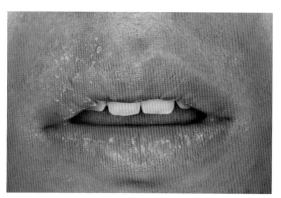

图 1-5-31　鳞屑
（四川大学华西口腔医学院）

性龈口炎，复发性坏死性黏膜腺周围炎，白血病的牙龈，口腔黏膜的坏死性溃疡，皆属坏死的范畴；走马牙疳（坏死性口炎）为坏疽。

除了解临床病损的类型以外，病损的分布部位也是重要的，这有助于临床诊断。例如，在口咽部的疱疹，可能为疱疹性咽峡炎，但若侵及口腔前份及牙龈时，则多考虑为疱疹性口炎。唇黏膜严重的疱性或大疱性损害，可考虑为多形红斑。

（陈谦明）

第六节　口腔黏膜病的检查与诊断

口腔黏膜病的诊断需要在充分结合患者的病史和检查结果的基础上得出。首诊病历资料收集的信息包括：患者的姓名、性别、生日（年龄）、职业、籍贯、工作单位或住址、主诉、现病史、既往史、家族史、系统疾病史、治疗史及药物过敏史，各种阳性体征和对诊断具有提示意义的阴性体征、重要检查化验结果、诊断或印象及治疗处理意见等，记录信息需由医师签全名。复诊病历着重记录初（前）次就诊后病情的变化、药物的疗效情况、药物应用过程中是否出现药物不良反应及相关情况，并且记录阳性体征、根据病情变化所做的检查化验结果及治疗处理意见，也需由医师签全名。

一、病史

口腔黏膜病的病史较口腔医学领域所涉及的其他临床学科所要求的更为详尽，这是由于累及口腔黏膜的病种繁多且常与全身性疾病或皮肤病有一定的联系，且口腔黏膜病的药物治疗也需在了解和评估患者既往病史、家族史、用药史和过敏史的前提下才能进行。

在询问和记录病史中首先应注意主诉症状的特征、程度、性质(如疼痛是阵发性剧痛、持续性烧灼痛或痒痛等)、持续时间的长短、发作时间的规律、加剧或减轻的因素、部位。在治疗史中应特别注意药物过敏及其疗效,是否用过抗生素、免疫制剂等。既往史中应注意妊娠与疾病的关系。家族史中注意遗传因素与家族患病的简要情况。个人的烟酒嗜好以及职业和个性方面的特点也不能忽略。

二、检查

(一)口腔基本检查

应注意观察口腔卫生情况、牙周健康状况、牙体健康状况,以及可能存在的修复体等。

(二)口腔黏膜检查

口腔黏膜的检查应按照一定的顺序进行,以避免遗漏。建议的检查顺序按照从口外到口内的原则依次为唇红、唇黏膜、颊黏膜、口底及舌腹黏膜、舌黏膜、腭黏膜、咽部黏膜和牙龈。

1. **唇红** 注意唇线的对称性,唇的张力和形态,上下唇的封闭情况,唇红的色泽,有无皲裂、脱屑及痂壳,口角区黏膜有无糜烂或渗出物。少数患者唇红可见皮脂腺颗粒或唇黏液腺增生。

2. **唇、颊黏膜** 注意唇系带的位置及唇前庭部位黏膜形态。在上下牙的咬合线相对位置常可见到前后纵向的组织皱襞,色灰白而微水肿,称为颊白线,是牙齿长期机械刺激所致,有时演变为部位较宽的白水肿。正对上颌第二磨牙牙冠处,颊黏膜隆起称为腮腺乳头,有时因创伤而显红肿。其周围常有皮脂腺颗粒,称为迷脂症。下颌最后一颗磨牙的远侧称为磨牙后垫,聚集了较多颊腺。

3. **口底及舌腹黏膜** 菲薄,有时可隐约见到舌下腺及血管。舌系带位于口底中份,舌下腺的导管及下颌下腺的 Wharton 管均沿系带两侧或舌下肉阜形成多数开口,扪诊时挤压腺体可见唾液溢出。口底黏膜可见舌下襞。舌腹黏膜亦薄,可见伞襞,黏膜下可见舌腹静脉或小的毛细血管袢。

4. **舌** 患者伸舌检查时应注意舌体的体积、质地、活动度、对称性及有无歪斜或震颤;舌背乳头有无增生或萎缩(丝状乳头,菌状乳头);舌苔的形态及颜色。

用纱布包绕舌前份,用手握持并向前拉出,可较清楚地检查舌背基部及舌侧面基部。舌背基部前布有 8~12 个轮廓状乳头,有时被患者误认为肿瘤。舌侧面基部可见舌侧中份的纵形排列的叶状乳头,常有水肿或炎症,其后有数目不等陷凹状或颗粒状淋巴滤泡,也常有炎症或水肿,常成为患者就诊的主诉。

5. **腭** 前份有腭皱襞,硬软腭交界处有腭凹,磨牙区有时可见稍突起的腭隆突,硬腭后份有翼钩,软腭应注意其活动性及腭垂的形态。

6. **咽** 口咽部的腭舌弓和腭咽弓常见充血,扁桃体肿大发炎,而本部位的炎症又常同时并发舌根部的淋巴滤泡炎症,并渐演变为迁延的慢性炎症。

7. **牙龈** 其形态、色泽、有无起疱及上皮剥脱、白色斑纹的分布等均与口腔黏膜病密切相关。

(三)辅助检查

1. **血液学检查** 除血常规外,血糖、血清生化指标、C 反应蛋白、红细胞沉降率、凝血功能、血清铁、叶酸、维生素 B_{12}、肿瘤标志物等检测都是口腔黏膜病临床诊断常用的辅助检查方法。此外,人免疫缺陷病毒抗体检测、梅毒血清学检测、大疱性疾病特异性抗体检测、真菌抗原检测、结核分枝杆菌相关 γ-干扰素体外释放定量试验、寄生虫病血清诊断试验在一些特殊的口腔黏膜疾病的诊断中具有重要参考价值。

2. **免疫学检查** 很多口腔黏膜疾病都与全身免疫情况紧密相关。因此,进行全身免疫检查已成为口腔黏膜病的常规辅助检查项目。例如,严重的口腔黏膜念珠菌感染往往与免疫缺陷有关,需进行常规细胞免疫和体液免疫检查。严重的复发性阿弗他溃疡也需要进行全身免疫学检查。天疱疮患者需要进行抗上皮间连接物质的自身抗体的检测。口腔黏膜淀粉样变的患者需行血清蛋白电泳、血和尿免疫固定电泳、尿本周蛋白等相关免疫检测。此外,一些特定的细胞因子、免疫分子的检测对于特定疾病的诊断及疗效判断都具有重要的临床参考价值。

3. **微生物学检查** 如果临床考虑黏膜的病损可能与微生物感染有关,可以进行相应的微生物学检查以助判断。口腔黏膜病临床常用的微生物学检查包括口腔黏膜细菌培养检查、口腔黏膜真菌涂片检查和口腔黏膜真菌培养检查。

4. 脱落细胞学检查术　主要了解上皮细胞的种类和性质,也可作为病毒性疾患及天疱疮的辅助诊断。具体操作流程详见附录3.1。

5. 活体组织检查术　口腔黏膜病活检目的:一是确定诊断,辅助鉴别诊断;二是排除恶变。因此不是每例必做的常规,病变范围较小的损害一般采用切除活检,因此,切取的部位、大小和深度均应合适,标本应含有与正常组织相连的损害边缘,深度至少达到黏膜下层。

6. 免疫组织化学检查　是利用特异免疫反应以定位组织中某类抗原成分分布的一门较新技术,具有敏感、快速且能在组织细胞原位检测目标抗原的优点,有助于某些黏膜疾病的诊断、鉴别诊断、分型分期及转归的判断,如免疫荧光检查常用于大疱性疾病的诊断与鉴别等。

7. 分子生物学　常规分子生物学技术如聚合酶链反应(PCR)、印迹杂交等已较普遍地应用于病原微生物的检测和鉴定。近来,变应原检测技术和上述技术一道,也用于黏膜病的病因和发病机制的研究。

8. 尿常规　对于全身疾病的口腔表征或是某些和全身性疾病相关的口腔黏膜疾病的诊断具有重要的参考价值。

9. 粪便常规　可以了解消化道有无炎症,或者细菌、病毒及寄生虫感染。该检查可以用于某些口腔黏膜病,特别是全身疾病相关口腔黏膜病的辅助诊断。

10. 影像学检查　口腔黏膜疾病的发生常常与口腔局部因素和全身因素相关,因此口腔局部的牙片,全景片,CBCT,以及全身的胸片、胸腹部的B超、CT、MRI等都是重要的辅助检查项目,在部分黏膜病的诊治中能为临床诊断及治疗方案的确定提供重要参考。

除上述常规辅助检查外,口腔黏膜病临床辅助检查方法还包括口腔黏膜活体染色检查术、口腔黏膜自体荧光检查术等无创检查等。详细操作流程详见附录3.2和附录3.3。

(陈谦明　曾昕　江潞)

参考文献

1. MICHAEL G. Burket's Oral medicine. 12th ed. Connecticut:People's Medical Publishing House-USA,2015.
2. SILVERMAN S,EVERSOLE L R,TRUELOVE E L. Essentials of oral medicine. Hamilton,Ont. & Lewiston,N. Y. : B. C. Decker Inc. ,2002.
3. 李秉琦. 李秉琦实用口腔黏膜病学. 北京:科学技术文献出版社,2011.
4. 于世凤. 口腔组织病理学. 7 版. 北京:人民卫生出版社,2012.
5. 周学东. 老年口腔医学. 成都:四川大学出版社,2001.
6. 刘洪臣. 老年口腔医学. 北京:人民军医出版社,2002.

口腔黏膜感染性疾病

>> 　**掌握**:单纯疱疹、带状疱疹、手足口病、口腔念珠菌病、口腔结核、球菌性口炎的病因,临床表现,诊断和治疗原则。

　熟悉:单纯疱疹、带状疱疹、手足口病、口腔念珠菌病、口腔结核、球菌性口炎的鉴别诊断;手足口病的传播途径和预防方法。

　了解:单纯疱疹、带状疱疹、手足口病、口腔念珠菌病、口腔结核、球菌性口炎的发病机制;急性坏死性龈口炎的病因,临床表现,诊断和治疗原则;深部真菌病的病因,临床表现,诊断和治疗原则。

第一节　单　纯　疱　疹

单纯疱疹(herpes simplex)是由单纯疱疹病毒(herpes simplex virus,HSV)所致的皮肤黏膜病。临床上以出现簇集性小水疱为特征,有自限性,易复发。单纯疱疹病毒在人群中分布广泛,感染率高,可导致多种疾病,如龈口炎、角膜结膜炎、脑炎、生殖道感染以及新生儿感染等。

ER2-1

图片:ER2-1
疱疹病毒结构
示意图

【病因】单纯疱疹病毒是最早发现的人类疱疹病毒,属于疱疹病毒科、a 疱疹病毒亚科、单纯病毒属的双链 DNA 病毒。病毒颗粒呈球形,直径为 120~150nm,核衣壳为二十面立体对称,核衣壳周围有一层被膜,最外层是包膜,含有病毒编码的糖蛋白。病毒基因组 DNA 长约 152kb,病毒核壳由脂质糖蛋白包裹,具有嗜神经组织特性。病毒在细胞核内复制和装配,通过核膜出芽,由胞吐或细胞溶解方式释放病毒,病毒可通过细胞间桥直接扩散,感染细胞同邻近未感染的细胞融合,形成多核巨细胞。HSV 可在神经元细胞建立潜伏感染,经常复发。

HSV 有两种血清型 HSV-1(HHV-1)和 HSV-2(HHV-2),基因组同源序列约为 50%,HSV 包膜糖蛋白 G(gG)为型特异性抗原,分为 gG-1 和 gG-2,通过序列分析或限制性内切酶谱分析可区分 HSV-1 和 HSV-2。HSV-1 主要引起口腔黏膜、咽、口周皮肤、面部、腰以上皮肤黏膜及神经系统的感染;HSV-2 主要引起腰以下皮肤黏膜及生殖器的感染。

【发病机制】人初次感染 HSV 后大多无明显临床症状,隐性感染约占 80%~90%。口腔单纯疱疹病毒感染的患者及无症状的病毒携带者为传染源,HSV-1 主要通过飞沫、唾液及疱疹液直接接触传播,也可以间接传播。HSV-2 主要为性传播,引起生殖器和生殖道感染。病毒也可通过胎盘或产道垂直传播。

单纯疱疹病毒初次进入人体,尚无抗单纯疱疹病毒的循环抗体,单纯疱疹病毒引起的感染为原发感染。病毒在侵入处生长、繁殖,造成原发感染,原发感染大多无临床症状,约 10%~15% 的患者表现出临床症状。HSV 原发感染后,机体产生特异性抗体,大部分病毒被清除,症状消失。少部分病毒长期潜伏在神经节中的神经细胞内,不表现出症状,机体与病毒处于平衡状态。HSV-1 的潜伏部位是三叉神经节和颈上神经节,也可潜伏于泪腺及唾液腺内。HSV-2 主要潜伏在骶神经节。单纯疱疹病毒在人体内不能产生永久免疫力,当机体遇到诱发因素如发热、寒冷、紫外线、创伤、感染、胃肠功能紊乱、妊娠、劳累、情绪等改变时,可使体内潜伏的病毒活化,病毒重新繁殖,疱疹复发。

【临床表现】

1. 原发性疱疹性龈口炎（primary herpetic gingivostomatitis）　大多数原发感染为无临床症状或亚临床表现，仅在血清中检出 HSV 抗体。

显性感染以幼儿和儿童比较多见，也可见于成人。发病前有接触单纯疱疹患者的历史，潜伏期为 4~7 天，出现发热、头痛、疲乏不适、全身肌肉疼痛，甚至咽喉肿痛等急性症状，下颌下和颈上淋巴结肿大，触痛。患儿流涎、拒食、烦躁不安。经过 1~3 天后，口腔黏膜广泛充血水肿，附着龈和龈缘也出现急性炎症。口腔黏膜任何部位尤其是角化良好的部位均可发生成簇小水疱，似针头大小，特别是邻近乳磨牙（成人是前磨牙）的上腭和龈缘处更明显。水疱疱壁薄、透明、易溃破，形成不规则形糜烂面（图 2-1-1，图 2-1-2）如有继发感染，可形成溃疡。患者疼痛明显，影响进食与说话，口腔卫生不佳。除口腔内的损害外，唇和口周皮肤也有类似病损，疱破溃后形成结痂（图 2-1-3，图2-1-4）。此时病灶内含有大量病毒。整个病程约需 7~10 天，糜烂或溃疡面逐渐缩小、愈合。未经适当治疗者，恢复较缓慢。患病期间，抗病毒抗体在血清中出现，发病的 14~21 天最高，以后，抗体下降到较低的水平，虽可保持终生，但不能防止复发。

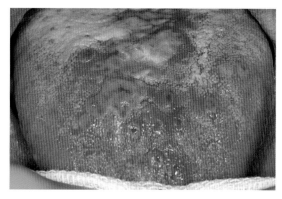

图 2-1-1　原发性疱疹性龈口炎
舌背黏膜可见成簇水疱
（首都医科大学口腔医学院）

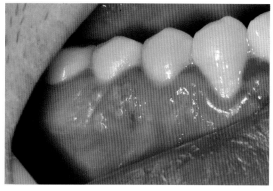

图 2-1-2　原发性疱疹性龈口炎
附着龈上可见成簇水疱
（首都医科大学口腔医学院）

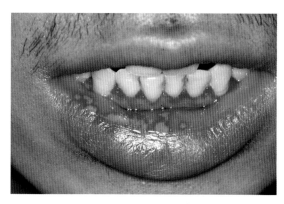

图 2-1-3　原发性疱疹性龈口炎
下唇内侧黏膜有不规则形糜烂面，下颌前牙牙
龈红肿明显
（首都医科大学口腔医学院）

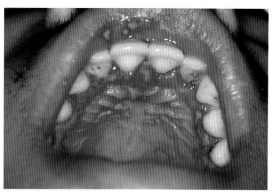

图 2-1-4　原发性疱疹性龈口炎
上颌牙腭侧牙龈有不规则形糜烂面，牙龈红肿
（首都医科大学口腔医学院）

极少数情况下，原发感染可在体内血行播散，单纯疱疹病毒进入中枢神经系统或内脏，引起感染。

2. 复发性疱疹性口炎（recurrent herpetic stomatitis）　原发性疱疹感染愈合以后，不管其病损的程度如何，约有 30%~50% 的病例可能发生复发性损害。一般复发感染的部位在口唇或接近口唇处，故又称复发性唇疱疹（recurrent herpes labialis）（图 2-1-5，图 2-1-6）。复发的口唇损害的特征是：损害总是以起疱开始，常为多个成簇的疱，单个的疱较少见；损害复发时，总是在原先发作过的位置,或邻近原先发作过的位置。诱使复发的因素较多,如发热、寒冷、紫外线、创伤、感染、胃肠功能紊乱、妊娠、劳累、情绪改变等。

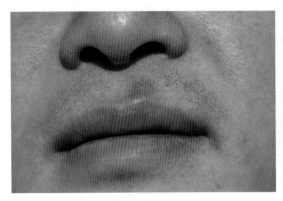 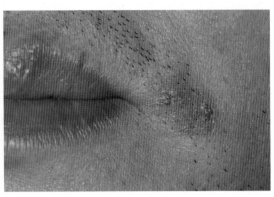

图 2-1-5 复发性疱疹性口炎(初期)
上唇部皮肤出现成簇水疱,周围充血
(首都医科大学口腔医学院)

图 2-1-6 复发性疱疹性口炎
上唇唇红部及口周皮肤均可见成簇水疱,口角
处皮肤部分水疱破溃形成结痂
(首都医科大学口腔医学院)

复发的前驱阶段,患者可感到轻微的疲乏与不适,病损区有刺激痛、灼痛、痒、张力增加等症状。约在 10 小时左右,出现水疱,周围发红。一般情况下,疱一般可持续 24 小时,随后破溃、糜烂、结痂。病程约 10 天,继发感染可延缓愈合的过程,并使病损处出现小脓疱。愈合后不留瘢痕,可有色素沉着。

虽然复发性唇疱疹是本病最常见的复发形式,但少数复发损害可影响到牙龈和硬腭,这些口腔内的复发性疱疹病毒感染仍有自限性。总的说来,在复发的疱疹损害中,由于机体的免疫性使病损局限,并使它明显地受到抑制,全身反应较轻。

【组织病理学】 由于上皮细胞发生气球样变和网状液化而在上皮内形成疱。气球状细胞的胞核内有嗜伊红性病毒小体,也叫病毒包涵体,其大小为 3~8μm,此种细胞多位于水疱的底部。上皮下方结缔组织中有水肿、血管扩张充血和炎症细胞浸润。刮取早期水疱基底部细胞做涂片,巴氏染色,可见毛玻璃样核、多核合胞体及核内包涵体三种变化。

【诊断】 大多数病例,根据临床表现即可作出诊断。如原发性感染多见于婴幼儿,急性发作,全身反应重,口腔黏膜的任何部位和口唇周围可出现成簇的小水疱,随后,口腔黏膜形成糜烂或浅溃疡,口周皮肤结痂。复发性感染成人多见,全身反应轻,口角、唇红缘及皮肤出现典型的成簇小水疱。

口腔单纯疱疹病毒感染的实验室诊断只是用于最终确诊。常用的方法如下:

1. 病毒分离和鉴定 取临床标本水疱液、唾液或病损表面刮取物接种于敏感细胞株进行分离培养,观察细胞病变效应(CPE),特点是细胞肿胀、变圆,可见融合细胞或多核巨细胞。再利用 DNA 限制性内切酶图谱分析以及 HSV-1 和 HSV-2 特异性单克隆抗体试验进一步分型鉴定。

2. 直接检测病毒 取疱疹液电子显微镜下直接检测病毒颗粒;应用免疫荧光法或免疫酶技术检查特异性单纯疱疹病毒抗原;应用原位核酸杂交或 PCR 方法检测病损组织中的单纯疱疹病毒 DNA。

3. 血清学检查 免疫酶联免疫吸附试验(ELISA)和间接免疫荧光、中和试验(NT)等检测单纯疱疹特异性抗体,此方法适用于抗体普查、流行病学调查等。

【鉴别诊断】

1. 疱疹型复发性阿弗他溃疡 为散在分布的单个小溃疡,反复发作,没有发疱史;溃疡数量较多,主要分布于口腔内角化程度较差的黏膜处,不造成牙龈红肿,儿童少见,无皮肤损害(表2-1-1)。

2. 三叉神经带状疱疹 是由水痘-带状疱疹病毒引起的颜面皮肤和口腔黏膜的病损。水疱较大,疱疹聚集成簇,沿三叉神经的分支排列成带状,不超过中线。疼痛剧烈,甚至损害愈合后在一段时期内仍有疼痛。本病任何年龄都可发生,愈后很少复发。

图片:ER2-2
单纯疱疹病毒
颗粒

表 2-1-1 原发性疱疹性龈口炎与疱疹型复发性阿弗他溃疡的鉴别

	好发年龄	发作情况	好发部位	病损特点	皮肤损害
原发性疱疹性龈口炎	幼儿以及儿童	急性发作、全身反应较重	病损可发生在口腔黏膜任何部位包括牙龈、硬腭、舌、颊和唇黏膜等	成簇聚集的小水疱,疱破后成为形状不规则糜烂面,黏膜充血明显;牙龈红肿	可伴有口周皮肤的损害
疱疹型复发性阿弗他溃疡	成人	反复发作、全身反应较轻或无	病损位于口腔角化较差的黏膜	没有发疱史,散在的单个圆形或椭圆形溃疡,周围黏膜充血,表面有黄白色假膜;牙龈无红肿	无皮肤损害

3. **手-足-口病** 因感染柯萨奇病毒 A16 等肠道病毒所引起的皮肤黏膜病,但口腔损害比皮肤重。前驱症状有发热、困倦与局部淋巴结肿大;然后在口腔黏膜、手掌、足底出现散在水疱、丘疹与斑疹,数量不等。斑疹周围有红晕,无明显压痛,中央为小水疱,皮肤的水疱数日后干燥结痂;口腔损害广泛分布于唇、颊、舌、腭等处,初起时多为小水疱,很快破溃成为糜烂或溃疡,5~10 日后愈合。

4. **疱疹性咽峡炎** 由柯萨奇病毒 A4 所引起的口腔疱疹损害,临床表现似原发性疱疹性龈口炎,但前驱期症状和全身反应都较轻,病损的分布只限于口腔后部,如软腭、悬雍垂、扁桃体等处,为聚集成簇的小水疱,不久破溃形成糜烂或溃疡,损害很少发生于口腔前部,牙龈不受损害,病程大约 7 天。

5. **多形红斑** 是累及皮肤和黏膜,以靶形或虹膜状红斑为典型皮损的急性炎症性皮肤黏膜病。诱发因素包括感染、药物的应用等,但也有些找不到明显诱因。黏膜充血水肿,有时可见红斑及水疱。疱很快破溃,故最常见的病变为大面积糜烂。糜烂表面有大量渗出物形成厚的假膜。病损易出血,在唇部常形成较厚的黑紫色血痂。皮损常对称分布于手背、足背、前臂,损害为红斑、丘疹、水疱、大疱或血疱等。典型皮损为靶形红斑,呈圆形或卵圆形,可向周围扩展,中央为暗紫红色,衬以鲜红色边缘。

ER2-3

图片:ER2-3 疱疹性咽峡炎

【疾病管理】

1. **全身抗病毒治疗**

目前认为核苷类抗病毒药物是抗单纯疱疹病毒最有效的药物。主要有阿昔洛韦、伐昔洛韦、泛昔洛韦等。

阿昔洛韦(acyclovir)又名无环鸟苷。主要作用是干扰病毒 DNA 聚合酶,抑制病毒 DNA 的复制。应用时要注意:严重免疫功能缺陷者长期或多次应用阿昔洛韦治疗后,可能引起单纯疱疹病毒对阿昔洛韦耐药。阿昔洛韦对单纯疱疹病毒的潜伏感染和复发无明显效果,不能彻底消除病毒。不良反应有皮疹、发烧、荨麻疹、血清肌酐升高、肝功能异常等,静脉给药者可出现静脉炎。阿昔洛韦引起急性肾衰竭较少见。对阿昔洛韦过敏者禁用。

伐昔洛韦(valaciclovir)又名万乃洛韦。为阿昔洛韦的前体药物,口服后迅速吸收并在体内几乎完全水解释放出阿昔洛韦,血药浓度较口服阿昔洛韦高 3 倍。与阿昔洛韦有交叉过敏反应,不良反应与阿昔洛韦相似。

泛昔洛韦(famciclovir)口服吸收快,作用机制与阿昔洛韦相似,组织中浓度高。对泛昔洛韦及喷昔洛韦过敏者禁用。主要用于治疗原发性生殖器疱疹。

喷昔洛韦(penciclovir)主要局部应用治疗口唇、面部单纯疱疹及生殖器疱疹。慎用于儿童、老人、妊娠及哺乳期妇女。

用药剂量:

阿昔洛韦:原发感染:成人口服,每次 200mg,每日 5 次;或每次 400mg,每日 3 次,10 日为 1 个疗程;复发性感染:每次 200mg,每日 5 次,5 日为 1 个疗程。重者可用阿昔洛韦静脉滴注,每次 5mg/kg,每日 3 次,每 8 小时 1 次,共 5 日。

伐昔洛韦:成人口服,300mg,每日 2 次,7~10 天 1 个疗程;

泛昔洛韦:成人口服,每次 0.25g,每 8 小时 1 次,7 天 1 个疗程。

频繁复发者(1 年复发 6 次以上):为减少复发次数,频繁复发者,可用阿昔洛韦每次 200mg,每日 3 次或泛昔洛韦每次 0.25g,每日 2 次,一般需要连续口服 6~12 个月。

以上药物用量均为成人用量,儿童用量应根据儿童的体重和体表面积进行具体计算。

2. 口腔局部治疗

(1) 口腔黏膜局部用药:口腔黏膜局部用药对原发性疱疹性龈口炎是必要的,可以消炎止痛、促进愈合。常使用的制剂有溶液、糊剂、散剂及含片等。

1) 0.1%~0.2%葡萄糖酸氯己定溶液、聚维酮碘含漱液等含漱。

2) 3%阿昔洛韦软膏、1%喷昔洛韦乳膏或酞丁安乳膏局部涂搽,可用于治疗复发性唇疱疹。

3) 散剂,如锡类散、养阴生肌散、西瓜霜粉剂、外用溃疡散等均可局部使用。

4) 含片,可用西吡氯铵含片、溶菌酶片 20mg、西地碘片 1.5mg 等含化,每日 3~4 次。

5) 疼痛剧烈者可局部用利多卡因、苯佐卡因等止痛。

6) 唇疱疹继发感染时,可用温的生理盐水、0.1%~0.2%葡萄糖酸氯己定溶液等湿敷。

(2) 物理疗法:复发性唇疱疹可应用激光进行局部治疗,目前多采用低能量激光治疗(low-level laser therapy,LLLT),优点是可以减轻疼痛、促进愈合以及减少复发的频率。对于老年人和免疫功能低下的患者可以减少药物的副作用。然而目前已知的有效照射的剂量以及强度多从临床病例报告中获得,还缺乏相关临床对照研究的验证。

3. 支持疗法　病情严重者应卧床休息,保证饮入量,维持体液平衡。进食困难者可适当补充营养液,补充维生素 B、C 等。

4. 中医中药治疗

(1) 外感风热、内火炽盛:本型表现在原发性疱疹性龈口炎发病的早期。

主证　恶寒发热,体温可升达 38℃以上,头身重痛,口渴心烦;小儿有流涎、拒食、烦躁不安等;口腔黏膜充血水肿,或有成簇与散在小水疱,舌质淡或微红,舌苔薄白或微黄;脉浮数有力。

治则　疏风,清热,解毒,辛凉解表。

方例　加味银翘散:金银花、连翘、桔梗、薄荷、淡竹叶、荆芥、淡豆豉、牛蒡子、芦根、板蓝根、甘草。

此期可服用中成药如抗病毒颗粒、板蓝根颗粒等。

(2) 脾胃积热,心火上炎:本型在临床上多见,并多发生于原发性疱疹性龈口炎的中期。

主证　口渴思饮、心烦不安、大便秘结、小便黄赤短少,口痛流涎,口腔黏膜各处可见成簇与散在水疱破溃后形成之糜烂,并可融合成片,口周或口唇水疱破溃后可有渗出结痂,舌质红,舌苔黄或黄腻,脉洪大而数。

治则　清心胃热,养阴利湿。

方例　加味导赤白虎汤:生石膏、知母、生地黄、川木通、淡竹叶、玄参、芦竹根、板蓝根、儿茶、甘草。中成药可服用口炎清颗粒。

(3) 心脾积热、阴液亏损

主证　面色憔悴,咽喉干痛,盗汗或大便艰涩,低热或手足心热,心烦心悸,口腔黏膜仍有糜烂,上覆黄色假膜,舌质红,舌苔少或无苔,少津,脉细或兼细数。本型见于口腔单纯疱疹之晚期,是由于疾病中心脾积热未尽而正气已衰的表现。

治则　清心脾积热,滋阴养液。

方例　甘露饮加减:生干地黄、熟干地黄、天门冬、麦门冬、玄参、石斛、木通、淡竹叶、甘草。

【预防和预后】

1. 预防　原发性疱疹性龈口炎因接触单纯疱疹患者引起,单纯疱疹病毒可经口-呼吸道传播,也可通过皮肤、黏膜、眼角膜等疱疹病灶处传染。单纯疱疹病毒的活动感染患者与无症状的病毒携带者,他们的唾液、粪便中皆有病毒存在,故本病患者应避免接触其他儿童与幼婴。复发性单纯疱疹感染的发生是由于体内潜伏的单纯疱疹病毒被激活以后引起的,目前尚无理想的预防复发的方法,主要应消除导致复发的刺激因素。

2. 预后　HSV-1 引起的原发性疱疹性龈口炎预后一般良好。但有极少数播散性感染的患者或幼儿可引起中枢神经系统和内脏的感染。

第二节　带　状　疱　疹

带状疱疹（herpes zoster）是由水痘-带状疱疹病毒（herpes varicella-zoster virus，VZV）所引起的，以沿单侧周围神经分布的簇集性小水疱为特征，常伴有明显的神经痛。

【病因】　本病由水痘-带状疱疹病毒引起，水痘-带状疱疹病毒与单纯疱疹病毒有较多的同源性，生物学特性与单纯疱疹病毒相似，只有一个血清型。VZV 长约 120~130kb，约编码 70 种不同蛋白质。水痘-带状疱疹病毒在体外培养的人或猴成纤维细胞中增殖，形成局灶性病变（CPE）缓慢，受感染的细胞出现嗜酸性核内包涵体和多核巨细胞。

人是 VZV 的唯一宿主，传染性极强，传染源主要是患者，水痘患者急性期水疱内容物及上呼吸道分泌物或带状疱疹患者水疱内容物都含有高滴度病毒。水痘-带状疱疹病毒在儿童初次感染表现为水痘（varicella），康复以后，少量病毒潜伏于脊髓后根神经节或脑神经感觉神经节的神经元中并不引起症状，多年后在机体免疫功能下降，受到某些诱发因素如感冒、外伤、长期服用免疫抑制剂等刺激，病毒活跃增殖，沿神经轴突到达所支配的皮肤细胞内，形成疱疹。

儿童患水痘后，机体产生持久的特异性细胞免疫和体液免疫，极少再患水痘。机体内产生的病毒中和抗体，不能有效清除神经节中的病毒，不能阻止带状疱疹的发生。机体的免疫功能与发病的程度有密切关系，恶性肿瘤、HIV 感染、系统性红斑狼疮、大面积烧伤及长期大量使用糖皮质激素等均易诱发带状疱疹。

【临床表现】　带状疱疹发病率随着年龄增加而逐渐增高。一般带状疱疹感染一生只发生一次，但是免疫缺陷患者（如白血病、器官移植、HIV 感染、癌症等）可以在同一部位发生两次感染，极少数病例可发生数次。

发病前阶段，常有头痛、乏力等不适症状，皮肤感觉异常，不同程度的疼痛，可持续数天或数周。疼痛主要表现为烧灼感、刺痛、电击样疼痛等，三叉神经带状疱疹可出现牙痛。

本病最常见为胸部带状疱疹，约占整个病变的 50%~56%；其次为三叉神经带状疱疹，约占 20%，损害沿三叉神经的三支分布。腹部带状疱疹约占 15%。60 岁以上的老年人，三叉神经较脊神经更易罹患。

带状疱疹病毒沿神经支配区域，病损在皮肤或黏膜均呈单侧、带状分布，不越过中线。疱疹初起时颜面部皮肤呈不规则或椭圆形红斑，数小时后在红斑上发生水疱，逐渐增多并能合为大疱（图 2-2-1，图 2-2-2），疱液清亮，有继发感染时则为脓疱。疼痛明显。数日后，疱液混浊而吸收，最终形

学习笔记

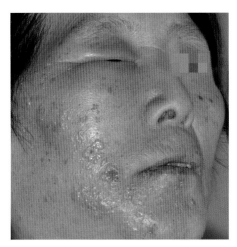

图 2-2-1　带状疱疹
颜面皮肤病损沿三叉神经分布，单侧发生，皮肤有成
簇水疱出现，部分破溃形成结痂
（首都医科大学口腔医学院）

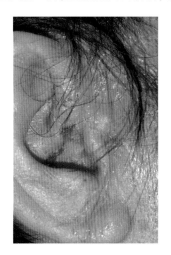

图 2-2-2　带状疱疹
耳部皮肤有成簇水疱，大部分破溃形
成结痂
（首都医科大学口腔医学院）

成结痂,1~2周脱痂,遗留有色素,可逐渐消退,一般不留瘢痕。老年人的病程常为4~6周,有超过8周者。口腔黏膜的损害,疱疹密集成簇,疱很快破溃形成糜烂面较大,唇、颊、舌、腭的病损也仅限于单侧,表面覆盖有黄白色假膜,黏膜充血(图2-2-3,图2-2-4),疼痛明显。

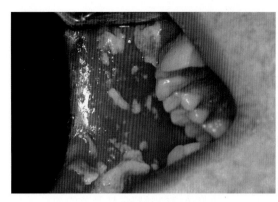
图 2-2-3 三叉神经带状疱疹
右颊黏膜出现不规则形状糜烂面,黏膜充血明显
(首都医科大学口腔医学院)

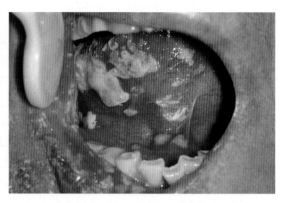
图 2-2-4 三叉神经带状疱疹
右侧舌腹黏膜有不规则形状糜烂面,黏膜充血明显
(首都医科大学口腔医学院)

第一支除额部外,可累及眼角黏膜,甚至失明;第二支累及唇、腭及颞下部、颧部、眶下皮肤;第三支累及舌、下唇、颊及颏部皮肤。

此外,病毒入侵面神经膝状神经节,造成膝状神经节受累同时侵犯面神经的运动和感觉神经纤维时,表现为外周面神经瘫痪、耳痛、耳部疱疹、眩晕、听力丧失等,许多患者无法完全恢复正常,称为 Ramsay-Hunt 综合征。

带状疱疹常伴有神经痛,但多在皮肤黏膜病损完全消退后1个月内消失,如疼痛持续超过4周;或在疼痛缓解后再次发生的超过4周的疼痛,称为带状疱疹后神经痛(PHN)。约10%~20%的患者出现,与年龄相关,女性患者、眼、耳带状疱疹患者发生 PHN 的概率高。疼痛可持续数周、数月,偶尔数年。

【组织病理学】可见上皮内疱,多位于上皮层的上部,且水疱上方仍可见层数不等的上皮细胞或表皮细胞。由于细胞内水肿致使一部分上皮细胞呈网状变性。并可见一部分上皮细胞呈气球样变性。早期病损处直接涂片,可观察到被病毒感染的上皮细胞内嗜伊红的包涵体。疱的深部还可见多核巨细胞。上皮下结缔组织内及血管周围可见不同程度的炎症细胞浸润。晚期病毒侵犯上皮全层,一部分上皮破坏形成糜烂或浅溃疡。

【实验室检查】带状疱疹的临床症状和体征都非常有特点,一般可不依赖实验室诊断。不典型病例需要进行鉴别诊断时可进行实验室的病毒学检查。孕妇和新生儿的 VZV 感染、免疫缺陷患者不典型的感染、可疑中枢神经系统 VZV 感染必须由实验室诊断确诊。

常用方法如下:

1. Tzanck 涂片法 从水疱基底部、水疱液、皮肤刮取物等取材进行涂片,检查多核巨细胞以及嗜酸性核内包涵体,但是不能区分 VZV 和 HSV。

2. 单克隆抗体免疫荧光法快速检测 VZV 抗原。

3. 应用 FAMA、ELISA、间接免疫荧光和微量中和试验检查 VZV 特异性 IgM 抗体,抗体阳性对诊断带状疱疹有意义。

4. 电子显微镜可观察病毒颗粒的形态。

【诊断和鉴别诊断】根据有特征的单侧性皮肤-黏膜疱疹,沿神经支分布及剧烈的疼痛,一般易于诊断。

【疾病管理】

1. **抗病毒药物治疗** 应尽早应用。阿昔洛韦口服,每次800mg,每日5次,7~10天1个疗程;免疫抑制的患者可采用静脉滴注治疗。剂量为5~10mg/kg,每日3次。伐昔洛韦每次600mg,每日3次,7天1个疗程;泛昔洛韦每次250mg,每日3次,7天1个疗程。肾功能减退者需要减量。

2. 神经痛治疗　非甾体类镇痛剂:对乙酰氨基酚,每次 0.3～0.6g,每日最多不超过 2g。如无效可应用曲马多每日 200～400mg、可待因每日 120mg 等;严重者可应用卡马西平每日 400～1 200mg、加巴喷丁每日 900～2 400mg,应注意白细胞和血小板减少、皮疹及肝肾功能变化等,房室传导阻滞病史及骨髓抑制病史者禁用。

3. 神经营养药物　维生素 B_1 10mg,每天 3 次口服;维生素 B_{12} 0.15mg,肌内注射,每日 1 次。

4. 免疫调节药物　胸腺肽肠溶片口服每次 20mg,每日 1～3 次;西咪替丁口服每次 200mg,每日 4 次;正常人免疫球蛋白[0.6～1.2mg/(kg·d)]肌注,每周 2 次。

5. 糖皮质激素　在带状疱疹急性发作早期的治疗中,系统应用大剂量糖皮质激素可以抑制炎症过程,缩短急性疼痛的持续时间和皮损愈合时间,但对慢性疼痛(PHN)基本无效。在没有系统性抗病毒治疗时不推荐单独使用糖皮质激素。一般应用强的松(每日 30mg,疗程为 7 天)。对 50 岁以上、相对健康的局部带状疱疹患者,抗病毒药和糖皮质激素联合治疗能改善患者的生活质量。

以上药物用量均为成人用量,儿童用量应根据儿童的体重和体表面积进行具体计算。

6. 局部治疗

(1) 口内黏膜病损:可用消毒防腐类药物含漱,如 0.1%～0.2%葡萄糖酸氯己定溶液、聚维酮碘溶液;疼痛剧烈者可局部用利多卡因、苯佐卡因等止痛。中药西瓜霜、锡类散、外用溃疡散等局部涂搽;0.1%碘苷液涂布,具有抗病毒作用。

(2) 口周和颌面部皮肤病损:疱疹或溃破有渗出者,用纱布浸消毒防腐药水湿敷,可减少渗出,促进炎症消退,可涂 3%阿昔洛韦软膏、1%喷昔洛韦乳膏或酞丁安软膏。

(3) 物理疗法:激光照射可作为带状疱疹的辅助治疗方法,早期应用可以消炎、止痛、促进愈合。有效照射的剂量以及强度仍缺乏相关临床对照研究的验证。

7. 中医中药治疗

(1) 内治:肝经实火之带状疱疹,应泻火平肝。可用龙胆泻肝汤(龙胆草、车前子、木通、栀子、泽泻、柴胡、当归、黄芩、生地、甘草)加金银花、菊花。老年体弱或兼有慢性疾病者,证见畏寒乏力、疱疹晦暗下陷,舌苔白腻,脉濡细者,则用龙胆泻肝汤加黄芪、党参、桂枝。实验证明,本方能增加巨噬细胞吞噬功能,促进淋巴细胞转化,提高机体免疫功能。

(2) 针刺:针刺疗法可增强人体的非特异性细胞免疫反应,并有较好的止痛作用。主要选取曲池、合谷、足三里、三阴交、阳陵泉、太冲等,认为有清肝泻火的功能。三叉神经带状疱疹还应配合局部的穴位。手法一般用泻法,每次留针 30 分钟,针刺后 24～48 小时可收到止痛的效果。也有报道用聚肌胞、维生素 B_{12} 等作穴位封闭,每隔 1～2 日进行 1 次。

【预防和预后】VZV 减活疫苗可用于人群接种进行特异性预防,接种人群为 1 岁以上健康未感染 VZV 的易感儿童。因患者急性期水疱内容物含有高滴度病毒,是儿童水痘的传染源,应避免接触水痘和带状疱疹患者。疱疹后神经痛是带状疱疹感染的最常见并发症,在治疗时,应注意采取必要的措施减少并发症的出现。

第三节　手-足-口病

手-足-口病(hand-foot-mouth disease,HFMD)是一种儿童传染病。该病以手、足和口腔黏膜疱疹或破溃后形成糜烂或浅溃疡为主要临床特征。其病原体为多种肠道病毒,因其传染性强、隐性感染比例大、传播途径复杂、传播速度快,在短时间内就可造成较大范围的流行,疫情控制难度大。自 2008 年 5 月起,手-足-口病纳入丙类传染病管理。

【病因】引起手-足-口病的病原微生物最常见的是柯萨奇病毒(Coxsackie virus,CV)A16 和肠道病毒(enterovirus,EV)71 型(EV-A71),属于小 RNA 病毒科、肠道病毒属。其他的肠道病毒,如柯萨奇病毒 A 组 4～7、9、10 型和 B 组 1～3、5 型,以及某些埃可病毒也可引起。肠道病毒无包膜,直径 22～30nm,病毒颗粒呈球形,二十面体立体对称,基因组为单股正链 RNA。致病特征是病毒虽然通过肠道引起机体感染,但是却引起肠道以外的器官感染,90%以上主要为隐性感染,少数出现临床症状。不同的肠道病毒可引起相同的疾病,同一种病毒也可引起几种不同的临床疾病。EV71 感染常累及中枢神经系统,导致严重感染,甚至死亡。

【流行病学】本病 1957 年首报于新西兰,1958 年分离出柯萨奇病毒,1959 年提出以手-足-口病命名,已先后在数十个国家和地区流行,是全球性疾病。我国 1981 年首发于上海市,此后,北京、河北、天津等十几个省份均有本病报道。我国各地全年均有发生,发病率为 37.01/10 万 ~205.06/10 万,近年报告死亡率为 6.46/10 万 ~51.00/10 万。手-足-口病的传染源为患者和隐性感染者。肠道病毒主要经粪-口和/或呼吸道飞沫传播,亦可经接触患者皮肤、黏膜疱疹液而感染。饮用或食入被病毒污染的水和食物亦可感染。

托幼单位是本病的主要流行场所,婴幼儿和儿童普遍易感,以 5 岁以下儿童为主。手-足-口病的流行无明显的地区性。一年四季均可发病,但夏秋季最易流行。

【临床表现】手足口病潜伏期为 2~10 天,平均 3~5 天。多数无前驱症状而突然发病。常有 1~3 天的发热、咳嗽、流涕、食欲缺乏等症状。

口内颊黏膜、软腭、舌缘及唇内侧也有散在的红斑及小疱疹,多与皮疹同时出现,或稍晚 1~2 天出现。口内疱疹极易破溃成糜烂面,上覆灰黄色假膜,周围黏膜充血红肿。

皮肤在手掌、足底、臀部出现斑丘疹、疱疹,周围有红晕,如不破溃感染,常在 2~4 天吸收干燥,呈深褐色薄痂,脱落后无瘢痕(图 2-3-1~图 2-3-4)。

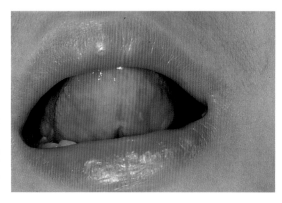
图 2-3-1　手-足-口病
舌腹部出现小糜烂面,黏膜充血
(首都医科大学口腔医学院)

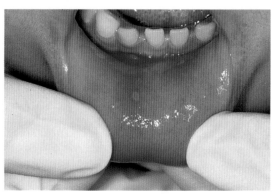
图 2-3-2　手-足-口病
下唇内侧黏膜出现糜烂面,黏膜充血明显
(首都医科大学口腔医学院)

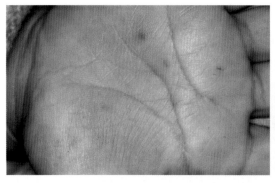
图 2-3-3　手-足-口病
手掌皮肤有散在的红色斑丘疹
(首都医科大学口腔医学院)

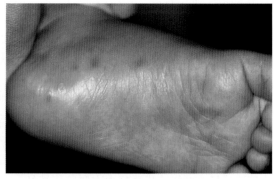
图 2-3-4　手-足-口病
脚掌皮肤处有散在的红色斑丘疹
(首都医科大学口腔医学院)

本病的整个病程为 5~7 天,个别达 10 天。大多数患儿发病属于手-足-口病普通型,在此期痊愈,预后良好,无后遗症。

少数病例尤其是小于 3 岁可病情发展迅速,在发病 1.5 天出现脑干脑炎、脑脊髓炎、脑脊髓膜炎,进一步发展为循环衰竭、神经源性肺水肿等,极少数病情危重,甚至死亡,存活病例可留有后遗症。多由 EV-A71 病毒引起,致死原因主要是脑干脑炎及神经源性肺水肿。

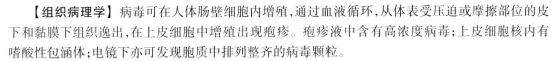

【组织病理学】病毒可在人体肠壁细胞内增殖,通过血液循环,从体表受压迫或摩擦部位的皮下和黏膜下组织逸出,在上皮细胞中增殖出现疱疹。疱疹液中含有高浓度病毒;上皮细胞核内有嗜酸性包涵体;电镜下亦可发现胞质中排列整齐的病毒颗粒。

【实验室检查】

1. **血常规及 C 反应蛋白(CRP)** 白细胞计数正常或少数白细胞计数升高,CRP 可升高。

2. **病原学检查** CV-A16、EV-A71 等肠道病毒特异性核酸阳性或分离到肠道病毒。咽、气道分泌物、疱疹液、粪便阳性率较高。

3. 急性期血清相关病毒 IgM 抗体阳性。恢复期血清 CV-A16、EV-A71 等肠道病毒中和抗体比急性期有 4 倍及以上的升高。

4. 重症者还需要进行血生化、血气分析、脑脊液、影像学(X 线胸片、心电图、脑电图、颅脑 CT 或 MRI)等检查。

【诊断和鉴别诊断】夏秋季多见于托幼单位群体发病;患者多为 3 岁以下幼儿;手、足、口部位的突然发疹起疱,皮肤的水疱不易破溃;一般全身症状轻,可自愈。

1. **临床诊断病例**

(1) 在流行季节发病,常见于学龄前儿童,婴幼儿多见。发病前与手-足-口病患儿直接或间接接触史。

(2) 发热伴手、足、口、臀部皮疹,部分病例可无发热。

极少数重症病例皮疹不典型,临床诊断困难,需结合病原学或血清学检查作出诊断。

2. **确诊病例** 临床诊断病例具有下列之一者即可确诊。

(1) 肠道病毒(CV-A16、EV-A71 等)特异性核酸检测阳性。

(2) 分离出肠道病毒,并鉴定为 CV-A16、EV-A71 或其他可引起手-足-口病的肠道病毒。

(3) 急性期血清相关病毒 IgM 抗体阳性。

(4) 恢复期血清 CV-A16、EV-A71 或其他可引起手-足-口病的肠道病毒中和抗体比急性期有 4 倍及以上的升高。

3. **鉴别诊断** 应与水痘、原发性疱疹性龈口炎及疱疹性咽峡炎鉴别。水痘是由水痘-带状疱疹病毒初次感染引起的急性传染病,也主要好发于婴幼儿,但以冬春两季多见,以发热及成批出现周身性、向心性分布的红色斑丘疹、疱疹为特征,口腔病损少见。原发性疱疹性龈口炎四季均可发病,一般无皮疹,偶尔在下腹部可出现疱疹。疱疹性咽峡炎为柯萨奇 A4 型病毒引起,其口腔症状与本病相似,但主要发生于软腭及咽周,而且无手足的病变。

【疾病管理】

1. **普通病例** 采用一般治疗,注意隔离,避免交叉感染。适当休息,清淡饮食,做好口腔和皮肤护理,发热等症状采用中西医结合治疗。

2. 注意密切观察患儿的变化,有无持续发热、精神差、呕吐等症状出现,及时随诊。

3. **重症病例** 根据神经系统受累情况进行治疗,同时密切观察病情,严密监护,保持呼吸道通畅。

4. **恢复期治疗** 普通病例以及重症病例均可采用中医治疗,根据辩证情况,选择药物进行治疗。

5. **局部用药** 主要用于口腔病损,消炎止痛、促进愈合。0.1%~0.2%氯己定含漱;利多卡因、苯佐卡因等局部止痛;中药可选用青黛散、双料喉风散、冰硼散等。

6. **预防** 及时发现疫情和隔离患者是控制本病的主要措施。托幼园所应注意观察体温、双手和口腔,发现病儿应隔离 1 周,同时注意日用品、食具、玩具和便器的消毒。如发现患儿增多时,要及时向卫生和教育部门报告。EV-A71 型灭活疫苗可用于 6 月龄~5 岁儿童预防 EV-A71 感染所致的手-足-口病。

(关晓兵 孙正)

第四节 口腔念珠菌病

念珠菌病(candidosis,candidiasis)是由念珠菌属一些致病菌种引起的原发或继发感染,可以侵犯皮肤、黏膜和内脏,表现急性、亚急性和慢性炎症。该病是一种古老的疾病,公元610年我国的《诸病源候论》最早对新生儿口腔念珠菌病就有认识,当时取名"鹅口疮"。在很长一段时间里,国外曾将鹅口疮(thrush)与阿弗他(aphthae)相互混淆,直到18世纪才将鹅口疮从阿弗他中区分出来。1839年由于显微镜的发明,雷文虎克首次将鹅口疮与真菌感染联系起来。19世纪末,由于某些从腐烂的蔬菜中分离出来的真菌与鹅口疮的病原体相关,因此,念珠菌曾用过*Monilia*(串珠菌)以及由此派生的moniliasis(串珠菌病)这两个术语。自1923年学者建议用念珠菌(*Candida*)代替串珠菌,以区分医学和植物感染,并一直沿用至今。

【流行病学】 口腔念珠菌病(oral candidosis,oral candidiasis)是由念珠菌属感染所引起的口腔黏膜疾病,是人类最常见的口腔真菌感染。这类感染又被称为"病人患的病"(disease of the diseased),主要见于"幼、老、病"的人群。20世纪40年代以来随着抗生素、糖皮质激素及免疫抑制剂等药物的广泛应用以及器官移植、糖尿病患者和艾滋病患者的增加,口腔念珠菌病日益常见,其危害性逐渐引起人们重视。其临床表现、病程及所感染念珠菌的种类也有一定的变化,临床上对其分类日趋完善。除引起多种多样的口腔黏膜感染外,念珠菌与口腔黏膜癌变的关系也备受关注。虽然目前国内尚无确切的流行病学资料,但口腔念珠菌病已成为最常见的口腔黏膜感染性疾病之一。

【病因和发病机制】 念珠菌是一种常见的条件致病菌,属于酵母样真菌,有学者译之为假丝酵母菌。迄今为止已发现200余种念珠菌,但条件致病性主要有以下几种:白(色)念珠菌(*Candida albicans*)、热带念珠菌(*Candida tropicalis*)、光滑念珠菌(*Candida glabrata*)、克柔念珠菌(*Candida krusei*)、近平滑念珠菌(*Candida parapsilosis*)、季也蒙念珠菌(*Candida guilliermondi*)、类星形念珠菌(*Candida stellotoidea*)、乳酒念珠菌(*Candida kefyr*)、葡萄牙念珠菌(*Candida lusitaniae*)和都柏林念珠菌(*Candida dubliniensis*)等。其中白色念珠菌和热带念珠菌致病力最强,引起人类念珠菌病的主要是白色念珠菌、热带念珠菌和光滑念珠菌,占60%~80%。近年来报道,念珠菌感染菌种存在变迁趋势,引起念珠菌感染中非白色念珠菌增多,且可存在多种念珠菌的混合感染现象。

白色念珠菌为单细胞酵母样真菌,菌体呈圆形或卵圆形,革兰氏染色阳性。在沙氏培养基上生长良好,室温或37℃孵育1~3日长出菌落,菌落呈奶油色,表面光滑。不耐热,喜酸恶碱,生长最适宜的pH为4~6。白色念珠菌由完整的胞壁、细胞膜、胞质及胞核组成,其胞壁与其致病性之间的关系较为密切。胞壁主要由多聚糖组成,如α-甘露聚糖和β-葡聚糖等。外层的蛋白质和甘露聚糖形成复合物在表面形成网状结构,有助于表面抗原的表达并与黏附作用有关。念珠菌为双相性真菌,有芽生孢子(spore,yeast form)和假菌丝(pseudohyphae,mycelial form)两种存在形式,一般认为假菌丝是孢子大量繁殖的致病形式。

虽然健康人可携带念珠菌,但并不发病,据报道健康成人3%~48%带菌。当宿主防御功能降低以后,这种非致病性念珠菌转化为致病性念珠菌,故念珠菌为条件致病菌。念珠菌引起的感染又称为机会性感染或条件感染。病原体侵入机体后能否致病,取决于其毒力、数量、入侵途径与机体的适应性、机体的抵抗能力及其他相关因素。

1. **病原菌的毒性** 主要在于侵袭力,其中黏附力和细胞外酶作用较肯定,而菌丝形成、抗吞噬作用等因素也可能增强其侵袭力。毒力大小与念珠菌对宿主黏膜及树脂塑料表面的黏附力、疏水性、芽管形成的能力、菌落的转化现象、产生蛋白酶和磷酸酶这两种水解酶的能力有关。

2. **宿主的防御能力和易感因素** 各种原因导致的皮肤黏膜屏障作用降低;原发和继发免疫功能下降,长期、滥用广谱抗生素造成体内菌群失调以及内分泌紊乱等均可成为宿主发病的易感因素。据国内学者研究,成年人口腔念珠菌感染的易感因素中影响最大的是患者所伴有的全身疾病及其他口腔黏膜病,其中又以大手术后、头颈部放疗后、干燥综合征、HIV感染、糖尿病等的可能性最大。

3. **念珠菌感染与口腔白斑病的关系** 有关白色念珠菌感染与口腔白斑病的因果关系目前尚存在争议,多数学者认为白色念珠菌感染在口腔白斑病中发挥促进上皮异常增生和癌变中的作用。

【临床表现】 随着医学科学的发展以及对口腔念珠菌病的认识的提高,对口腔念珠菌病的临床表现和分型已经从20世纪80年代国内认为的仅急性假膜型念珠菌性口炎一型,发展为多型。如根据发病急缓和病程分为急性(30天)、亚急性(1~3个月)和慢性(3个月以上);根据临床表现分为口腔黏膜颜色的变化(红斑或萎缩,erythematous/atrophic)、增生性变化(hyperplastic)如上腭黏膜乳头状增生(papillary hyperplasia of the palate)、念珠菌性白斑(candidal leukoplakia)和增生性正中菱形舌(hyperplastic median rhomboid glossitis);根据发病部位的变化分为正中菱形舌炎(median rhomboid glossitis)、义齿性口炎(denture stomatitis)、多灶性念珠菌病(multifocal candidiasis)、口角炎(angular cheilitis)和念珠菌性唇炎(candidal cheilitis);是否存在皮肤病损分为黏膜皮肤念珠菌病(mucocutaneous candidosis);是否为免疫缺陷宿主的感染如 HIV 相关念珠菌病(HIV associated candidosis)。

虽然如上所述有关念珠菌病的分型方法较多。但国际上多采用 Lehner1966 年的经典分型给予描述;根据其最新更新,简述如下:

(1) 假(伪)膜型念珠菌病(pseudomembranous candidosis,thrush),可表现为急性或慢性。

(2) 急性红斑型(萎缩型)念珠菌病(acute erythematous candidosis,acute atrophic candidosis)。

(3) 慢性红斑型(萎缩型)念珠菌病(chronic erythematous candidosis,chronic atrophic candidosis)。

(4) 慢性增殖型念珠菌病(chronic hyperplastic candidosis)。

临床上相对常见的是前三型。总体上讲,口腔念珠菌病的临床症状主要为口干、发黏、口腔黏膜烧灼感、疼痛、味觉减退等,主要体征为舌背乳头萎缩、口腔黏膜任何部位的白色凝乳状斑膜、口腔黏膜发红、口角湿白潮红、白色不规则增厚、斑块及结节状增生等。糜烂较少见,仅见于口角及极少数唇红部,在红斑的基础上发生皲裂及糜烂。发病的主要部位是舌背、口角,约占80%。

以下将按其主要病变部位分别叙述口腔念珠菌病的临床表现:

1. 念珠菌口炎(candidal stomatitis)

(1) 急性假膜型念珠菌性口炎(acute pseudomembranous stomatitis):可发生于任何年龄,多见于长期使用激素、HIV 感染者、免疫缺陷者、婴幼儿及衰弱者,但以新生儿最多见,发生率约为4%,又称鹅口疮或雪口病。

此型念珠菌性口炎多好发部位为颊、舌、软腭及唇,损害区黏膜充血,有散在的色白如雪的柔软小斑点,如帽针头大小;不久即相互融合为白色丝绒状斑片,并可继续扩大蔓延,严重者波及扁桃体、咽部。早期黏膜充血较明显,故呈鲜红色与雪白的对比。而陈旧的病损黏膜充血减退,白色斑片带淡黄色。斑片附着不十分紧密,稍用力可擦掉,暴露红的黏膜糜烂面及轻度出血。患儿烦躁不安、啼哭、哺乳困难,有时有轻度发热,全身反应一般较轻;但少数病例,可能蔓延到食管和支气管,引起念珠菌食管炎或肺念珠菌病。少数患者还可并发幼儿泛发性皮肤念珠菌病、慢性黏膜皮肤念珠菌病。小儿的假膜型念珠菌性口炎有些可为短暂、一过性的,病情轻,易治愈(图2-4-1)。

成人发生的假膜型念珠菌病多有易感因素存在,特别是艾滋病患者等,易复发。病程为急性、亚急性或慢性。病损可发生在口腔黏膜任何部位,表现乳白色绒状假膜,为念珠菌的菌丝、孢子及坏死脱落的上皮汇集而成(图2-4-2)。病情轻时病变周围黏膜无明显变化,重则周围黏膜充血发红。这些假膜大多紧贴在黏膜上不易剥离,如强行剥离有时可发生渗血、且不久又有新的绒状假

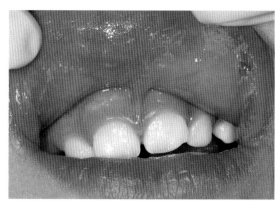

图2-4-1　急性假膜型念珠菌性口炎
上唇内侧黏膜充血,表面有白色假膜覆盖
(北京大学口腔医学院)

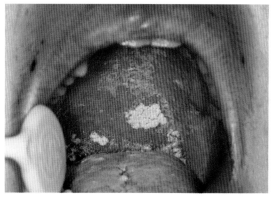

图2-4-2　急性假膜型念珠菌性口炎(艾滋病患者)
软腭黏膜充血,大片黄白色假膜覆盖
(四川大学华西口腔医学院)

膜形成。自觉症状为口干、烧灼不适,轻微疼痛。

（2）急性红斑型（萎缩型）念珠菌性口炎（acute erythematous stomatitis）：可原发或继发于假膜型,又称抗生素口炎、抗生素舌炎。多见于长期使用抗生素、激素后及 HIV 感染者,且大多数患者原患有消耗性疾病,如白血病、营养不良、内分泌紊乱、肿瘤化疗后等。某些皮肤病如系统性红斑狼疮、银屑病、天疱疮等,在大量应用免疫抑制剂的过程中出现口腔急性红斑型念珠菌性口炎。临床表现为黏膜上出现外形弥散的红斑,以舌黏膜多见,严重时舌背黏膜呈鲜红色并有舌乳头萎缩,双颊、上腭及口角也可有红色斑块（图 2-4-3,图 2-4-4）。黏膜红斑是由于上皮萎缩加上黏膜充血所致,因此,近年来有学者认为该型以红斑型取代以前命名的萎缩型较为合理。若继发于假膜型,则可见假膜。自觉症状为口干、味觉异常、疼痛及烧灼感。

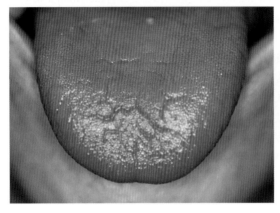
图 2-4-3 急性红斑型念珠菌性口炎
舌背黏膜舌乳头萎缩,黏膜充血明显,有少量沟纹
（北京大学口腔医学院）

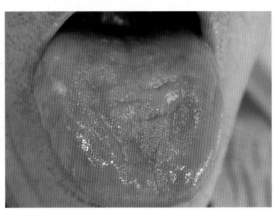
图 2-4-4 急性红斑型念珠菌性口炎
舌背黏膜舌乳头萎缩,并有少量沟纹
（北京大学口腔医学院）

（3）慢性红斑型（萎缩型）念珠菌病（chronic erythematous candidosis）：本型又称为义齿性口炎（denture stomatitis,denture-induced stomatitis,denture sore mouth）,损害部位常在上颌义齿腭侧面接触的腭、龈黏膜（图 2-4-5）。义齿性口炎按照炎症程度不同可有不同病损表现,义齿承托区黏膜充血呈点状或片状红斑和水肿,严重者伴有颗粒或乳头样增生。多数患者伴有口角炎,表现为双侧口角潮红。义齿性口炎大多无症状,少数患者有黏膜灼痛和口干等症状。

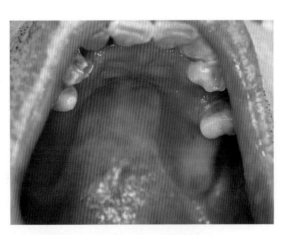
图 2-4-5 慢性红斑型（义齿性口炎）
上腭与义齿基托相对应的黏膜充血明显
（北京大学口腔医学院）

义齿上附着的念珠菌是主要的致病原因,如常用 2%~4% 碳酸氢钠溶液浸泡和清洗,可抑制真菌。用硅橡胶制的弹性义齿基底更容易滞留和吸附真菌,因而易发生义齿性口炎。在临床上使用软衬材料的目的是为了恢复受伤的黏膜,如果不正确地使用软衬材料,反而会加重黏膜的炎症,进而导致义齿性口炎。下颌义齿引起的真菌性口炎较少见,而上颌义齿承托区黏膜易发生义齿性口炎,这可能是由于上颌义齿的负压吸附力大,唾液中的抗体从这个部位被排开,而基底面与黏膜接触既宽又紧密,大量的致病真菌得以滞留的缘故。

（4）慢性增殖型念珠菌病（chronic hyperplastic candidosis）：又称慢性肥厚型念珠菌性口炎、念珠菌性白斑。多见于颊黏膜、舌背及腭部。由于菌丝深入到黏膜内,引起角化不全、棘层增厚、上皮增生、微脓肿形成以及固有层乳头的炎细胞浸润,而表层的假膜与上皮层附着紧密,不易脱落(图2-4-6)。组织学检查,可见到轻度到中度的上皮不典型增生,有人认为念珠菌性白斑有高于4%的恶变率,特别是高龄患者应提高警惕,争取早期活检,以明确诊断。

本型的颊黏膜病损,常对称位于口角内侧三角区,呈结节状或颗粒状增生,或为固着紧密的白色角质斑块,类似一般黏膜白斑。腭部损害可由义齿性口炎发展而来,黏膜呈乳头状增生。肥厚型念珠菌性口炎,可作为慢性黏膜皮肤念珠菌病症状的一个组成部分,也可见于免疫不全综合征和内分泌功能低下的患者。

2. **念珠菌性唇炎(candidal cheilitis)**　本病为念珠菌感染引起的慢性唇炎,多发于高龄(50岁以上)患者。一般发生于下唇,可同时有念珠菌性口炎或口角炎。

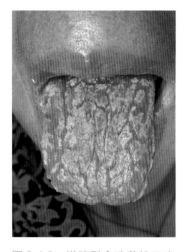

图2-4-6　增殖型念珠菌性口炎(慢性肥厚型)
舌背黏膜部分舌乳头增生,黏膜充血明显
(北京大学口腔医学院)

Gansen将本病分为两型:糜烂型者在下唇红唇中份长期存在鲜红色的糜烂面,周围有过角化现象,表面脱屑,因此极易与盘状红斑狼疮损害相混淆,亦类似光照性唇炎。颗粒型者表现为下唇肿胀、唇红皮肤交界处常有散在突出的小颗粒,极类似腺性唇炎。因此,念珠菌性唇炎应刮取糜烂部位边缘的鳞屑和小颗粒状组织,镜检真菌,如多次发现芽生孢子和假菌丝,并经培养证明为念珠菌时,才能确诊。

3. **念珠菌性口角炎(candidal angular cheilitis)**　本病的特征是常为两侧罹患,口角区的皮肤与黏膜发生皲裂,邻近的皮肤与黏膜充血,皲裂处常有糜烂和渗出物,或结有薄痂,张口时疼痛或溢血。此种以湿白糜烂为特征的真菌性口角炎,应与维生素 B_2 缺乏症或细菌性口角炎区别,前者同时并发舌炎、唇炎、阴囊炎或外阴炎,后者多单发于一侧口角,细菌培养阳性(以链球菌为主);而念珠菌性口角炎多发生于儿童、身体衰弱患者和血液病患者。

年长患者的口角炎多与咬合垂直距离缩短有关,口角区皮肤发生塌陷呈沟槽状,导致唾液由口角溢入沟内,故常呈潮湿状态,有利于真菌生长繁殖。此外,戴义齿者常伴有口角炎。

儿童在寒冷干燥的冬季,因口唇干裂继发的念珠菌感染的口角炎也较常见。儿童的念珠菌性唇炎或口角炎还有一个共同的特点,即唇周皮肤呈干燥状并附有细的鳞屑,伴有不同程度的瘙痒感。

4. **慢性黏膜皮肤念珠菌病(chronic mucocutanous candidosis,CMCC)**　这是一组特殊类型的念珠菌感染,目前已证实是一种与自身免疫调节基因缺陷相关的疾病,病变范围涉及口腔黏膜、皮肤及甲床。特点多从幼年时发病,病程数年至数十年,易于复发。常伴有内分泌或免疫功能异常、细胞免疫功能低下,因此本组疾病实际上是一种综合征的表现。CMCC至少可分为四种类型,目前临床采用较多的是Wells(1972)分类,即早发型、弥散型、内分泌型和迟发型。但并不包括儿童原发性免疫缺陷病。

家族性早发型CMCC:以常染色体隐性遗传有关,早发于新生儿或婴儿阶段,早期极类似雪口病,但持久不愈,逐渐变成质地较硬类似白斑的表现。主要损及口内黏膜,皮肤损害轻微。

弥散型CMCC:在儿童时期就可发生口腔内广泛的念珠菌性白斑损,并扩展到咽喉、胃肠道、面部皮肤、指甲、头皮、睑缘等部位,时间稍久可出现肥厚增殖性病损。

多发性内分泌型CMCC:常在青春期前后发病,初期表现多有甲状旁腺功能低下或肾上腺皮质功能低下及慢性结膜炎,但念珠菌性口炎可能为本病最早的表征。

迟发型CMCC:多发于35岁以后的中老年女性,常与铁吸收、代谢异常有关。

各类慢性黏膜皮肤念珠菌病,首先表现的症状,往往都是长期不愈或反复发作的口腔真菌感染;皮损特点初期为红斑、疣状增殖,表面结痂,后形成结节,高出皮面1~3cm,类似皮角样损害。

5. **艾滋病相关性口腔念珠菌病**　艾滋病患者的口腔念珠菌感染甚为常见,多表现为假膜性和红斑型,可急性或慢性,且具有重要的诊断意义。详见本书第十章。

【组织病理学】口腔念珠菌病的病理特征是增厚的不全角化上皮,其中有念珠菌菌丝侵入,引起上皮表层水肿,角化层内有中性粒细胞浸润,常形成微小脓肿。上皮棘层增生,上皮钉突呈圆形,基底膜部分被炎症破坏。在角化层或上皮的外 1/3 处可见菌丝,菌丝与上皮表面多呈垂直型或呈一定角度,HE 染色不甚清晰,因念珠菌菌丝及孢子中均含有多糖类,因此 PAS 呈强阳性。结缔组织中有充血的毛细血管及大量淋巴细胞,浆细胞和中性粒细胞浸润。

【辅助检查】念珠菌实验室检测方法包括涂片法、分离培养法、组织病理学检查、免疫学和基因诊断等。一般来说,临床上常用的方法是前三种。

1. **涂片法**　只能发现真菌而不能确定菌种,对于口腔黏膜干燥的患者阳性率也较低。

（1）直接镜检:取口腔黏膜区假膜、脱落上皮等标本,涂一薄层于载玻片上,加入 10%KOH 溶液,微加热以溶解角质后在显微镜下直接观察,可见折光性强的芽生孢子和假菌丝,如查到大量的假菌丝,说明念珠菌处于致病状态;该方法对于确定念珠菌致病性有意义,该方法在临床上最常用。

（2）革兰氏染色:用棉签或竹片刮取损害组织后趁湿润时固定,常规革兰氏染色呈阳性。

（3）PAS 染色:标本干燥后用 PAS 染色,芽胞呈红色,假菌丝较蓝,较便于观察。

2. **培养法**　将标本接种沙保弱培养基,经 3~4 日后,形成乳白色圆形突起的菌落。若接种在玉米琼脂培养基上,则菌落发育更旺盛,中心隆起,镜检若查见厚壁孢子,可确诊为白色念珠菌。

（1）棉拭子法:用棉拭子在病损区取材,特别适用于病损局限的检查,但该方法阳性率低。

（2）唾液培养法:收集非刺激性唾液 1~2mL 接种;分离培养可得阳性结果,此方法可计数、定量培养。

（3）含漱液浓缩法:取 10mL 灭菌磷酸盐缓冲液充分含漱 1 分钟,离心后弃上清,取 1mL 接种;该方法对口干者更为适用。

（4）纸片法:应用选择性培养基与化学指示剂吸附于混合纤维素酯微孔滤膜印制的圆片,取刮片标本接种其上,37℃培养 24 小时,可出现棕黑色菌落;

（5）印迹培养和印膜培养:这两种方法可较客观地了解白色念珠菌在口腔的分布部位及计数,但操作步骤较繁琐。

病原菌鉴定的方法很多,如芽管试验、厚壁孢子试验、生化检测、现已有商品化的微生物鉴定系统上市,可根据需求,予以选购。

3. **活检法**　对于慢性增殖型或肥厚性损害可进行活检,镜下可见增生的口腔黏膜上皮细胞间有念珠菌丝侵入组织,引起上皮表层水肿,角化层内有中性粒细胞浸润,常形成微小脓肿。菌丝在角化层或上皮的外 1/3 处与上皮表面垂直或呈一定角度,PAS 染色为强阳性。结缔组织中有充血的毛细血管及大量淋巴细胞,浆细胞和中性粒细胞浸润。

4. **免疫法**　用间接免疫荧光法测定血清和非刺激性混合唾液的抗念珠菌荧光抗体。因存在较强的免疫交叉反应性,故假阳性率(误检率)较高。

5. **分子生物学方法**　应用基于基因序列分析的酵母菌分类鉴定方法对念珠菌进行种间鉴别和种内分型,为临床诊断和流行病学研究提供了更加快捷和准确的工具。

【诊断】主要依靠病史、临床特点并结合实验室检查以明确诊断。由于健康人有带菌状态,因此综合考虑十分重要。

【鉴别诊断】口腔念珠菌病应与另一种以假膜病损为特征的球菌性口炎(膜性口炎)鉴别;后者黏膜充血水肿明显,有成片的灰黄色假膜,表面光滑致密,且易被拭去,遗留糜烂面而有渗血,区域淋巴结肿大,可伴有全身反应(详见本章第七节)。至于过角化性的白色病变,如白斑、扁平苔藓等,多为慢性病程,且白色损害不能拭去。念珠菌性白斑还需要与口腔白斑病相鉴别。

【疾病管理】口腔念珠菌病的治疗原则为去除诱发因素,积极治疗基础病,必要时辅以支持治疗。分为局部治疗及全身治疗。

1. **局部药物治疗**

（1）2%~4%碳酸氢钠(小苏打)溶液:由于念珠菌喜酸恶碱,用该碱性溶液漱口,可以起到抑制念珠菌生长繁殖的作用,可作为口腔念珠菌病的辅助治疗药物。

（2）氯己定:有抗真菌作用,可选用 0.12%~0.2%溶液或 1%凝胶局部涂布,冲洗或含漱,也可与制霉菌素配伍成软膏或霜剂。

（3）西地碘：是一种具有高效、低毒和广谱杀菌活性的分子态碘制剂，抗炎杀菌能力强而且适合于混合感染。西地碘含片每日 3~4 次，每次 1 片含化后吞服。禁用于碘过敏者。

（4）制霉菌素（nystatin）：本药属多烯类抗生素，1mg 相当于 2 000 单位，宜于低温存放。不易被肠道吸收，故多用于治疗皮肤、黏膜以及消化道的念珠菌感染。局部可用 5 万~10 万 U/mL 的水混悬液涂布，每 2~3 小时 1 次，涂布后可咽下，也可用含漱剂漱口。口服片剂为 50 万单位，每日 3 次，含化。本药的抑菌作用，可能是通过破坏细胞膜释放钾，从而引起细胞内糖原分解终止而失去活力。本品也可口服，副作用小，偶尔有引起恶心、腹泻或食欲减退者。局部应用口感较差，有的患者难以耐受。

（5）咪康唑（miconazole）：本药为人工合成的广谱抗真菌药，能直接损害真菌细胞膜，使麦角固醇合成发生障碍达到抗真菌的目的。局部使用如硝酸咪康唑贴片、凝胶或霜剂。除抗真菌外，本药尚具有抗革兰氏阳性细菌的作用。贴片可用于口腔黏膜，霜剂适用于舌炎及口角炎治疗。另据报道用咪康唑凝胶涂口腔患处与义齿组织面，每天 4 次，治疗义齿性口炎（慢性红斑型口腔念珠菌病）疗效显著。

此外，克霉唑霜、酮康唑溶液均可局部应用治疗口腔念珠菌感染。

2. 全身抗真菌药物治疗

（1）氟康唑（fluconazole）：为一种双三唑类衍生物，能抑制真菌细胞膜的主要成分——麦角固醇的合成。该药极易溶于水，口服吸收完全，生物利用度高。此药在肾小管重吸收，半衰期 30 小时，故每日口服 1 次即可。本品在组织内具有持久的抗真菌作用，氟康唑是目前临床应用最广的抗真菌药物，抗菌谱广，为治疗白色念珠菌的首选药物，但对光滑念珠菌效果较差，克柔念珠菌几乎是完全耐药。近年来耐氟康唑的白色念珠菌在临床也有逐年增长趋势。治疗口腔念珠菌病的推荐剂量：首次剂量 200mg，顿服，以后每天 100mg，连续 7~14 天。本品无严重副作用，以恶心（1%）较为常见，其次为皮疹，停药后症状消失。

（2）伊曲康唑（itraconazole）：是一种三唑类抗真菌药，包括口服、静脉制剂等。口服制剂主要用于治疗浅表真菌感染，它可治愈 80% 以上的浅部皮肤黏膜真菌或酵母菌感染。抗菌谱广，对白色念珠菌等多种念珠菌均有效，尤其对耐氟康唑的克柔念珠菌、光滑念珠菌可考虑使用此药。口服后在 1.5~4 小时达血浆峰浓度，在进餐时服用可改善吸收，给药 14 天以后达到血浆稳定浓度。剂量：每日口服 100mg。副作用有轻度头痛、胃肠道症状、脱发等。

3. 支持治疗 加强营养，增强机体免疫力。对于身体衰弱、有免疫缺陷或与之有关的全身性疾病，长期使用免疫抑制剂的念珠菌感染患者以及慢性念珠菌感染者，需辅以增强免疫力的治疗措施，如注射胸腺肽、转移因子等。

4. 手术治疗 对于念珠菌性白斑中伴上皮异常增生者，应定期严格观察病损的变化，若治疗效果不明显或为中度以上上皮异常增生者，应考虑手术切除。

口腔念珠菌病的预防应注意合理使用抗菌药、糖皮质激素及免疫抑制剂等，注意口腔卫生，戴用义齿者注意义齿的清洁卫生。对于婴儿念珠菌病的预防，应避免产房交叉感染，母亲分娩时注意会阴、产道、接生人员双手及所有接生用具的消毒。此外，可经常用温开水拭洗婴儿口腔，注意哺乳用具煮沸消毒并应保持干燥，产妇在哺乳前可选用 2%~4% 碳酸氢钠溶液清洗乳头，再用冷开水拭净。儿童在冬季宜防护口唇干裂，改正舔唇吮舌的不良习惯。

长期使用抗菌药和免疫抑制剂的患者，或患慢性消耗性疾病的患者，均应警惕念珠菌感染的发生，特别要注意容易被忽略的深部（内脏）白色念珠菌并发症的发生。

（闫志敏 华红 徐岩英）

第五节 深部真菌病

深部真菌病（deep mycosis）是指致病性真菌侵犯皮下组织、黏膜和内脏，感染器官所引起的真菌感染性疾病。常见深部真菌病主要包括念珠菌病、隐球菌病、曲霉病、毛霉病、孢子丝菌病、马内菲青霉病、组织胞浆菌病、副球孢子菌病和皮炎芽生菌病等。

【病因和发病机制】深部真菌感染中念珠菌占 80% 以上,其中白色念珠菌在以往的医院感染中占重要地位,但近年临床分离的念珠菌属中非白色念珠菌增多(如热带念珠菌、光滑念珠菌等),其耐药程度亦较高。除念珠菌属外,酵母菌、曲霉菌及主要侵犯中枢神经系统的新型隐球菌在深部真菌病中也占一定比例。

深部真菌病的主要易感因素有以下几个方面:大量、长期或联合使用多种广谱和高效抗生素;使用激素或免疫抑制剂;老年患者;严重的基础疾病,如白血病、肺癌和肝癌等恶性肿瘤、慢性肾炎、尿毒症、肾移植术后、慢性阻塞性肺疾患、天疱疮、脑出血、糖尿病和 AIDS 等;器官移植;器官插管和导尿管等各种导管介入治疗;放疗、化疗等。感染途径通常是血行播散和上行感染。

【临床表现】深部真菌病常侵犯的系统依次为呼吸、泌尿、消化、血液等,其原因可能是呼吸道、泌尿道和消化道与外界直接相通,增加了易感染机会,而且与真菌在呼吸道、消化道黏膜易于定植,微生态环境被菌群失调扰乱而造成内源性感染有关。

深部真菌病的系统临床表现:精神状态改变,如昏睡、淡漠或谵语、一过性意识障碍;体温呈稽留热或不规则热,也有同时使用激素及免疫抑制剂而体温不高;呼吸道感染者表现为胶冻样痰,黏稠,可抽出长丝,晚期呼吸浅快、困难,肺部可有啰音,有的表现为哮喘样发作,肺曲霉菌病咯血常见,占 50%~85%;尿浑浊,呈"啤酒样",多泡沫,存放后尿表面有膜状物;腹泻、肛周白斑等。

深部真菌病的口腔临床表现:口腔病损通常是继发性,原发性病损在肺部等部位。由于原发性病损深在,往往直到继发性口腔病损出现成为感染首发症状时,原发性病损(如组织胞浆菌病等)才被察觉。几乎所有口腔出现的感染都表现为溃疡,此外,还可出现白色假膜、黑毛舌、口臭、口腔疼痛、影响进食、恶心、食欲减退等。一些深部真菌感染的例子如下:

组织胞浆菌病:致病菌为一种双相性真菌荚膜组织胞浆菌(*Histoplasma capsulatum*),主要累及口腔黏膜、舌、腭、牙龈、根尖区。临床表现为硬结、肉芽肿样或溃疡。组织破坏伴骨侵蚀。

副球孢子菌病:致病菌为巴西副球孢子菌(*Paracoccidiodes brasiliensis*),在西方国家较在亚洲更常见。主要累及舌、硬腭、软腭、牙龈等口腔部位。临床表现为斑或疱,破溃后形成溃疡。

青霉病:致病菌为马尔尼菲青霉(*Penicilliosis marneffei*),主要受累口腔部位为腭部、牙龈、唇黏膜、舌和口咽部。临床表现为腐败组织覆盖的糜烂或浅溃疡。

【辅助检查】目前深部真菌病的实验室诊断有直接镜检、真菌培养、微生物学菌种鉴别、特异性抗原抗体检测、真菌代谢产物的检测和受累部位的组织病理学检查。然而,这些方法都存在一些不足。获得标准和经济适用的单克隆抗体可使免疫组化技术得到广泛的应用,可成为继培养法这一金标准后较特异的诊断方法。

快速、敏感、特异性高和非侵袭性检测技术为近年研究的目标。近年来,一些替代指标主要用于检测真菌的抗原、细胞壁成分和特异性核酸,对深部真菌病的诊断有一定辅助作用。血清学诊断方法应用免疫和生化的方法检测血清和其他体液中的真菌细胞壁和胞质抗原,如检测新型隐球菌和荚膜组织胞浆菌的多糖抗原,用于隐球菌脑膜炎和播散性组织胞浆菌病的快速诊断。特异性抗体检测可用于诊断地方性真菌病,例如芽生菌病、球孢子菌病、组织胞浆菌病、副球孢子菌病和青霉病。最有价值者为半乳甘露聚糖(galactomannan,GM)和(1,3)-β-D 葡聚糖(glucan)的检测。

迅速发展的分子生物学技术如 PCR、DNA 分子探针杂交、随机扩增多态 DNA、限制性长度多态性分析、限制性酶分析、序列分析等,在深部真菌病的诊断方面不断取得进展,已经成为传统诊断方法的重要补充。

【诊断】深部真菌病对人类的健康影响较大,诊断目前是一个很大的难题,无特异性的临床表现是造成其误诊率较高的主要原因,另外也缺乏充分可靠、特异、敏感的实验室诊断指标。临床表现、显微镜检查、血清学检查、CT 检查、真菌培养等这些手段都不能够单独诊断,需要综合考虑。早期诊断、及时治疗对病情预后至关重要。

临床出现以下几种情况应考虑深部真菌病的可能:伴有各种诱发真菌感染的易感因素;存在

呼吸道、消化道、泌尿道临床症状;患者出现新的发热(原体温正常或已经下降)或持续性的发热伴血中白细胞上升;使用多种抗生素治疗效果不佳;高危患者痰液、尿液中发现真菌菌丝;高危患者采取同一标本,如血、尿、痰、分泌物或引流物等,经连续 2 次以上培养出同一种真菌,或多次涂片查出大量真菌孢子或菌丝。

【疾病管理】

1. 深部真菌感染患者的治疗策略根据不同情况可分为预防性治疗、经验治疗、先发治疗(pre-emptive therapy)和目标治疗。

(1) 预防性治疗:即对尚未发生真菌感染的高危患者给予抗真菌药,可减少侵袭性真菌感染并减少抗真菌药的全身应用,降低与真菌感染相关的病死率。用于预防性应用的药物有氟康唑、伊曲康唑、两性霉素 B、泊沙康唑。

(2) 经验治疗:中性粒细胞减少症发热患者经恰当抗菌药物治疗 4~6 天后仍持续发热,原因不明者可予以经验性抗真菌治疗。经验治疗可选用两性霉素 B、两性霉素 B 脂质体、氟康唑、伊曲康唑、伏立康唑和卡泊芬净。

(3) 先发治疗:是对高危患者已有真菌感染迹象但尚无临床表现的患者进行抗真菌治疗。

(4) 目标治疗:对已明确病原真菌的深部真菌感染患者,采用针对病原真菌抗真菌药治疗。

2. 目前仅有 3 类药物可用于深部真菌感染的治疗,包括多烯类如传统两性霉素 B(C-AmB)、脂质体两性霉素 B(L-AmB)、唑类(氟康唑、伊曲康唑、伏立康唑、泊沙康唑、氟康唑等)以及棘球白素类(卡泊芬净、阿尼芬净、米卡芬净)等。除氟康唑和伊曲康唑外,临床常用的抗深部真菌感染的药物还包括:

(1) 两性霉素 B:为应用较早的抗真菌药物,其特点为抗菌谱广,几乎对所有的真菌都有较强的抗菌作用,对曲霉菌和毛霉菌效差。临床上可适用于各种深部真菌感染。药物常见的不良反应包括寒战、高热、恶心、低钾、血栓性静脉炎等。

(2) 5-氟胞嘧啶:因单独用药易产生耐药性,故主要与两性霉素 B 联合应用治疗念珠菌和隐球菌感染。副作用包括消化道症状、一过性 GPT 升高,偶有发生肝坏死和骨髓抑制。

(3) 伏立康唑:对酵母菌和真菌效果好,临床用于治疗侵袭性曲霉菌、波伊德假霉样真菌、足放线病菌及镰刀菌属感染。对耐氟康唑的白色念珠菌和近平滑念珠菌以及对氟康唑先天耐药的克柔念珠菌,耐两性霉素 B 的曲霉菌、隐球菌等伏立康唑亦有良好疗效。

(4) 卡泊芬净:属于一类新型抗真菌药物—葡聚糖合成酶抑制剂,具有广谱抗真菌活性,对耐氟康唑的念珠菌、曲霉菌、孢子菌等真菌均有较好的活性和耐受性,毒性作用小。

此外,两性霉素 B 脂质体、阿尼芬净、米卡芬净也常用于深部真菌感染治疗,不论采用何种药物,患者均应住院观察。

深部真菌感染一旦发生,往往病情重、疗程长、费用高、预后差。因此,早预防、早发现、早期诊断、早期有效治疗是降低发病率、控制恶化、减少病死伤残率的根本。合理使用抗生素及糖皮质激素、免疫抑制剂,加强对基础疾病的治疗,提高机体的免疫功能无疑是预防深部真菌感染的重要方法之一。

(闫志敏)

学习笔记

第六节 口 腔 结 核

口腔结核是由结核分枝杆菌侵犯黏膜引起的慢性感染。由于结核分枝杆菌的数量、毒力及机体抵抗力的差异,可呈现不同的临床表现。口腔软组织的结核病损包括:口腔黏膜结核初疮、口腔黏膜结核性溃疡、口腔寻常狼疮。

【病因和发病机制】 病原微生物主要是人型或牛型结核分枝杆菌(*mycobacterium tuberculosis*)。结核分枝杆菌可经受损的皮肤黏膜直接感染,也可由血行或邻近组织病灶播散到皮肤。目前的研究表明,结核分枝杆菌可以长期生存在人体脂肪细胞内。由于抗结核的药物很难直接到达脂肪细胞内,结核的根治有时比较困难,但是一般认为口腔黏膜对结核分枝杆菌具有较强的抵抗力。原因如下：

1. 唾液与食物的机械清除作用可阻止结核分枝杆菌在黏膜上接种。

2. 口腔黏膜、唾液酶、组织抗体等对多数细菌感染有一种天然的抵抗能力。

3. 结核对于已感染的人体，多数倾向于只侵犯一个组织或器官，如骨结核患者常无肺结核。患皮肤狼疮的患者也无肺结核或骨结核。

【临床表现】

1. **结核初疮（原发性综合征）**　临床少见，多见于儿童，也见于成年人。对于结核菌素试验为阴性个体，口腔黏膜可能成为结核分枝杆菌首先入侵的部位。经 2~3 周的潜伏期后，在入侵处可出现一小结，并可发展成顽固性溃疡，周围有硬结称为结核性初疮，患者一般无痛感。通常认为结核初疮可发生在口咽部、回盲部与肺部。发生于口腔的典型损害，常位于口咽部或舌部。

2. **结核性溃疡**　口腔中常见继发性结核损害是结核性溃疡。病变可在口腔黏膜任何部位发生，但常见于舌部。通常溃疡边界清楚或呈线形，表现为浅表、微凹而平坦的溃疡，基底有少许脓性渗出物，除去渗出物后，可见暗红色的桑葚样肉芽肿。溃疡边缘微隆，呈鼠啮状，并向中央卷曲，形成潜掘状边缘。溃疡基底质地可能与周围正常黏膜组织近似。仔细观察溃疡表面，在边缘处可看到黄褐色粟粒状小结节。小结节破溃后成为暗红色的桑葚样肉芽肿，溃疡亦随之扩大。由于小结节在溃疡边缘发生没有固定位置，所以结核性溃疡的外形也不规则（图 2-6-1）。患者疼痛程度不等，但舌部溃疡疼痛明显。溃疡也可出现硬结现象，但一般不如恶性病变明显。此外，若肺结核患者抵抗力极差时，可在口唇的黏膜与皮肤连接处发生病变，早期是浅表的肉芽性溃疡，并可发展为大面积组织破坏并产生畸形的倾向，称为皮肤口腔结核，多数情况下，结核菌素试验为阴性，预后差。

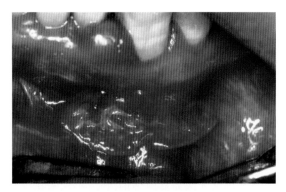

图 2-6-1　结核性溃疡
下唇内侧黏膜有不规则形状溃疡，基底不平整，边缘隆起
（首都医科大学口腔医学院）

3. **寻常狼疮（lupus vulgaris）**　临床少见，为结核菌素试验阳性者再次感染后产生的皮肤结核病。早期损害表现为一个或数个绿豆大小的结节，质稍软而略高于皮肤表面，边界清楚，常无明显自觉症状。这种结节性病变若以透明玻璃片作压诊检查，可见结节中央呈圆形苹果酱色，周围的正常皮肤为苍白色，若合并继发感染，则可发生坏死，造成组织缺损，形似狼噬，故名狼疮。寻常狼疮的口腔损害，也可表现为硬化性肉芽肿。

【组织病理学】口腔结核性损害，最主要特征性变化为结缔组织中可见结核结节，结节的中心为无结构的干酪样物质，环绕着许多上皮样细胞和朗格汉斯细胞，结节最外层为大量淋巴细胞。结核结节之间可见增生的成纤维细胞。老化的结节细胞成分减少，逐渐瘢痕化。结节中心的干酪样物质一般不能被吸收，可逐渐发生钙化。抗酸染色可检测出结核分枝杆菌。

【辅助检查】

1. **皮肤结核菌素试验（tuberculin skin test，TST）**　现行的 TST 多采用结核菌纯蛋白衍生物（purified protein derivation of tuberculin，PPD），称为 PPD 皮肤试验。作为诊断结核的传统方法仍广泛应用，但易受接种卡介苗的影响，特异度较低。

2. **结核分枝杆菌培养**　是诊断结核病的金标准，特异性高，但是因其培养速度慢（一般需要 2~5 周），灵敏度不高等不能给临床提供及时、有效的病原学证据。

3. **抗酸染色**　是检验结核的一种重要方法，其通过检测患者痰或病损区标本中的结核分枝杆菌来提示结核，但该法需要标本中的结核菌数达到一定数量才显示阳性，灵敏度较低，对肺外结核尤其不敏感。

4. **结核抗体检测**　可作为快速辅助诊断手段之一，但特异度和敏感度欠佳。

5. **γ-干扰素释放试验**(interferon-γ release assay，IGRA)　是检测结核分枝杆菌特异性抗原刺激 T 细胞产生的 γ-干扰素，可弥补 PPD 试验的不足，用于诊断潜伏感染，对活动性结核病有辅助诊断意义。

6. **结核 T 细胞斑点检测**(tuberculosis T cell spot detection，T-SPOT. TB)　目前 T-SPOT. TB 检测法尚不能有效鉴别潜伏感染和活动性结核病，但其在结核病诊断中的灵敏度和准确度较 TST 试验更高，对结核病的诊断仍具有重要意义。

7. **结核分支杆菌 PCR 检测**　具有灵敏度高、特异性强、快速等特点，对于结核分枝杆菌的鉴定及药物敏感试验均有重要意义。

【诊断】　根据临床特点，对于无复发史而又长期不愈的溃疡，应考虑为此种损害可能，认真询问病史，是否有结核史或结核接触史，以及呼吸道症状、午后低热等全身症状，并及时进行胸部影像学检查及实验室检查与活检以明确诊断。

口腔结核损害的确诊，主要取决于组织病理学检查。此外，病原学等辅助检查等可作为诊断的重要辅助手段。

【鉴别诊断】

1. **创伤性溃疡**　溃疡的形态与慢性机械刺激因子相符合，除去创伤因素后，损害在 1~2 周左右愈合或明显好转。

2. **口腔鳞状细胞癌**　口腔鳞状细胞癌多呈溃疡形式，溃疡基底有硬结，边缘部位比结核病损坚硬。下颌下及颈部淋巴结常可触及，肿大坚硬，粘连，固定。

3. **口腔梅毒**　一、二、三期梅毒均可有溃疡表现，晚期可出现梅毒瘤样浸润，类似结核性病变，可通过梅毒血清学检测进行鉴别诊断。

4. **深部真菌感染**　如孢子丝菌病，芽生菌病和球孢子菌病，都可能有类似结核的溃疡和肉芽肿的表现。可以采用真菌培养、活检等鉴别。

【疾病管理】

1. 结核治疗原则为早期、规律、全程、适量及联合应用抗结核药，目前推行的是在医务人员直接面试下督导化疗(directly observed treatment short-course，DOTS)，确保不间断地实施规范治疗，减少耐药性的产生，最终获得治愈。治疗时常采用 2~3 种药物联合应用，用药时间不少于 6 个月。常用的抗结核药有：

（1）异烟肼(雷米封)：口服，成人用量 300mg/d，每日 1 次；

（2）乙胺丁醇：口服，每次 250mg，每日 3 次；

（3）链霉素：皮试阴性后肌注，1g/d，分 2 次肌注，共 30g。应注意该药对听神经的损害，一旦出现耳鸣应停药。

（4）利福平 450mg/d，顿服。

此外，由于临床上患者对抗结核药物耐受性不一、肝肾功能情况不同和存在耐多药结核患者，治疗时要注意个体化方案的制订。

2. **口腔结核治疗**

（1）仅局限于口腔黏膜或皮肤结核，可采用异烟肼口服，每日 0.3~0.5g，疗程 2~6 个月。严重病例，可配合链霉素肌注，每日 0.5~1.0g，疗程 2~3 个月；或对氨基水杨酸口服，2~3g，每月 4 次，疗程 2~3 个月。

（2）治疗口腔结核损害还可采用链霉素局部封闭每日 0.5g，或异烟肼每日 0.1g 局部封闭，每日或间日 1 次。

（3）对症治疗应注意消除感染，去除局部刺激因素，采用支持疗法，摄入富于营养的食物，增加机体抵抗力和修复能力。

（闫志敏　华红）

第七节　球菌性口炎

球菌性口炎(coccigenic stomatitis)是急性感染性口炎的一种，临床上以形成假膜损害为特征，

文档：ER2-8
γ-干扰素释放试验的原理

文档：ER2-9
结核 T 细胞斑点检测的原理

图片：ER2-10
口腔结核组织病理学表现

故又称为膜性口炎。

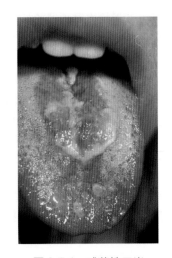

图 2-7-1　球菌性口炎
舌背中部有大面积的糜烂
面,黏膜充血
(首都医科大学口腔医学院)

【病因】　主要致病菌有金黄色葡萄球菌、草绿色链球菌、溶血性链球菌、肺炎双球菌等。口腔黏膜球菌感染往往是几种球菌同时致病,引起口腔黏膜的急性损害。

【临床表现】　本病可发生于口腔黏膜任何部位,口腔黏膜充血,局部形成糜烂或溃疡。在糜烂或溃疡的表面覆盖着一层灰白色或黄褐色假膜,假膜特点是较厚微突出黏膜表面,致密而光滑。假膜可擦去,露出糜烂面,有血性渗出物。周围黏膜充血水肿。患者唾液增多,疼痛明显,有炎性口臭,区域淋巴结肿大压痛。有些患者可伴有发热等全身症状(图 2-7-1,图 2-7-2)。

【组织病理学】　黏膜充血水肿,上皮破坏有大量纤维素性渗出,坏死上皮细胞、多形核白细胞及多种细菌和纤维蛋白形成假膜,固有层有大量淋巴细胞浸润。

【诊断】　球菌性口炎多发生于体弱和抵抗力低下的患者。病损有灰黄色假膜覆盖,假膜致密而光滑,拭去假膜可见糜烂面。病损周围炎症反应明显,炎性口臭,淋巴结肿大压痛,体温可升高。血常规检查白细胞计数增高。做涂片及细菌培养可明确诊断。

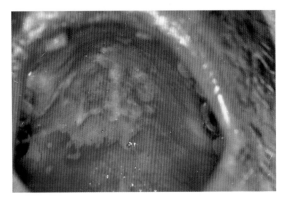

图 2-7-2　球菌性口炎
腭部黏膜出现大面积糜烂,部分浅溃疡
(首都医科大学口腔医学院)

【疾病管理】

1. **控制感染**　感染程度较严重或伴有全身感染症状者应做细菌学检查和药敏试验,根据药敏试验结果选择具有针对性的抗菌药物。根据不同的感染类型、病情轻重程度、微生物检查结果、宿主的易感性等情况选择用药方式、用药剂量及疗程。

2. **补充营养物质**　注意维持水电解质平衡,适当补充蛋白质、维生素等。

3. **中药治疗**　可选有清热解毒作用的药物,如银翘散、导赤丹、清胃散和清瘟败毒饮等。若有口渴思饮、心烦便秘、小便黄少等心脾积热症状,可口服口炎宁颗粒剂,每次 1~2 包。

4. **局部治疗**　局部消炎止痛、促进愈合。聚维酮碘溶液或 0.2% 葡萄糖酸氯己定溶液含漱;应用局部止痛剂以缓解疼痛。局部应用激素类药物、中药散剂等以促进愈合。

5. 诊断本病需要慎重,应明确患者是否有原发病变,某些疾病的严重继发感染可掩盖原发病损,应注意仔细检查口腔的病损情况,如果不能明确诊断,可以先采用抗感染治疗,再检查是否有原发病损。否则不能诊断为球菌性口炎。

第八节　坏死性龈口炎

坏死性龈口炎(necrotic ulcerative gingivo-stomatitis)是以梭状杆菌和螺旋体感染为主要病因的急性坏死性溃疡性口腔病变。

【病因和发病机制】　本病病原体为梭状杆菌和螺旋体。在病变部位涂片,可见大量梭状杆菌和螺旋体。正常情况下梭状杆菌和螺旋体在口内共生,一般不易感染致病。但在局部或全身抵抗力下降时,则可使这两种细菌大量繁殖而发病;在口腔卫生不良,营养状况不佳时则发病迅速,病情严重。本病常见的是复杂混合感染,可合并其他细菌,如链球菌、丝状菌、黑色素类杆菌等细菌感染。

本病发病与机体状态有密切关系，儿童多在急性传染病如麻疹、猩红热、黑热病后期发生。成人则多见于慢性消耗性疾病后期如白血病、糖尿病、结核病、艾滋病等全身营养极差、抵抗力极度低下的患者。

【临床表现】　本病为急性感染性炎症，多见于18~30岁的年轻人。牙龈边缘及龈乳头顶端出现坏死，下颌前牙唇侧多见。牙龈边缘呈"虫蚀状"，龈乳头消失变平如"刀削状"。在坏死组织表面有灰白色的假膜形成，容易擦去，擦去后可见出血的创面。唇、颊、舌、腭、咽、口底等处黏膜均可受累，形成不规则形状的坏死性深溃疡(图2-8-1)，上覆灰黄或灰黑色假膜，周围黏膜有明显的充血水肿，触之易出血。患者口腔有特殊腐败性臭味，口腔卫生差，牙石和菌斑较多。常伴有流涎、发热、头痛、淋巴结肿大等症状。

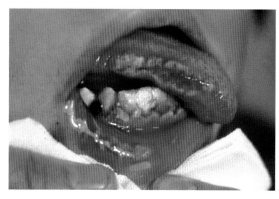

图2-8-1　坏死性龈口炎

龈乳头出现坏死，右侧舌缘、下唇内侧黏膜出现大面积的溃疡，表面假膜较厚，牙龈有出血，有黑紫色血凝块（首都医科大学口腔医学院）

急性期未及时治疗，坏死就会向邻近的口腔黏膜及深层组织蔓延，在全身抵抗力急剧下降、同时合并产气荚膜杆菌感染时，大量的坏死组织脱落，颊部皮肤肿胀发亮，进一步可造成面颊的穿通性缺损，称为走马疳(noma)或面颊坏疽。溃疡产生的大量毒素可导致患者的死亡。本病愈合后可留有颜面部的严重缺损。

【组织病理学】　本病病理特点主要以组织坏死(necrosis)为主。其特征为细胞核和细胞质溶解，开始为细胞核固缩(karyopyknosis)，以后为核碎裂(karyorrhexis)，最后发生溶解。HE染色可见坏死组织呈现为一片均质性无结构的淡红色或颗粒状区域。

【诊断与鉴别诊断】　本病起病急。受累黏膜形成不规则形状的坏死性深溃疡，上覆灰黄或灰黑色假膜，自发性出血，具有典型的腐败性口臭，坏死区涂片可见到大量梭状杆菌和螺旋体。主要的鉴别诊断包括：

1.**原发性疱疹性龈口炎**　该病多见于婴幼儿。为病毒感染，一般具有高热，体温超过38℃，充血范围波及全口牙龈及口腔黏膜。典型病变为多个成簇聚集小疱及疱破溃后形成的糜烂面，无坏死。

2.**球菌性口炎**　口腔黏膜广泛充血，牙龈充血水肿，易出血，但龈缘无坏死，在颊、舌、唇等部位，可见糜烂面或浅溃疡，上覆黄色假膜。也可见于附着龈，但无恶臭及腐败气味。涂片镜检为大量各种球菌，如链球菌、金黄葡萄球菌及肺炎双球菌等。

【疾病管理】　应及早进行治疗，给予抗感染治疗和支持疗法，以控制感染、消除炎症、防止病损蔓延和促进组织恢复。

1.**急性期的治疗**　首先轻轻去除牙龈乳头和龈缘的坏死组织，去除大块牙石，局部用1.5%~3%的过氧化氢溶液冲洗或含漱。聚维酮碘溶液或0.2%葡萄糖酸氯己定溶液含漱。

2.**全身抗感染**　针对病原菌应用β内酰胺类或硝基咪唑类抗微生物药，也可联合应用，注意过敏反应以及药物的不良反应。

3.**全身支持治疗**　应给予高维生素、高蛋白饮食，加强营养。必要时给予输液，补充液体和电解质。

4.**中药治疗**　主要是清热解毒祛腐。症状较轻者，可用银花、甘草煎水，清洗口腔。并用人中白散局部涂搽。症状较重出现黏膜溃烂可先清除坏死物，然后应用牛黄生肌散或者金黄散涂布创面。也可用霜梅乳没散(白信、黄连、红枣、硼砂、乳香、没药、冰片、青黛)局部涂搽。

5.**预后转归**　早期发现及时治疗，预后良好。治疗不及时则病情发展迅速，病情严重可导致患者死亡。治疗愈合以后，面颊部缺损畸形，并留有瘢痕，影响美观和生理功能。

6.**预防**　注意口腔卫生，及时治疗牙周疾病；合理饮食，加强营养；积极锻炼身体，增强机体抵抗力。

（关晓兵　孙正）

参考文献与书目

1. SIEGEL M. Treatment of Common Oral Conditions. 6th ed. Onario：B. C. Decker Inc. ，2005.

2. SAMARANAYAKE L P，MACFARLANE T W. Oral Candidosis. London：Butterworth，1990.

3. GREENBERG M S，GLICK M. Burket's Oral Medicine：diagnosis and treatment. 11th ed. Onario：B. C. Decker Inc. ，2008.

4. 李明远，徐志凯. 医学微生物学. 3 版. 北京：人民卫生出版社，2015.

5. 裴晓方，于学杰. 病毒学检验. 2 版. 北京：人民卫生出版社，2015.

6. 国家卫生健康委员会. 手足口病诊疗指南（2018 年版）.

学习笔记

第三章　口腔黏膜变态反应性疾病

掌握:变态反应的概念、分型;药物过敏性口炎、多形红斑、斯-约综合征与中毒性表皮坏死松解症、接触性口炎、苔藓样损害、血管性水肿的临床表现和诊断标准。

熟悉:各型变态反应的特点;药物过敏性口炎、多形红斑、斯-约综合征与中毒性表皮坏死松解症、接触性口炎、苔藓样损害、血管性水肿的鉴别诊断、治疗和预防原则。接触性口炎的病因及发病机制、治疗和预防原则。

了解:药物过敏性口炎、接触性口炎、血管性水肿、多形红斑的病因、发病机制和病理表现。

第一节　概　　述

变态反应(allergic reaction)又称过敏反应或超敏反应(hypersensitivity)是指机体对消化道摄取、呼吸道吸入、皮肤接触或某些自身抗原物质的异常增高的免疫反应性,可引起组织损伤和功能障碍。变态反应可认为是一种病理性的免疫应答。变态反应的发生由抗原物质的刺激和机体免疫应答两方面因素决定,缺一不可。对抗原产生异常免疫应答的个体即为变态反应(过敏)体质者,所以出现变态反应性疾病不是发生于普通人群,而是发生于变态反应(过敏)体质者。引起变态反应的抗原物质称为变应原(allergen)或过敏原。他们多为大分子物质,称为完全抗原(complete antigen),如微生物、寄生虫、花粉、皮毛、鱼虾、异体组织细胞、异体血清蛋白等,完全抗原具有免疫原及反应原的特性,进入机体即可引起变态反应。有些物质分子量较小,不能引起免疫应答反应,但进入机体与人体组织蛋白结合后就成了大分子物质,也就具备了抗原性,具备了诱发变态反应的条件,这种小分子物质就称为半抗原,大多是合成药物。

由于变应原的种类复杂,变态反应的发病机制不同,可出现各种不同的病理改变和临床表现。1963 年 Gell 和 Coombs 根据反应发生的速度、发病机制和临床特征将变态反应分为Ⅰ、Ⅱ、Ⅲ和Ⅳ型。Ⅰ~Ⅲ型变态反应由抗体介导,可经血清被动转移。而Ⅳ型由 T 细胞介导,可经细胞被动转移。1974 年 Ivan Roitt 及 1977 年 Roitt 等学者又提出 6 型、5 型分类法,但均未获公认。口腔黏膜发生的变态反应性疾病涉及Ⅰ~Ⅳ型,现将各型发生机制简介如下:

（一）Ⅰ型变态反应（反应素型）（type Ⅰ hypersensitivity）

Ⅰ型变态反应发生速度最快,一般在第二次接触抗原后数分钟内出现临床症状,故称速发型变态反应(immediate hypersensitiity),其介导物质是肥大细胞和 IgE。

Ⅰ型变态反应的发生分为两个阶段:致敏阶段和攻击阶段。在致敏阶段,变应原(过敏原)与机体接触后刺激 B 细胞产生 IgE 抗体(特异性反应素),IgE 分子的 Fc 段与肥大细胞或嗜碱性粒细胞表面受体相结合后则使机体处于致敏状态。致敏使机体具备了发生变态反应的可能性,但机体尚不表现任何症状。在攻击阶段,由于致敏的机体再次接触同一变应原,该变应原即与结合在肥大细胞或嗜碱性粒细胞表面的 IgE 发生特异性结合。首先使肥大细胞对钙离子的通透性提高,使钙离子进入到细胞内起到催化作用;进一步激活细胞,引起脱颗粒反应,释放组胺、慢反应物质缓

ER3-1

图片:ER3-1
Ⅰ型变态反应
发生机制

激肽、5-羟色胺等作用于皮肤、黏膜、呼吸道等效应器官,引起各种临床症状。花粉症、支气管哮喘、特应性皮炎、食物过敏等均属Ⅰ型变态反应性疾病。口腔黏膜病中的药物过敏性口炎、血管性水肿等,其发病机制都属于此型。

图片:ER3-2
Ⅱ型变态反应
发生机制

（二）Ⅱ型变态反应（细胞溶解型或细胞毒型）

引起Ⅱ型变态反应的抗体主要为IgG,少数为IgM、IgA。此型变态反应的抗原分两类:一类为自身抗原,即靶细胞上的成分。靶细胞表面的抗原与抗体结合后,通过募集和激活炎症细胞及补体系统导致细胞溶解或被吞噬细胞吞噬破坏。如临床上由于ABO血型不符的输血而引起的溶血反应,或由于母子Rh血型不符引起的新生儿溶血病等。第二类为外源性抗原,大多为半抗原如药物、内毒素等。半抗原与机体蛋白结合后形成完全抗原。完全抗原刺激机体而产生IgG或IgM抗体,在补体参与下与吸附在靶细胞表面的抗原相结合而导致细胞溶解。但反应也可以没有补体参加。IgG或IgM抗体可直接与带有抗原的靶细胞相结合,然后被吞噬细胞吞噬。临床常见的疾病甲状腺功能亢进、重症肌无力、血小板减少性紫癜等属于此型变态反应性疾病。口腔黏膜发病与此型变态反应的关系较少。

图片:ER3-3
Ⅲ型变态反应
发生机制

（三）Ⅲ型变态反应（免疫复合物型）

Ⅲ型变态反应主要是由免疫复合物介导,特点是游离抗原与相应抗体结合,形成的免疫复合物,沉积于肾小球基底膜、血管壁或皮肤等组织而造成损害。适当大小的抗原抗体复合物(分子量100万左右,沉降系数19S左右),既不能为肾小球所过滤,也不易被吞噬细胞所吞噬,长期存在于血液中,可沉积于毛细血管的基底膜上或肾小球基底膜上,进而激活补体,趋化中性粒细胞到局部,后者吞噬复合物。沉积的免疫复合物激活补体产生过敏毒素和趋化因子,趋化中性粒细胞至局部组织,活化后可释放溶酶体酶,破坏血管壁及血管周围组织,引起血管炎和血管周围炎。所以,在此型变态反应中直接引起组织损伤的是中性粒细胞释放的溶酶体酶,而不是免疫复合物本身。病变以水肿、炎症细胞浸润、出血、坏死为主,从而引起脉管炎、类风湿关节炎等多种疾病。Ⅲ型变态反应的发病机制比较复杂,造成的病变往往迁延难治,与某些口腔黏膜病(如多形红斑)的发病有密切关系。此外,一些病因尚不明确的结缔组织病、肉芽肿性疾病及反复发作的溃疡等均可能与此型变态反应有关。

上述3型变态反应都是由抗体所介导,且作皮试时,反应皆出现较快,因此称为速发型变态反应。

图片:ER3-4
Ⅳ型变态反应
发生机制

（四）Ⅳ型变态反应（迟发型或结核菌素型）

与Ⅰ~Ⅲ变态反应不同,Ⅳ型变态反应是由抗原特异性致敏效应T细胞介导。该型反应一般在接触变应原24~72小时后发生,故又称迟发型变态反应(delayed type hypersensitivty,DTH)。参与引起反应的免疫物质不是体液抗体,而是致敏淋巴细胞。其发生机制是机体接触抗原后,T淋巴细胞即被致敏。这些致敏的淋巴细胞大量分化繁殖,使机体处于高度敏感状态,当再次接触同一特异抗原时,即可导致变态反应的发生,抗原与致敏的T淋巴细胞直接作用,导致T淋巴细胞释放各种淋巴因子,引起以淋巴细胞为主的单核细胞浸润,最后发生血管炎症,形成结节性病变,并使组织损伤坏死等。引起此型变态反应的抗原可为细菌、真菌、病毒、原虫等,也可是某些化学物质。在口腔黏膜病中接触性口炎、一些自身免疫病和非感染性疾病与此型有关。

变态反应性疾病是一组异常的免疫反应,尽管各型变态反应的表现形式有所不同,但这组疾病仍具有共同的临床特征:

1. **突发性** 常于抗体接触变应原后突然发生,来势凶猛;如药物过敏性口炎。

2. **复发性** 可于数天、数月和数年内反复发作,每次发作的临床表现与以前相似;如多形红斑。

3. **可逆性** 一次发作后可自行缓解,或出现相当时间的静止期;如血管性水肿。

4. **间歇性** 两次发作期间有一段病情相对稳定期,间歇期的长短取决于脱离变应原接触的时间;如药物过敏性口炎、多形红斑。

5. **特异性** 即具有变态反应(过敏)体质的患者易发生变态反应,有些患者还兼发两种以上变态反应性疾病。

变态反应的临床表现依其所属的类型、发生的部位、接触的变应原的质与量、变态反应的轻重、病程的长短、用药的类型及剂量而变化不定,同一病症的临床表现在不同患者身上可能不同,同一患者在不同时间、地点出现的变态反应也可能不同,患者的年龄、性别也可影响变态反应的临床症状与体征。临床中遇到的变态反应性疾病往往不是单一型变态反应,常为混合型,以某一型为主。在实际工作中,必须结合病史、检查进行综合分析,作出较合理的诊断和治疗方案。

第二节 药物过敏性口炎

药物过敏性口炎(allergic medicamentosus stomatitis)是通过口服、注射、吸入、敷贴或局部涂搽、含漱等不同途径,药物进入机体内,使变态反应(过敏)体质者发生变态反应而引起的黏膜及皮肤的炎症反应性疾病。药物过敏性口炎的病变可单发于口腔黏膜。但也可伴有皮肤的病损。严重者可累及机体其他系统。

【病因】 由于变态反应体质者使用药物而引发。一般药物为简单小分子化合物,属半抗原物质。药物通过口服,与机体内的蛋白质载体结合才能成为全抗原,引起抗体产生。但诱发变态反应有时不是药物本身,而是药物在体内的降解产物或代谢产物。第一次使用药物后,一般不发病,在抗原作用下,机体处于致敏状态,当机体再次接触相同抗原时,则发生变态反应。常见的有解热镇痛药、安眠镇静药、磺胺类药、抗生素类药等,以青霉素过敏者较多;变态反应的严重程度与药物性质有关,与数量无关。有些药物本身是完全抗原如血清及生物制剂、蛋白制品等。有些药物需在光波作用下才引起反应,即光敏感性反应。有光敏感作用的药物,如磺胺类、四环素类、巴比妥类和氯丙嗪类等,如应用两种以上药物,药物结构相近,可能发生交叉变态反应。此外,药物过敏与患者个体因素,药物结构,用药方式或长期蓄积作用发生中毒等有关。

【临床表现】 药物引起变态反应,需要一定潜伏期。特点是初次用药导致的发病一般需经4~20天(平均为7~8天)的潜伏期后,才发生变态反应。初次发作潜伏期长,随着反复发作潜伏期缩短,甚至数小时或数分钟即可发病。

药物过敏性口炎可单发于口腔黏膜,也可伴有皮肤及其他部位黏膜的病损。轻型患者可以无全身症状,或仅在病损出现前有轻度全身不适、头痛、咽痛及低热等全身症状。

药物过敏性口炎可发生于口腔任何部位,口腔病损可先于皮肤损害出现。黏膜灼热发胀,继之出现红斑、充血、肿胀、水疱、渗出、糜烂、坏死。水疱单个或多个,大小不等。单个水疱较大,舌背中部好发,水疱壁薄易破裂,口内不易看到完整水疱,疱破后可见残余疱壁,圆形或界限清楚的糜烂或溃疡,唇、舌、颊、腭等部位均可发生。发生于唇部,可出现充血、水肿、渗出、血痂,动则易出血,可导致张口受限。多伴有相应淋巴结肿大。陈旧性损害可遗留黑褐色色素沉着(图3-2-1~图3-2-6)。

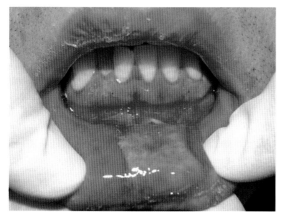

图 3-2-1 药物过敏性口炎
下唇内侧黏膜病损边界清楚,糜烂面上覆黄色假膜;下颌前牙移行沟黏膜充血
(北京大学口腔医学院)

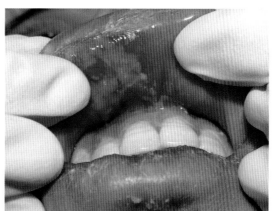

图 3-2-2 药物过敏性口炎
上唇内侧黏膜病损边界清楚,充血糜烂面上覆黄色假膜
(北京大学口腔医学院)

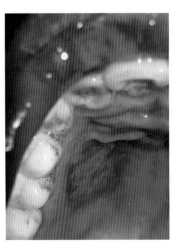

图 3-2-3 药物过敏性口炎

右侧硬腭黏膜病损边界清楚,充血糜烂面上覆黄色假膜

(北京大学口腔医学院)

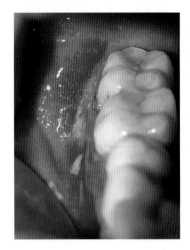

图 3-2-4 药物过敏性口炎

右下颌颊侧牙龈及移行沟黏膜片状充血及糜烂,有黄色假膜

(北京大学口腔医学院)

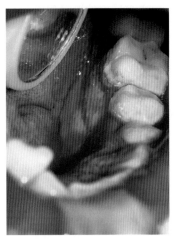

图 3-2-5 药物过敏性口炎

34—37 舌侧牙槽黏膜大片糜烂,上覆黄色假膜

(北京大学口腔医学院)

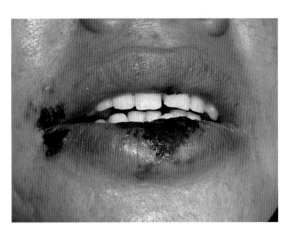

图 3-2-6 药物过敏性唇炎

口角及唇红部结血痂

(北京大学口腔医学院)

皮肤病损好发于口唇周围,四肢下部,手、足的掌背两面,以及躯干等部位。最常见的病损为圆形红斑,有时在红斑的基础上又出现水疱或丘疹。其他如生殖器、肛门、眼等孔窍也为好发部位,全身症状多不明显。

另一特点是病情再次发作时,在唇及口周皮肤交界处的局部灼热发痒,出现圆形或椭圆形界限清楚的暗紫色或鲜红色斑疹或斑片,数目常为单个,偶有数个,多发生于固定位置,则称固定型药疹(fixed drug eruption)。常由解热镇痛类、磺胺类、巴比妥类和四环素类药物引起,腭、颊黏膜也可发生。但再次发作除在原有固定位置发生外,亦可在其他部位出现新病损。病损持续 1~10 天左右,消退后可留有棕褐色或黑色色素沉着,可存留较长时间而不消退。

重症药物过敏反应,又称莱氏综合征(Lyell syndrome),常为急性发病,有较重的全身症状。如高温 39~40℃、咽峡炎、头痛、肌肉痛、关节痛等。除口腔及皮肤发生病损外,身体其他腔孔的黏膜,如眼睛、鼻腔、阴道、尿道、肛门等均可出现病损,发生糜烂等。皮肤病损为全身性广泛的红斑性水疱及大疱。疱可融合成为大片糜烂面,皮肤红肿,疼痛剧烈。有些患者出现表皮剥脱,尼氏征阳性,口腔黏膜红肿,大片糜烂,亦可出现大疱,易出血。有些严重患者气管、食管黏膜均可糜烂脱落,甚至内脏器官亦可受累,可出现电解质紊乱症状,称为中毒性表皮坏死松解症(toxic epidermal necrolysis）。重症患者常因继发感染，肝功能、肾功能障碍，电解质紊乱症状或内脏出血等并发症而死亡。

【组织病理学】组织病理变化表现为急性炎症。上皮细胞内及细胞间水肿，或有水疱形成。结缔组织水肿，有炎症细胞浸润。早期嗜酸性粒细胞多，以后中性粒细胞增多。血管扩张明显。

【诊断】主要根据特殊用药史及临床表现诊断，诊断依据如下：

1. 发病前有用药史，用药和发病时间有因果关系。

2. 为突然发生的急性炎症。口腔黏膜红肿、红斑、起疱及大面积糜烂、渗出多。皮肤有红斑、水疱及丘疹等病变。

3. 停用可疑致敏药物后，病损很快愈合。

【疾病管理】

1. 治疗

（1）首先要找出可疑致敏药物，并立即停用。同时停用与可疑药物结构相似的药物。

（2）给予抗组胺药，成人可选用口服氯雷他定（开瑞坦）10mg，每日 1 次；氯苯那敏（扑尔敏）4~8mg，每日 3 次等。小儿用量应参照药物说明书。

（3）10% 葡萄糖酸钙加维生素 C 行静脉注射可增加血管的致密性，以减少渗出，减轻炎症反应。

（4）糖皮质激素的应用要视病情轻重而定，轻症者可给泼尼松每日 15~30mg，顿服。控制病情后逐渐减量，病情一般在 1 周左右缓解。重症者可给氢化可的松 100~200mg、维生素 C 1~2g 加入 5%~10% 的葡萄糖 1 000~2 000mL 中静脉点滴，每日 1 次。用药 3~5 日病情改善后，以适量泼尼松口服代替。

（5）病情特别严重时，应给予肾上腺素 0.25~0.5mg 皮下注射或异丙基肾上腺素 0.2~0.4mg 加入 5% 葡萄糖 500ml 中滴注。但有心血管系统疾病、甲状腺功能亢进及糖尿病的患者禁用。

（6）全身支持疗法很重要。给予大量维生素 C，以及钙剂，复合 B 族维生素等。并适当补充液体，加强营养、维持水和电解质平衡。

（7）中医辨证施治，宜清热利湿，凉血疏风。中药方"过敏煎"对过敏性疾病有一定疗效，亦可用防风通圣散、化斑解毒汤等加减。

（8）口腔局部以对症治疗及预防继发感染为主。可用 0.1% 依沙吖啶（利凡诺）溶液等进行唇部湿敷及口内含漱。局部病损处涂抹消炎、防腐、止痛类药膏，如含糖皮质激素软膏、中药养阴生肌散、利多卡因凝胶等。皮肤病损可用 2% 硼酸钠或生理盐水洗涤后涂抹消毒粉剂或炉甘石洗剂、糖皮质激素类软膏等。

2. 预防

（1）药物治疗前应询问患者有无药物或食物过敏史，严格掌握用药适应证。

（2）明确诊断者，应向患者交代清楚，避免再次接触致敏药物以及与其同类结构的其他药物。

3. 用变应原（已确定的过敏药物）浸出液作脱敏治疗。经小量多次接触，逐渐增加机体特异性免疫球蛋白 IgG，组织变应原与 IgE 结合，以提高机体对致敏原的耐受能力，防止发病。

（华红）

第三节　接触性口炎

接触性口炎（contacted stomatitis）又称接触过敏性口炎（allergic contacted stomatitis），是变态反应（过敏）体质者的口腔黏膜与变应原（药物、修复材料等）接触后，发生变态反应而引发的一种口腔黏膜疾病。接触性口炎属于迟发型变态反应。发生较迟缓，接触物质后经一定潜伏期，至少 7~10 天才在局部形成抗体，再次接触后一般经 48~72 小时才发生反应。

【病因】义齿基托（甲基丙烯酸甲酯、镍铬合金、钴铬合金）、牙体充填物（银汞合金、树脂类）、嵌体(金、银)、牙膏、唇膏、口香糖、丁香油、碘剂等均可作为变应原引发变态反应。此外,口腔黏膜局部用抗生素软膏、止痛剂、含漱剂等亦有诱发变态反应的情况。在药物接触部位有瘙痒不适或烧灼刺痛,亦可出现肿胀发红,甚至糜烂、出血,类似药物性过敏性口炎。接触性口炎的发生多见于变态反应体质者。变应原作用于机体后,可使 CD3$^+$T 细胞致敏,并大量增殖。当再次接触相应变应原时,致敏 CD3$^+$T 细胞就分化增殖,直接杀伤靶细胞,或释放淋巴因子,引起以单核细胞浸润和细胞变性坏死为主的局部变态反应性炎症。

【临床表现】机体接触变应原后,经 2~3 天才出现口腔局部黏膜充血水肿,或形成红斑,重者发生水疱、糜烂或溃疡,甚至组织坏死,表面渗出形成假膜覆盖(图 3-3-1)。病变除在接触部位外,也可向邻近部位扩展。

临床常见为修复材料引起的接触性口炎,与义齿基托相接触部位的黏膜充血、发红、肿胀,重者可形成水疱、糜烂或溃疡。患者有灼热刺痛感。若不戴义齿,病变可于 1~2 周内好转。

另一较常见情况为银汞合金或金属冠引发的变态反应。临床可见银汞充填或金属冠修复的牙齿在其相对应部位的黏膜发红,或有白色条纹状病变,少见糜烂或溃疡。患者有不适烧灼感或刺痛感,此称为口腔苔藓样损害(oral lichenoid lesion,OLL)或苔藓样反应(oral lichenoid contact reaction,OLR)(图 3-3-2)。除变应原以外,有人认为金属电势不同在口腔中形成的微小流电作用、金属毒性等与病变的发生也有相关性。

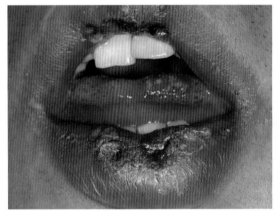

图 3-3-1　接触性口炎
上下唇红部结痂,下唇内侧及舌尖黏膜充血、糜烂、有伪膜
(北京大学口腔医学院)

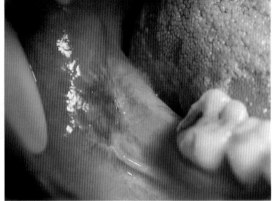

图 3-3-2　苔藓样损害
右颊与银汞相对处黏膜的白纹及充血病损
(北京大学口腔医学院)

口腔黏膜局部用抗生素软膏、止痛剂、含漱剂或化妆唇膏等也可发生变态反应。在药物或化妆品接触的部位有瘙痒不适或烧灼痛,亦可出现黏膜的肿胀发红,甚至糜烂、出血,与药物过敏性口炎的临床表现相类似。

【组织病理学】组织病理学表现为急性炎症。可见组织水肿,血管扩张,有炎症细胞浸润。临床表现为苔藓样反应时可见部分上皮轻度不全过角化,颗粒层较明显,基层增厚或变薄,基底细胞液化变性,上皮下可见淋巴细胞浸润,并见少量嗜酸性粒细胞、中性粒细胞、浆细胞浸润及小血管周围浸润。

【诊断】根据可疑物质的接触史以及典型的临床特征,即可作出诊断。

【疾病管理】

1. 首先去除可疑的变应原。如更换义齿修复材料或牙体充填材料,停用可疑药物或化妆品等。

2. **药物治疗**　参见药物过敏性口炎。

3. **预防**　尽量不使用可能引起变态反应的药物、食物或化妆品等。必须使用时,可先小范围试用,观察有无不良反应后再用。

(华红　关晓兵)

第四节　血管性水肿

血管性水肿(angioedema)或称血管神经性水肿(angioneurotic edema)，又称巨大荨麻疹或昆克水肿(Quincke edema)是一种发生于皮下或黏膜下疏松结缔组织的局限性水肿，好发于头面部，严重者可导致呼吸道阻塞而危及生命。分为遗传性和获得性两种类型。遗传性血管性水肿少见，是一种常染色体显性遗传病，主要由C1酯酶抑制剂(C1 esterase inhibitor,C1-INH)的合成障碍或功能缺陷等所致，不属变态反应范畴，故不在本章节中介绍。

获得性血管性水肿，其发病机制属Ⅰ型变态反应，见于变态反应(过敏)体质者，特点是突然发作局限性水肿，但消退亦较迅速。

【病因】　药物、食物、粉尘、吸入物及日光、冷热等物理因素为获得性血管性水肿最常见诱因。但在临床上部分患者可能不易找到确切的变应原。

引起血管性水肿的药物包括消炎痛等非甾体体抗炎药(nonsteroidal anti-inflammatory drugs, NSAIDs)、磺胺类抗生素、卡托普利(captopril)等血管紧张素转换酶抑制剂。鱼、虾、蟹、蛋类、奶类等动物性蛋白或植物性食品以及某些食物调味品和添加剂亦可成为本病的变应原。此外，感染因素如细菌、病毒、寄生虫等、精神因素如情绪激动、物理因素如寒冷刺激等均可成为本病的诱发因素。

上述抗原或半抗原进入机体后作用于浆细胞，产生IgE，附着于肥大细胞，使之脱颗粒，释放组胺、缓激肽、5-羟色胺、慢反应物质等生物活性物质，引起小血管及毛细血管扩张及通透性增加。由于大量液体突然从血管渗透到疏松的组织中，故使组织迅速肿胀。

【临床表现】　患者急性发病，症状持续数小时或数天后消失。病变好发部位为头面部疏松结缔组织处，如唇、舌、颊、眼睑、耳垂、咽喉等。上唇较下唇好发，下眼睑较上眼睑好发，外阴部、胃肠道黏膜也能被累及，有时也发生于手、足部的背、侧面。

唇部损害可单独累及上唇或下唇，也可同时累及双唇。开始患处皮肤或黏膜有瘙痒、灼热痛、随之即发生肿胀。当肿胀迅速发展时，患者常自觉患处逐渐肿起，且有发紧膨胀感。肿胀区界限不明显，按之较韧而有弹性，无明显痛感。肿胀部位可呈淡红色或无色泽改变。唇部发病者可见唇肥厚、表面光亮如蜡(图3-4-1)。如肿胀发生在舌可致巨舌，波及软腭可引起口腔功能障碍。若肿胀发生在会厌处则影响呼吸，甚至导致窒息，如不立即施行气管切开，可致死亡。少数患者有头昏及轻度发热等前驱症状，肿胀可在数小时或1~2日内消退，不留痕迹，但能复发。

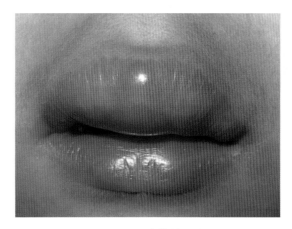

图3-4-1　血管性水肿
上唇肿胀，表面光亮
(空军军医大学口腔医学院)

【组织病理学】　深层结缔组织内可见毛细血管扩张充血，液体自血管渗入周围疏松结缔组织，有少量炎症细胞浸润。

【诊断】　根据病史及临床表现诊断，诊断要点包括：

1. 发病突然而急速。

2. 病变为局限性水肿，界限不清，按之韧而有弹性，无明显痛感。

3. 好发部位为皮下或黏膜下疏松结缔组织。

4. 病变消失迅速，且不留痕迹。

5. 可反复发作。

【鉴别诊断】　临床上获得性血管性水肿应注意与遗传性血管性水肿以及颌面部蜂窝织炎相

鉴别。

1. 遗传性血管性水肿发病无明显诱因,发病年龄偏小,家族中可有多个成员发病,基因检测或血清 C1-INH 检测有助于诊断。

2. 颌面部蜂窝织炎病因多为牙源性细菌感染,可找出病原牙。伴有全身症状,如发热,体温可达 38℃ 以上,白细胞计数增高。肿胀发生缓慢,病区有红肿、发热、触痛,肿胀有可凹性水肿,不经治疗不会自行消退;若病变发展可形成脓液,并在晚期溢出脓液;用抗生素治疗有效。

【疾病管理】

1. 明确并隔离变应原,可解除症状,防止复发。

2. 对于症状轻者,可不予药物治疗,仅临床观察。

3. 对于症状严重、受累范围广泛者,可予皮下注射 0.1% 肾上腺素 0.25~0.5mL。用肾上腺素可以使黏膜和皮肤的血管收缩,并可阻止生物活性物质的释放以减少渗出,从而可抑制水肿。由于肾上腺素在体内降解迅速,间隔一定时间后可视病情,重复注射。但要注意对有心血管系统疾病的患者慎用。

4. 对伴有喉头水肿,呼吸困难的病例应密切观察病情的发展,并予以糖皮质激素。轻者可给泼尼松每日 15~30mg,顿服;重症者可给氢化可的松 100~200mg 加入 5%~10% 的葡萄糖 1 000~2 000mL 中即刻静脉点滴,病情改善后停药。如发生窒息应立即施行气管切开术或气管插管以抢救生命。

5. 对有感染疾病的患者,要控制感染,除去病灶。

6. 其他药物的应用可根据情况参看药物过敏性口炎的治疗。

第五节 多 形 红 斑

多形红斑(erythema multiforme,EM)又称多形性红斑或多形渗出性红斑,是一组累及黏膜皮肤及/或其他体窍黏膜的急性炎症性疾病。发病急,具有自限性和复发性。黏膜和皮肤可以同时发病。病损表现形式为多种,如红斑、丘疹、水疱、糜烂等。

【病因】 多形红斑病因尚不明确,感染与药物均能诱发多形红斑,有研究显示 90% 的多形红斑的发生与感染有关,感染因素中最常见的诱因是单纯疱疹病毒感染。其次与肺炎支原体,巨细胞病毒、EB 病毒、柯萨奇病毒、麻疹病毒等感染有关。药物或食物过敏也可诱发多形红斑,常见药物如磺胺类药物,非甾体抗炎药、青霉素、抗凝药、某些疫苗或生物制剂等。此外,接触花粉或灰尘、物理因素(日光、放射线、寒冷刺激)、精神紧张、某些系统性疾病(如系统性红斑狼疮、炎症性肠病、移植物抗宿主病等)、恶性肿瘤等也有报道与本病的发生有一定的关系。

【发病机制】 一般认为多形红斑的发病与过敏体质或环境因素有关。本病属一种变态反应性疾病,是一种或多种因素(如感染物质或药物等)作用于皮肤黏膜的小血管所致的变态反应。细胞免疫在本病的发病中起重要作用,多形红斑病损中可见细胞毒性或抑制性 T 细胞(CD8+)占主导地位。此外,还发现多形红斑的发生与 HLA35,36 以及 HLA-DQ3 密切相关。

【临床表现】

1. **多形红斑分类** 以往将多形红斑分为轻型多形红斑(EM minor,EMm),重型多形红斑(EM-major,EMM),也称斯-约综合征(Steven-Johnson syndrome,SJS)及中毒性表皮坏死松解症(toxic epidermal necrolysis,TEN)。但目前普遍接受的观点认为多形红斑(轻型、重型)与斯-约综合征(SJS)和中毒性表皮坏死松解症(TEN)是两种不同性质的疾病,SJS 和 TEN 属同一疾病谱系。多形红斑与 SJS/TEN 在病因、发病机制、临床表现、实验室检查、疾病预后等方面均有不同。多形红斑发病多与感染因素等有关,病程具有自限性;而 SJS/TEN 由药物所诱发,是累及皮肤和黏膜的严重药物不良反应。起病急,病情重,可导致严重并发症,且具有致死性。

依据目前的分类原则,本章节仅介绍轻型及重型多形红斑的临床表现及诊治原则。而将斯-约综合征(SJS)和中毒性表皮坏死松解症(TEN)作为鉴别诊断加以介绍。

2. **临床表现** 任何年龄均可发病,但以 20~40 岁青壮年多见。起病急骤,病程 1~4 周,有自限性,常在春、秋季节发病;病损范围大小各异,可局限,亦可泛发。

多形红斑根据皮肤及黏膜受累情况分为轻型和重型:

(1) 轻型多形红斑:皮损<体表总面积10%,可影响单部位黏膜(如口腔),口腔黏膜可有红斑、糜烂、溃疡、唇部可有血痂形成;重型多形红斑:皮损<体表总面积10%,除口腔黏膜外,至少还有另一部位的黏膜受累,口腔黏膜病损范围广泛。

轻型多形红斑一般无全身症状,或有轻度头痛、低热、乏力、关节痛等全身不适的症状。病损只限于黏膜和皮肤,无身体其他器官和系统的病变。

口腔黏膜病损可伴随皮损同时发生,亦可单独发生。口腔病损好发生于唇、颊、舌、口底、软腭等部位。黏膜充血水肿,有时可见红斑及水疱,但疱很快破溃,故最常见的病变为大面积糜烂。糜烂表面有大量渗出物形成厚的假膜(图3-5-1~图3-5-9)。病损易出血,在唇部常形成较厚的黑紫色血痂(图3-5-1)。疼痛明显,影响进食或说话。患者唾液增多,口臭明显,下颌下淋巴结肿大,有压痛。

皮肤病损常对称散在分布。好发于颜面、头颈、手掌、足背及四肢伸侧面。常见病损为红斑、丘疹、水疱,典型的为虹膜状红斑(iris lesion),即直径为2~20mm左右的圆形红斑,中心有粟粒大小的水疱,又称靶形红斑(target lesion)(图3-5-10)。此种红斑多见于腕部、踝部及手背等肢端皮肤。开始时为淡红色,1~2日后中央部位红色转暗,并发生水疱,边缘呈鲜红色环状。或出现丘疹,皮损有瘙痒感,无明显疼痛。

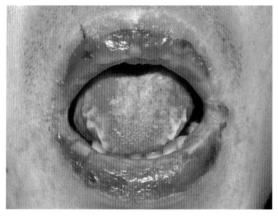

图3-5-1　多形红斑
上下唇红广泛结血痂,上下唇内侧黏膜广泛糜烂,舌尖、舌背水肿、糜烂,假膜
(北京大学口腔医学院)

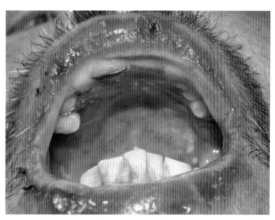

图3-5-2　多形红斑
上下唇红广泛结血痂;上下唇内侧黏膜广泛糜烂;腭黏膜广泛糜烂,上覆假膜
(北京大学口腔医学院)

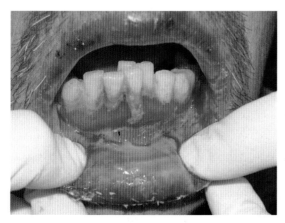

图3-5-3　多形红斑
下唇内侧黏膜及下前移行沟黏膜广泛糜烂,上覆假膜;上颌前牙唇侧牙龈广泛充血
(北京大学口腔医学院)

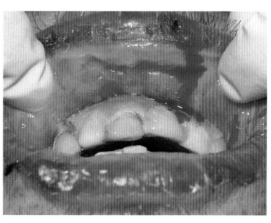

图3-5-4　多形红斑
上唇红出血,上唇内侧黏膜广泛糜烂,上覆假膜
(北京大学口腔医学院)

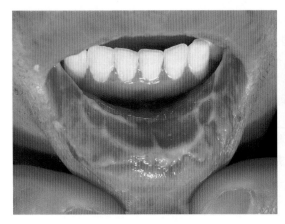

图 3-5-5　多形红斑
下唇内侧黏膜广泛出血、糜烂,上覆假膜
（北京大学口腔医学院）

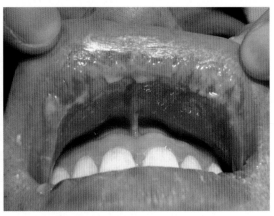

图 3-5-6　多形红斑
上唇内侧黏膜广泛充血、糜烂,上覆假膜
（北京大学口腔医学院）

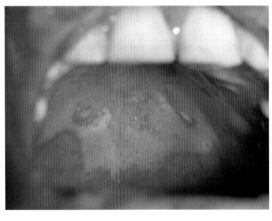

图 3-5-7　多形红斑
软腭黏膜广泛充血、糜烂,硬腭黏膜广泛水肿,
片状糜烂
（北京大学口腔医学院）

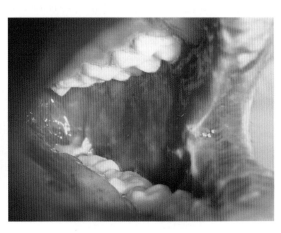

图 3-5-8　多形红斑
左颊黏膜广泛充血、糜烂,上覆假膜
（北京大学口腔医学院）

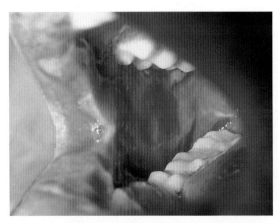

图 3-5-9　多形红斑
右颊黏膜广泛充血、糜烂,上覆假膜
（北京大学口腔医学院）

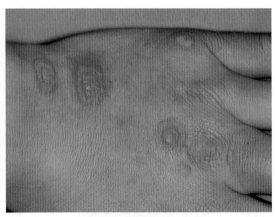

图 3-5-10　多形红斑
左手背皮肤靶形红斑
（上海交通大学口腔医学院）

（2）重型多形红斑：口腔黏膜病损广泛且严重。口腔黏膜充血、发红、水肿，并有大面积糜烂，表面渗出多，形成厚的假膜。易出血，有剧烈疼痛。除口腔黏膜外，至少还有另一部位的黏膜受累，如合并有眼或外阴等处的损害。眼结膜发生糜烂及炎症，或出现尿道炎、龟头炎、阴道溃疡等。眼结膜毛细血管广泛充血发红，亦可出现疱疹或水疱。

皮肤病损多见于四肢，除圆形或椭圆形的红斑外还出现水疱、丘疹、结节等，疱破后皮损形成糜烂面，疼痛明显。

多形红斑病程具有自限性。轻型者一般 1~3 周可以痊愈。但重型者或有继发感染时，病期可延长至 4~6 周。若治疗处理得当，一般预后良好。但痊愈后可复发。

【组织病理学】口腔黏膜为非特异性炎症。上皮细胞内和细胞间水肿，上皮内可有疱或裂隙形成，也可在上皮下形成大疱。本病无棘层松解。结缔组织有水肿，且有炎细胞浸润。早期为嗜酸性粒细胞为主，逐渐中性粒细胞居多。血管扩张，血管内皮细胞肿胀及血管壁增厚，血管周围主要是淋巴细胞为主的混合炎细胞浸润，有时血管周围有红细胞移出。

【辅助检查】

1. 血细胞分析可见白细胞计数增加，嗜酸性粒细胞比例增高等。

2. 合并 HSV 感染时皮损部位 HSV 抗原检测阳性或病损区涂片 HSV-PCR 检测阳性。

【诊断】根据病史和临床表现即可做出诊断，组织病理学表现及实验室辅助检查无特异性，可视病情严重程度进行选择，以便于与其他糜烂性或疱性疾病相鉴别。

1. 发病急，病程短，有自限性，可复发。发病与季节有关，春、秋季常见。有些患者能询问出发病前的用药史，或进食某些食物，或处于某环境而诱发疾病。

2. 口腔黏膜广泛地充血、发红、水肿，并有大面积糜烂，渗出多，形成厚的假膜。易出血，有剧烈疼痛。皮肤可见多种病损，如红斑、丘疹等，典型皮肤损害虹膜状红斑有诊断意义。

3. 重型多形红斑除口腔黏膜及皮肤表现外，可伴有眼、鼻、生殖器等多孔窍损害。

4. 必要时，可行 HSV 抗体等检测。

【鉴别诊断】

1. **疱疹性口炎** 本病多发生于 6 岁以下儿童，呈急性发作，临床表现为口腔黏膜上成簇小水疱，不久溃破形成小的表浅溃疡，可相互融合成片状溃疡。全身可伴有发热、头痛、咽痛、身痛，相应淋巴结肿大。患儿有流涎、拒食、哭闹不安等。

2. **天疱疮** 本病多呈慢性病程，皮肤、黏膜以水疱大疱损害为特征，疱破后留下灰白色疱膜及鲜红色糜烂面，有边缘扩展现象及尼氏征阳性。病理主要表现为上皮内疱和棘层松解。而多形红斑，无棘层松解，且可同时有斑疹、丘疹等其他病变。

3. **斯-约综合征（SJS）与中毒性表皮坏死松解症（TEN）** 是一种严重的皮肤黏膜疾病，由药物所诱发，其临床特征为水疱、表皮剥脱和多部位黏膜炎，伴有系统功能紊乱。斯-约综合征（SJS）与中毒性表皮坏死松解症（TEN）是同一疾病谱的不同阶段，根据所累及皮肤黏膜面积分为 SJS（剥脱的体表面积<10%者），重叠的 SJS 和 TEN（剥脱的体表面积介于 10%~30%，以及 TEN（剥脱的体表面积>30%）。两者发病突然，进展迅速，病死率高（SJS 病死率为 1%~5%，TEN 病死率为 25%~35%）。斯-约综合征皮肤损害多见于面、颈、躯干上部等部位，为突发的非典型靶形红斑、紫癜样斑点，随后出现广泛皮肤水疱和大疱，患者可出现表皮松解，尼氏征阳性。口腔黏膜大面积糜烂，疼痛剧烈，影响进食、说话、吞咽等活动。此外，身体其他部位的黏膜如眼睛、鼻腔、阴道、尿道、肛门等亦可出现红肿、糜烂，常伴有发热、头痛、关节痛等明显的全身症状。严重患者发生快速而广泛的表皮剥脱伴全层表皮坏死，眼、口、鼻、生殖器、呼吸道、胃肠道黏膜均可累及或伴有多脏器损害，病情危重，称为中毒性表皮坏死松解症（toxic epidermal necrolysis，TEN）。

【疾病管理】

1. 详细询问患者全身健康状况，有无慢性病灶、全身系统疾病或特殊食物、药物过敏史。如发现可疑致敏物质，应立刻停用或避免接触。

2. 如口腔内有根尖周炎、牙周炎或全身其他疾病时应进行治疗，以除去可能为致病的诱发因素。

3. 药物治疗 轻型多形红斑可局部给予消炎、止痛或促愈合类的药物,也可局部使用糖皮质激素加以治疗。重型多形红斑,因病变范围广泛,建议全身使用糖皮质激素治疗,泼尼松每日 30~60mg,应在口腔糜烂和渗出症状控制后逐渐减量,同时给予抗组胺药或葡萄糖酸钙等。应考虑患者身体正处于致敏状态,反应性往往增高,因此应慎重选择使用药物,凡不急需之药可暂时不用,以防接触新的变应原而加重变态反应。

4. 支持治疗 给予高营养、高蛋白食物,大量维生素等。

5. 中医中药治疗 本病以实证居多,清热利湿为基本治则。方药可用防风通圣散(丸)、消风散等。

(华红)

参考文献与书目

1. AL-JOHANI K A,FEDELE S,PORTER S R. Erythema multiforme and related disorders. Oral Surg Oral Med Oral Pathol Oral Radiol Endod,2007,103(5):642-654.

2. FRENCH L E. Toxic epidermal necrolysis and Stevens Johnson syndrome:our current understanding. Allergol Int,2006,55(1):9-16.

3. ISIK S R,KARAKAYA G,ERKIN G,et al. Multidrug-induced erythema multiforme. J Invest Allergol Clin Immunol,2007,17(3):196-198.

4. LAMOREUX M R,STERNBACH M R,HSU W T. Erythema multiforme. Am Fam Physician,2006,74(11):1883-1888.

5. FARTHING P,BAGAN J V,SCULLY C. Mucosal disease series. Number Ⅳ. Erythema multiforme. Oral Dis,2005,11(5):261-267.

6. 曹雪涛. 医学免疫学. 2 版. 北京:人民卫生出版社,2016.

7. 陈谦明. 口腔黏膜病学. 3 版. 北京:人民卫生出版社,2008.

8. MICHAEL G. Burkit's oral Medicine. 12th ed. Shelton,Connecticut:People's Medical Publishing House-USA,2015.

9. IKEDA K. Drug-Induced Oral Complications. Atlas Oral Maxillofac Surg Clin North Am,2017,25(2):127-132.

10. CIFUENTES M,DAVARI P,ROGERS R S. Contact stomatitis. Clin Dermatol,2017,35(5):435-440.

11. SAMIM F,AULUCK A,ZED C,et al. Erythema multiforme:a review of epidemiology,pathogenesis,clinical features,and treatment. Dent Clin North Am,2013,57(4):583-596.

进一步阅读文献与书目

1. 曹雪涛. 医学免疫学. 2 版. 北京:人民卫生出版社,2016.

2. 张学军. 皮肤性病学. 8 版. 北京:人民卫生出版社,2014.

3. 张震康,俞光岩,徐韬. 实用口腔科学. 4 版. 北京:人民卫生出版社,2016.

4. 华红,刘宏伟. 口腔黏膜病学. 北京:北京大学医学出版社,2014.

第四章　口腔黏膜溃疡类疾病

第一节　复发性阿弗他溃疡

复发性阿弗他溃疡（recurrent aphthous ulcer，RAU）又称复发性阿弗他口炎（recurrent aphthous stomatitis，RAS）、复发性口腔溃疡（recurrent oral ulcer，ROU），是最常见的口腔黏膜溃疡类疾病，调查发现至少人群的 10%～25% 患有该病，在特定人群中，RAU 的患病率可高达 50%，女性的患病率一般高于男性，好发于 10～30 岁。本病具有周期性、复发性、自限性特征，溃疡灼痛明显，故病名被冠以希腊文"阿弗他"（灼痛）。目前病因及致病机制仍不明，无确切的辅助检查指标可作为诊断依据。

【病因】病因不明，但存在明显的个体差异。有人提出 RAU 发病的遗传、环境和免疫"三联因素论"，即遗传背景加上适当的环境因素（包括精神神经体质、心理行为状态、生活工作和社会环境等）引发异常的免疫反应而出现 RAU 特征性病损。也有人提出"二联因素论"，即外源性感染因素（病毒和细菌）和内源性诱导因素（激素的变化、精神心理因素、营养缺乏、系统性疾病及免疫功能紊乱）相互作用而致病。总之，学界的趋同看法是 RAU 的发生是多种因素综合作用的结果。近年来，大量研究提示免疫因素是 RAU 最重要的发病机制，尤其是细胞免疫应答，与 RAU 的发生有关。

1. 免疫因素　RAU 免疫学病因的研究以细胞免疫为主。患者存在细胞免疫功能的下降和 T 淋巴细胞亚群失衡。RAU 患者的免疫球蛋白、补体成分可正常，γ 球蛋白可不足、外周血中出现循环免疫复合物、抗体依赖性杀伤细胞有增加。免疫荧光法研究显示 RAU 病理切片的棘细胞胞质中可能存在自身抗原、有基底膜荧光效应或血液循环中存在抗口腔黏膜抗体。但作为自身免疫性疾病普遍存在的抗核抗体却未能找到，说明体液免疫和自身免疫反应只是 RAU 发病的可能因素之一。

2. 遗传因素　对 RAU 的单基因遗传、多基因遗传、遗传标记物和遗传物质的研究表明，RAU 的发病有遗传倾向。例如采用家族系谱分析法已经发现家族性发病证据，但没有找到性连锁遗传等单基因遗传的证据。又如有人对 RAU 患者的遗传标志物 HLA 基因产物——HLA 抗原的研究表明，溃疡前期 HLA-Ⅰ、Ⅱ类抗原只存在于基底细胞层，溃疡期大量出现于整个上皮层，愈合后 HLA 大大减少，其规律与 T 淋巴细胞亚群 CD8$^+$T 细胞的变化完全吻合，说明 CD8$^+$T 细胞对上皮的破坏与遗传标志物 HLA 基因产生的调控有极其密切的关系。

微核是染色体断片在细胞分裂过程中形成的一种核外遗传物质。研究发现 RAU 患者微核率较正常人高，且与溃疡数目有一定关系，说明染色体不稳定性结构和 DNA 修复缺损可能是遗传获得方式，对 RAU 发病有影响。

3. 系统性疾病因素 临床实践经验和流行病学调查均发现 RAU 与胃溃疡、十二指肠溃疡、溃疡性结肠炎、局限性肠炎、肝胆疾病及由寄生虫引起的各种消化道疾病或功能紊乱密切相关。

4. 感染因素 尽管在 RAU 患者的病损部位发现了一些感染证据，例如 L 型链球菌、幽门螺杆菌、腺病毒、巨细胞病毒、单纯疱疹病毒、人乳头状病毒等，但大多数学者认为，这些感染是原发病因还是继发现象值得进一步探讨，因此感染是否作为 RAU 的发病因素或 RAU 是否属于感染性疾病目前仍有争议。

5. 环境因素 随着医学模式转化，对 RAU 患者的心理环境、生活工作环境和社会环境等的研究逐渐重视。相应的研究结果表明 RAU 患者的行为类型、生活事件和工作环境引起的心理反应、食品添加剂和营养失衡以及生活节奏和生活习惯等环境和社会因素均与 RAU 的发生有一定的关系。

6. 其他因素 事实上有关 RAU 发病因素的研究范围远远不止上述 5 个方面。大量的临床实践证实，尚有许多其他因素值得探讨。例如：氧自由基、微循环状态异常等。

【临床表现】一般表现为反复发作的圆形或椭圆形溃疡，具有"黄、红、凹、痛"的临床特征，即溃疡表面覆盖黄色假膜、周围有红晕带、中央凹陷、疼痛明显。溃疡的发作周期长短不一，可分为发作期（前驱期-溃疡期）、愈合期、间歇期，且具有不治自愈的自限性。根据临床特征，按 Lehner 分类，RAU 可分为三种类型（表 4-1-1）。

表 4-1-1 各型复发性阿弗他溃疡的临床特征

分型	临床特征				
	大小	个数	持续时间	形成瘢痕	构成比
轻型	<10mm	<10 个	10~14 天	否	75%~85%
重型	>10mm	1 个至数个	>14 天，可 1~2 个月或更长	是	10%~15%
疱疹样型	<5mm	>10 个	10~14 天	否	5%~10%

1. 轻型复发性阿弗他溃疡（minor recurrent aphthous ulcer，MiRAU） 患者初发时多数为此型。溃疡好发于唇、舌、颊、软腭等无角化或角化较差的黏膜，附着龈及硬腭等角化黏膜很少发病。初起为局灶性黏膜充血水肿，呈粟粒状红点，灼痛明显，继而形成浅表溃疡，圆形或椭圆形，直径小于10mm。约 5 天左右溃疡开始愈合，此时溃疡面有肉芽组织形成、创面缩小、红肿消退、疼痛减轻。约 10~14 天溃疡愈合，不留瘢痕。溃疡数一般 3~5 个，最多不超过 10 个。散在分布。溃疡复发的间隙期从半月至数月不等，有的患者会出现此起彼伏、迁延不断的情况。一般无明显全身症状与体征（图 4-1-1）。

2. 重型复发性阿弗他溃疡（major recurrent aphthous ulcer，MaRAU） 亦称复发性坏死性黏膜腺周围炎（periadenitis mucosa necrotica recurrens）或腺周口疮。溃疡大而深，外观似弹坑，愈合留瘢痕。故也称复发性瘢痕性口疮（recurrent scarring aphthae）。

此型好发于青春期。溃疡直径可大于10mm，周围组织红肿微隆起，基底微硬，表

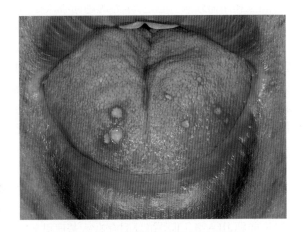

图 4-1-1 轻型复发性阿弗他溃疡
舌背溃疡，圆形或椭圆形，边界清
（上海交通大学口腔医学院）

图片：ER4-1
轻型复发性阿弗他溃疡

画廊：ER4-2
重型复发性阿弗他溃疡

面有灰黄色假膜或灰白色坏死组织。溃疡期持续时间较长,可达1~2个月或更长。通常是1~2个溃疡,但在愈合过程中又可出现1个或数个小溃疡。疼痛剧烈,愈后可留瘢痕。初始好发于口角,其后有向口腔后部移行的发病趋势,发生于舌腭弓、软硬腭交界处等口腔后部时可造成组织缺损,影响言语及吞咽。常伴低热乏力等全身不适症状和溃疡局部区域的淋巴结肿痛。溃疡也可在先前愈合处再次复发,导致更大的瘢痕和组织缺损(图4-1-2)。

3. **疱疹样型复发性阿弗他溃疡(herpetiform recurrent aphthous ulcers)**　亦称口炎型口疮。多发于成年女性,好发部位及病程与轻型相似。但溃疡直径较小,约2mm,不超过5mm。溃疡数目多,可达十个以上,甚至几十个,散在分布如"满天星"。相邻的溃疡可融合成片,黏膜充血发红,疼痛最重,唾液分泌增加。可伴有头痛、低热等全身不适、病损局部的淋巴结肿痛等症状(图4-1-3)。

ER4-3
图片:ER4-3
疱疹样型复发性阿弗他溃疡

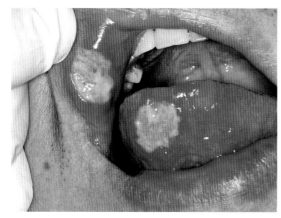
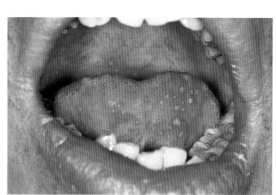

图4-1-2　重型复发性阿弗他溃疡
右颊、舌腹前份各一个溃疡,溃疡大而深,似"弹坑",周边红肿,有黄白色假膜片状覆盖
(上海交通大学口腔医学院)

图4-1-3　疱疹样型复发性阿弗他溃疡
舌腹、软腭部诸多溃疡,直径较小,数目多达几十个,散在分布如"满天星",黏膜充血、红肿
(上海交通大学口腔医学院)

【组织病理】　RAU病损的早期,黏膜上皮细胞内及细胞间水肿,可形成上皮内疱。上皮内及血管周围有密集的淋巴细胞、单核细胞浸润;随后有多形核白细胞、浆细胞浸润,上皮溶解破溃脱落,形成溃疡。RAU病损的溃疡期表现为溃疡表面有纤维素性渗出物形成假膜或坏死组织覆盖;固有层内胶原纤维水肿变性、均质化或弯曲断裂,甚至破坏消失;炎症细胞大量浸润;毛细血管充血扩张,血管内皮细胞肿胀,管腔狭窄甚至闭塞,有小的局限性坏死区,或见血管内玻璃样血栓。重型RAU病损可深及黏膜下层,除炎症表现外,还有小唾液腺腺泡破坏、腺管扩张、腺管上皮增生、直至腺小叶结构消失,由密集的淋巴细胞替代,呈淋巴滤泡样结构。

【诊断】　由于RAU没有特异性的辅助检查指标,因此,RAU的诊断主要以病史特点(复发性、周期性、自限性)及临床特征(黄、红、凹、痛)为依据,一般不需要作特别的辅助检查以及活检。但作血常规检查,对及时发现与RAU关联的患者营养不良、血液疾病或潜在的消化道疾病有积极意义。对大而深、病程长的溃疡,应警惕癌性溃疡的可能,必要时可以作活检明确诊断。

【鉴别诊断】　重型复发性阿弗他溃疡应与创伤性溃疡、癌性溃疡、结核性溃疡、坏死性唾液腺化生鉴别(表4-1-2)。疱疹样型复发性阿弗他溃疡应与急性疱疹性龈口炎鉴别。

【疾病管理】
（一）治疗目的
由于RAU的病因及发病机制尚未完全明确,目前国内外还没有根治RAU的特效方法,因此RAU的治疗以对症治疗为主,并将减轻疼痛、促进溃疡愈合、延长复发间歇期作为治疗的目的。

（二）治疗原则
1. 积极寻找RAU发生的相关诱因并加以控制。
2. 优先选择局部治疗,其中局部应用糖皮质激素已成为治疗RAU的一线药物。对于症状较重及复发频繁的患者,采用局部和全身联合用药。

表 4-1-2 重型复发性阿弗他溃疡与其他溃疡的鉴别

	年龄	好发部位	溃疡特征	周期性复发	自限性	全身情况	病理
重型复发性阿弗他溃疡	多见于中青年	口腔后部	深在,形状规则,边缘齐,无浸润性	有	有	较好	慢性炎症
创伤性溃疡	不限	唇、颊、舌、磨牙后区	深浅不一,形状不规则,与刺激因素契合	无	无	好	慢性炎症
癌性溃疡	多见老年	舌腹舌缘、口底、软腭复合体	深浅不一,边缘不齐,周围有浸润,质硬,底部菜花状	无	无	弱或恶病质	细胞癌变
结核性溃疡	多见中青年	唇、前庭沟、舌	深在,形状不规则,周围轻度浸润,呈鼠噬状,底部肉芽组织	无	无	肺结核体征	朗汉斯巨细胞
坏死性唾液腺化生	多见中青年	硬腭、硬软腭交界	深及骨面,边缘可隆起,底部肉芽组织	无	有	弱或较好	小唾液腺坏死

3. 全身疗法仅在病情严重或者复杂的情况下采用,而免疫抑制剂则应用于难治性口腔溃疡或者白塞病累及口腔所致的严重溃疡。

4. 加强心理疏导,缓解紧张情绪。

（三）治疗方法

1. 药物治疗

（1）局部用药:目的是抗炎、镇痛、防止继发感染、促进愈合,是改善 RAU 症状有效方法,也是研究报道最多的。常用的药物有:

1）抗炎类药物

①膜剂:用羧甲基纤维素钠、山梨醇为基质,加入金霉素、氯己定以及表面麻醉剂、糖皮质激素等制成药膜,贴于患处。也可用羧丙基甲基纤维素和鞣酸、水杨酸、硼酸制成霜剂,涂布于溃疡表面,通过脂化作用形成具有吸附作用的难溶性薄膜,起到保护溃疡表面的作用。

②软膏或凝胶:用 0.1%曲安西龙(去炎松、醋酸氟羟泼尼松)软膏等涂于溃疡面。

③含漱剂:用 0.1%高锰酸钾液,0.1%依沙吖啶液(利凡诺),0.02%呋喃西林液,3%复方硼砂溶液,氯己定溶液以及聚维酮碘溶液,每日 4～5 次,每次 10mL,含于口中 5～10 分钟后唾弃。但应注意,长期使用氯己定溶液漱口有舌苔变黑、牙齿染色等副作用,停药后会自行消除。

④含片:含服西地碘片,每日 3 次,每次 1 片,具有广谱杀菌、收敛作用;含服溶菌酶片,每日 3～5 次,每次 1 片,有抗菌、抗病毒作用和消肿止血作用。

⑤散剂:用复方皮质散、中药锡类散、珠黄散、青黛散、冰硼散、养阴生肌散、西瓜霜等散剂,少量局部涂布于口腔溃疡病损区,每日 3~4 次。

⑥超声雾化剂:将庆大霉素注射液 8 万单位、地塞米松注射液 5mL、2%利多卡因或 1%丁卡因 20mL 加入生理盐水到 200mL,制成合剂用雾化,每次 20mL,每日 1 次,每次 15～20 分钟,3 日为 1 个疗程。

2）镇痛类药物:包括利多卡因凝胶、喷剂,苯佐卡因凝胶,苄达明喷雾剂、含漱液等。仅限在疼痛难忍严重影响进食和生活质量时使用,以防成瘾。擦干溃疡面后可用棉签蘸取少量镇痛药液涂布于溃疡处,有迅速麻醉镇痛效果。

3）促进愈合类药物:重组人表皮生长因子凝胶、外用溶液,重组牛碱性成纤维细胞生长因子凝胶、外用溶液,康复新液。

4）糖皮质激素类药物:曲安奈德口腔糊剂,地塞米松软膏、喷雾剂、含漱液,泼尼松龙软膏,倍他米松含漱液,氢化可的松黏附片,氟轻松乳膏,丙酸倍氯米松喷雾剂、乳膏等。

5）局部封闭:对经久不愈或疼痛明显的重型复发性阿弗他溃疡,可作溃疡黏膜下封闭注射,每个封闭点局部浸润注射 0.5mL。有镇痛和促进愈合作用。常用曲安奈德混悬液加等量的 2%利多卡因液,每 1～2 周局部封闭 1 次;或醋酸泼尼松龙混悬液加等量的 2%利多卡因液,每周局部封闭 1~2 次。

6）其他局部制剂：氨来咕诺糊剂或口腔贴片，甘珀酸钠含漱液，环孢素含漱液，5-氨基水杨酸乳膏，双氯芬透明质酸酯凝胶，硫糖铝混悬液。

7）激光治疗：CO_2 激光、Nd：YAG 激光以及二极管激光可以作为迅速镇痛、促进溃疡愈合的一种备选疗法，应用于难治性溃疡。

（2）全身用药：目的是对因治疗、减少复发、争取缓解。全身治疗有望在消除致病因素、纠正诱发因子的基础上，改变 RAU 患者的发作规律，延长间歇期，缩短溃疡期，使病程得到缓解。常用的药物和方法有：

1）糖皮质激素：包括泼尼松，地塞米松，泼尼松龙等。该类药物有抗炎、抗过敏、降低毛细血管通透性、减少炎性渗出、抑制组胺释放等多重作用，但长期大剂量使用可出现类似肾上腺皮质功能亢进症、向心性肥胖、痤疮、多毛、闭经、乏力、低钾血症、血压升高、血糖尿糖升高、骨质疏松、胃肠道反应、失眠、血栓症等不良反应。已有感染者或胃溃疡者可能加重。长期使用后骤然停药可能引起撤药反应。例如泼尼松片，每片 5mg，开始时每日 10~30mg，每日 3 次等量服用；或采取"晨高暮低法"，即早晨服用全日总剂量的 3/4 或 2/3，午后服用 1/4 或 1/3；或采用"隔日疗法"，即将 2 天的总剂量在隔日早晨机体糖皮质激素分泌高峰时一次顿服，可以提高药效。待溃疡控制后逐渐减量，每 3~5 日减量一次，每次按 20% 左右递减，维持量为每日 5~10mg。当维持量已减至其正常基础需要量（每日 5~7.5mg）以下，视病情稳定即可停药。

2）免疫抑制剂：包括硫唑嘌呤，环磷酰胺，甲氨蝶呤，环孢素等。这类药物有非特异性地杀伤抗原敏感性小淋巴细胞，抑制其转化为淋巴母细胞，抑制细胞 DNA 合成、抑制细胞增殖等作用。但长期大量使用有骨髓抑制、粒细胞减少乃至全血降低、肾功能损伤等副作用，可见恶心、呕吐、皮疹、皮炎、色素沉着、脱发、黄疸、腹水等不良反应，故使用前必须了解肝肾功能和血象。硫唑嘌呤片，每片 50mg，每次 25mg，每日 2 次，口服，一般疗程应控制在 2 周之内，最长不超过 4~6 周。注意，用药前须检查血象和巯基嘌呤甲基转移酶（参见第五章"第一节 天疱疮"）。

3）免疫增强剂：包括转移因子，胸腺素，丙种球蛋白等。其中主动免疫制剂有激发机体免疫系统产生免疫应答的作用。例如转移因子注射液注射于上臂内侧或大腿内侧皮下淋巴组织较丰富部位，每周 1~2 次，每次 1mL/支。胸腺素每支 2mg 或 5mg，每日或隔日肌内注射 1 次，每次 1 支。卡介苗，每支 0.5mg，每周 2~3 次，每次 1 支，肌内注射，20 天为 1 个疗程。被动免疫制剂丙种球蛋白等，对免疫功能降低者有效。肌内注射，每隔 1~2 周注射 1 次，每次 3~6mL。

4）其他治疗药物：包括沙利度胺、秋水仙碱、己酮可可碱、氨苯砜，以及针对系统性疾病、精神神经症状、营养状态等的内科用药。例如沙利度胺片，原用于治疗妊娠呕吐以及抗麻风反应，后发现有免疫调节作用、抗血管新生等作用，目前已被国内外广泛用于治疗复发性阿弗他溃疡，取得良好的效果，临床应用于重型阿弗他溃疡等顽固性溃疡有较好疗效。为减少不良反应，宜用小剂量，25~50mg，晚饭后口服，维持疗程 3 个月以上，有望延长患者的无溃疡期。该药的严重副作用为致畸胎（"海豹婴儿"），故生育期的 RAU 患者慎用，孕妇禁用。其他副作用有外周神经炎、便秘、过敏性皮炎、干燥、头晕、嗜睡、恶心、下肢水肿、腹痛等，停药后一般均能消失。己酮可可碱 300mg，每日 1~3 次；秋水仙碱 0.5~2mg，每日 1 次；氨苯砜 100mg，每日 1 次。

（3）中医病机与中医中药：可根据中医病机采用辨证施治的方剂，或昆明山海棠片、冰硼散等中成药。

1）中医病机：RAU 在中医学里属于"口疮""口疡""口疳""口破"等范围。从最早的春秋战国《黄帝内经》到隋《诸病源候论》、唐《外台秘要》、宋《圣济总录》、元《丹溪心法》、明《景岳全书》、清《医宗金鉴》《疡医大全》，历代中医名家对于此病有不少描述和病因所见，大致可以归纳为以下六方面的病因：①外感六淫；②饮食不节；③情志太过；④素体阴亏；⑤劳倦内伤或久病伤脾；⑥先天禀赋不足，或久用寒凉，伤及脾肾致口舌生疮。总之中医认为外感六淫燥火、内伤脏腑热盛是 RAU 主要致病因素，心和脾胃是 RAU 患者的主病之脏。

2）中医药治疗

①成药，昆明山海棠片内服，有良好的抗炎和抑制增生作用，抑制毛细血管通透性，减少炎性

渗出。毒副作用较小,但长期使用应注意血象改变和类似糖皮质激素的副作用。每片 0.25g,每日 3 次,每次 0.5g,口服。局部可用锡类散、珠黄散、冰硼散、西瓜霜、青吹口散、青黛散、养阴生肌散、双料喉风散等。

②辨证施治,根据四诊八纲进行辨证。脾胃伏火型宜清热泻火、凉血通便,方用凉膈散、清胃散、玉女煎等加减。主药为:生石膏,知母,黄芩及黄连等;心火上炎型宜清心降火、凉血利尿,方用导赤散、泻心汤、小蓟子饮等加减,主药为:生地,竹叶,蒲黄,滑石及木通等;肝郁蕴热型宜清肝泻火、理气凉血,方用龙胆泻肝汤、小柴胡汤等加减,主药为:柴胡,龙胆草,栀子,香附,枳壳及芍药等;阴虚火旺型宜滋阴清热,方用六味地黄汤、杞菊地黄汤、甘露饮等加减,主药为:生地,枸杞子,玄参,山茱肉等;脾虚湿困型宜健脾化湿,方用健脾胜湿汤、五苓散、平胃散等加减,主药为:生黄芪,茯苓,白术等;气血两虚型宜气血双补,方用补中益气汤、参苓白术散等加减,主药为:黄芪,党参,山药,茯苓等。

③针灸,可视溃疡部位不同而选用人中、地仓、承浆、颊车、廉泉等头面部的穴位,辅以手三里、足三里等穴位。

2. 物理治疗 可用 Ga、Al、As、He-Ne 等激光疗法,超声波雾化疗法,微波疗法,毫米波疗法,紫外线疗法,达松伐尔电疗法,冷冻疗法。

3. 心理治疗 由于 RAU 患者多数有患癌症的疑虑等心理问题,所以适当的心理治疗十分必要。

(四)治疗方案选择

依据 RAU 的疼痛程度、溃疡的复发频率、临床分型,可将 RAU 分为轻度、中度、重度,选择以下治疗方案。

1. 轻度 RAU 若溃疡复发次数少,疼痛可耐受,不需要药物治疗。或者以局部药物治疗为主。

2. 中度 RAU

(1) 在溃疡的前驱期(出现刺痛、肿胀)时,及时应用糖皮质激素终止其发展。

(2) 优先选择局部治疗:①局部应用糖皮质激素;②局部镇痛制剂;③局部抗炎制剂;④对重型 RAU,可行糖皮质激素病损局部黏膜下注射。

(3) 对于至少 2 次 RAU 发病史,且病史 1 年以上;溃疡每月发作 1 次以上,可全身短期应用糖皮质激素。

3. 重度 RAU

(1) 局部治疗同上。

(2) 全身应用糖皮质激素、硫唑嘌呤或其他免疫抑制剂、沙利度胺等。

(3) 对免疫功能低下者(结合患者全身情况及免疫学检查结果综合判断),可选用免疫增强剂。

(五)预防

1. 避免粗糙、硬性食物(膨化、油炸食品)和过烫食物对黏膜的创伤。营养均衡,饮食清淡,少食烧烤、腌制、辛辣食物,保持有规律的进餐习惯。

2. 保证充足睡眠时间,提高睡眠质量。保持乐观精神,避免焦虑情绪。

3. 养成每日定时排便习惯。若有便秘,可多食含纤维丰富的食物,适当活动,必要时可使用通便药物。

4. 去除口腔局部刺激因素,避免口腔黏膜创伤。保持口腔环境卫生。

由于 RAU 的治疗方法很多,为了统一各种治疗方法临床效果的评价,我国口腔黏膜病专业委员会经过反复的科学论证和酝酿讨论,于 2000 年 12 月在中华口腔医学会口腔黏膜病专业委员会第一届第三次全体会议上讨论通过了《复发性阿弗他溃疡疗效评价试行标准》并公布实施。

第二节 白 塞 病

白塞病(Behçet's disease,BD)又称白塞综合征、贝赫切特综合征,中医称为"狐惑病"。1937 年由土耳其皮肤病医师 Hulusi Behcet 首先描述是一种慢性血管炎症性疾病。因同时或先后发生的口腔黏膜溃疡以及眼、生殖器、皮肤病损是该病的主要临床特征,几乎累及每一病例,而被称为"口-眼-生殖器三联症"。临床表现也可累及血管、神经系统,消化道、关节、肺、肾、附睾等器官,为一系统性疾病。大部分患者预后良好,眼、中枢神经及大血管受累者预后不佳。与其他血管炎疾病不同,它累及全身各大、中、小血管,其中以静脉受累最多。组织病理学改变是血管周围淋巴单核细胞浸润,血管壁可有 IgG、IgM 和 C3 沉积,大静脉血栓形成,大动脉由于变性、坏死而形成血管瘤。血管炎有渗出和增生两种病变,渗出性改变为血管腔出血,管壁水肿,内皮细胞肿胀,纤维蛋白沉积等,增生性病变是内皮细胞和外膜细胞增生,管壁增厚,有时有肉芽肿形成。

【流行病学】 本病有明显的地域分布特点,主要分布在我国的河西走廊至地中海的古"丝绸之路"沿途,在地中海沿岸、中东及远东地区(日本、朝鲜、中国)发病率较高,其中以土耳其的发病率最高,达 80/10 万～370/10 万,有人称为"丝绸之路病"。中国发病率 14/10 万。任何年龄均可患病,发病高峰年龄为 16～40 岁。我国以女性居多,男性患者血管、神经系统及眼受累较女性多且病情重。

【病因】 本病确切病因尚不明确,可能与遗传、感染、免疫异常等因素有关。

1. 遗传因素

(1) 白塞病有家族遗传特性:国内外已有多篇关于白塞病的家系研究报道,并有人根据国际白塞病研究组织的标准选择了有儿童 BD 的核心家庭和成人 BD 家庭进行家族分析,发现儿童 BD 家族的数据符合常染色体隐性遗传(估计孟德尔分离比率为 0.248),而成人 BD 家族则不符合(估计孟德尔分离比率为 0.08)。首次为白塞病的遗传异质性提供了证据。

(2) 白塞病的分子遗传学特征:有人对日本、希腊、意大利不同人群的研究发现,HLA-B51 是与白塞病密切相关的遗传因子,呈高度正相关,约 45%～60% 的白塞病都与此有关。还有研究发现了其他一些分子遗传标志物,包括 HLA-DR、HLA-DQ、ICAM-1、MCP-1 基因等。

2. 免疫因素 约半数患者抗人口腔黏膜抗体阳性及循环免疫复合物存在。患者外周血淋巴细胞亚群比例失调,$CD4^+/CD8^+$ 比例倒置,$CD45RA^+$ 细胞缺乏,淋巴细胞自分泌 $TNF-\alpha$、IL-6、IL-8 以及 $IL-1\beta$ 可溶性 IL-2 受体增加,均表明本病有自体免疫和细胞免疫异常。

3. 感染因素 有人认为白塞病的自身免疫始动于某些病毒、链球菌及结核菌等病原微生物感染。已有研究证明,HSP 病毒与 BD 发病有关(BD 患者的检出比例为 60/65),推测该病毒能激活 T 淋巴细胞产生迟发型变态反应导致组织损伤。

4. 其他因素 包括 BD 患者的循环障碍、纤溶功能降低,导致患者的内皮细胞、巨噬细胞、血清和中性粒细胞、腓肠神经细胞、眼房水内氯、铜、磷等多种微量元素含量增高,会产生血管病变。也有人认为 BD 发病与过度劳累、情绪紊乱及内分泌异常有关。

【组织病理学】 基本病理变化特点是非特异性血管周围炎。与其他血管炎疾病不同,它累及全身各大、中、小血管,其中以静脉受累最多。组织病理学改变是血管周围淋巴单核细胞浸润,血管壁可有 IgG、IgM 和 C3 沉积,大静脉血栓形成,大动脉由于变性、坏死而形成血管瘤。血管炎有渗出和增生两种病变,渗出性改变为血管腔出血,管壁水肿,内皮细胞肿胀,纤维蛋白沉积等,增生性病变是内皮细胞和外膜细胞增生,管壁增厚,有时有肉芽肿形成。

【临床表现】 本病全身各系统均可受累,但多种临床表现较少同时出现,有时须经历数年甚至更长的时间才相继出现。

1. 口腔溃疡 症状和发作规律与复发性阿弗他溃疡类似。多表现为轻型或疱疹样型,亦可为重型。口腔溃疡占 BD 首发症状的 70%～99%,最终是 100% 患者必发。

2. 生殖器溃疡 约 75% 患者出现生殖器溃疡,病变与口腔溃疡基本相似。但出现次数少。溃疡深大,疼痛剧烈,愈合慢。受累部位为外阴、阴道、肛周、宫颈、阴囊、阴

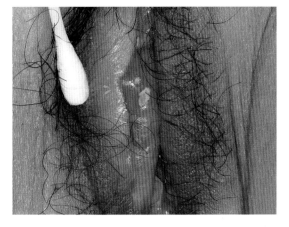

图 4-2-1 白塞病
女性生殖器溃疡,右小阴唇内侧溃疡 2 个
(上海交通大学口腔医学院)

ER4-5

画廊:ER4-5
白塞病(生殖器溃疡)

茎等处（图4-2-1）。阴道溃疡可无疼痛仅有分泌物增多。有患者可因溃疡深而致大出血或阴囊静脉壁坏死破裂出血。

3. 皮肤损害 皮损发病率高，可达80%，表现多种多样，有结节性红斑、疱疹、丘疹、痤疮样皮疹、多形红斑、环形红斑、坏死性结核疹样损害、大疱性坏死性血管炎、Sweet病样皮损、脓皮病等。一个患者可有一种以上的皮损。而特别有诊断价值的体征是结节红斑样皮损和对微小创伤（针刺）后的炎症反应。①结节红斑（erythema nodosum）：发生率约65%。多发生在四肢，尤其下肢多见。通常多发，直径1~2cm，中等硬度，有触痛，同一患者可见大小、颜色和病期不同的损害，约有30%的新发病损周围有1cm宽的鲜红色晕围绕，这种红晕现象有较高的辅助诊断意义。1周后自愈，有色素沉着，无瘢痕，7~14天后可能再次出现。②针刺反应：发生率约65%。指患者接受肌内注射后，进针处可出现红疹和小脓点，或静脉注射后出现血栓性静脉炎，3~7天内消退。③痤疮样皮疹：发生率约40%。主要分布于头面和胸背上部，常见脓疱性结节，其顶端有小脓疱，但无毛发穿过，基底部为浸润性硬结，周围亦可出现红晕现象。④其他还可能见到多形红斑样损害、Sweet病样皮损、坏死性结核疹样皮疹、浅表性游走性血栓性静脉炎等损害。

4. 眼炎 约50%左右的患者受累。眼炎可以在起病后数月甚至几年后出现。眼部病变表现为视物模糊，视力减退，眼球充血，眼球痛，畏光流泪，异物感，飞蚊症和头痛等。通常表现为慢性、复发性、进行性病程，双眼均可累及，眼受累致盲率可达25%，是本症致残的主要原因。最常见的眼部病变为葡萄膜炎（uveitis）。眼球其余各组织均可受累。角膜炎、疱疹性结膜炎、巩膜炎、脉络膜炎、视网膜炎、视神经乳头炎、坏死性视网膜血管炎、眼底出血等（图4-2-2）。前房积脓是葡萄膜炎的最严重形式。葡萄膜炎及视网膜血管炎为眼损害的特征性表现。此外可有晶状体出血或萎缩、青光眼、视网膜脱落。单独视乳头水肿提示脑静脉血栓、颅内病变可导致视野缺损。

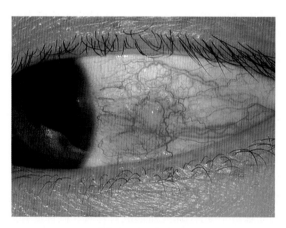

图 4-2-2 白塞病
左眼外侧巩膜溃疡，单发。周围小血管充血
（上海交通大学口腔医学院）

5. 关节损害 25%~60%的患者有关节症状。表现为相对轻微的局限性、非对称性关节炎。主要累及膝关节和其他大关节。本病有时在 HLA-B$_{27}$ 阳性患者中可累及骶髂关节，与强直性脊柱炎表现相似。

6. 神经系统损害 又称神经白塞病（neuro-Behçet's disease），发病率约为5%~50%。常于病后数月至数年出现，少数（5%）可为首发症状。临床表现依受累部位不同而各异。中枢神经系统受累较多见，可有头痛、头晕，Horner综合征、假性延髓麻痹、呼吸障碍、癫痫、共济失调、无菌性脑膜炎，视乳头水肿、偏瘫、失语、不同程度截瘫、尿失禁、双下肢无力，感觉障碍、意识障碍、精神异常等。周围神经受累较少见，约为中枢病变的10%，表现较轻，仅有四肢麻木无力，周围型感觉障碍等。此外，当出现非脑膜炎型的头痛，呕吐，颅压增高的表现时，应考虑到有脑血栓的形成。

神经系统损害亦有发作与缓解交替的倾向，可同时有多部位受累，神经系统受累者多数预后不佳，尤其是脑干和脊髓病损是本病致残及死亡的主要原因之一。

7. 消化道损害 又称肠白塞病（intestinal Behçet's disease）。发病率为10%~50%。从口腔到肛门的全消化道均可受累，溃疡可为单发或多发，深浅不一，可见于食管下端、胃部、回肠远端、回盲部、升结肠，但以回盲部多见。临床可表现为上腹饱胀、嗳气、吞咽困难、中下腹胀满、隐痛、阵发性绞痛、腹泻、黑便、便秘等。严重者可有溃疡穿孔，甚至可因大出血等并发症而死亡。

8. 血管损害 本病的基本病变为血管炎，全身大小血管均可累及，约10%~20%患者合并大中血管炎，是致死致残的主要原因。动脉系统被累及时，动脉壁的弹力纤维破坏及动脉管壁内膜纤维增生，造成动脉狭窄、扩张或产生动脉瘤，临床出现相应表现，可有头晕、头痛、晕厥、无脉。主动脉弓及其分支上的动脉瘤有高度破裂的危险性。静脉系统较动脉系统受累多见。25%左右患者

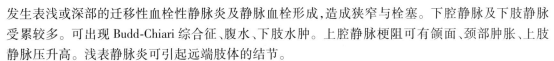

发生表浅或深部的迁移性血栓性静脉炎及静脉血栓形成,造成狭窄与栓塞。下腔静脉及下肢静脉受累较多。可出现 Budd-Chiari 综合征、腹水、下肢水肿。上腔静脉梗阻可有颌面、颈部肿胀、上肢静脉压升高。浅表静脉炎可引起远端肢体的结节。

9. 肺部损害 肺部损害发生率较低,约 5%~10%,但大多病情严重。肺血管受累时可有肺动脉瘤形成,瘤体破裂时可形成肺血管-支气管瘘,致肺内出血;肺静脉血栓形成可致肺梗死;肺泡毛细血管周围炎可使内皮增生纤维化影响换气功能。肺受累时患者有咳嗽、咯血、胸痛、呼吸困难等。大量咯血可致死亡。

10. 肾脏、心脏等其他损害 肾脏损害较少见,可有间歇性或持续性蛋白尿或血尿,肾性高血压,肾病理检查可有 IgA 肾小球系膜增殖性病变或淀粉样变。

心脏受累较少。可有心肌梗死、瓣膜病变、传导系统受累、心包炎等。心腔内可有附壁血栓形成,少数患者心脏呈扩张性心肌病样改变、缩窄性心包炎样表现,心脏病变与局部血管炎有关。

附睾炎发生率约为 4%~10%,较具特异性。急性起病,表现为单或双侧附睾肿大疼痛和压痛,1~2 周可缓解,易复发。

妊娠期可使多数患者病情加重。也有眼葡萄膜炎缓解的报道。可有胎儿宫内发育迟缓,产后病情大多加重。近 10% 的患者出现纤维肌痛综合征样表现,女性多见。

【诊断】诊断要点如下:

1. 临床表现 病程中有医师观察和记录到的复发性口腔溃疡、眼炎、生殖器溃疡以及特征性皮肤损害,另外出现大血管或神经系统损害高度提示 BD 的诊断。

2. 辅助检查 本病无特异性辅助检查异常。活动期可有血沉增快、C 反应蛋白升高;部分患者冷球蛋白阳性。血小板凝集功能增强。HLA-B51 阳性率 57%~88%,与眼、消化道病变相关。

3. 特殊检查 神经白塞病常有脑脊液压力增高,白细胞数轻度升高。脑 CT 及磁共振(MRI)检查对脑、脑干及脊髓病变有一定帮助,急性期 MRI 的检查敏感性高达 96.5%,可以发现在脑干、脑室旁白质和基底节处的增高信号。慢性期行 MRI 检查应注意与多发性硬化相鉴别。MRI 可用于神经白塞病诊断及治疗效果随访观察。

胃肠钡剂造影及内镜检查、血管造影、彩色多普勒超声有助诊断病变部位及范围。

肺 X 线片可表现为单或双侧大小不一的弥漫性渗出或圆形结节状阴影,肺栓塞时可表现为肺门周围的密度增高的模糊影。高分辨的 CT 或肺血管造影、核素肺通气/灌注扫描等均有助于肺部病变诊断。

4. 针刺反应试验(pathergy test) 用 20G 无菌针头在前臂屈面中部垂直刺入约 0.5 cm 沿纵向稍作捻转后退出,24~48 小时后局部出现直径>2mm 的毛囊炎样小红点或脓疱疹样改变为阳性。此试验特异性较高且与疾病活动性相关。静脉穿刺或皮肤创伤后出现的类似皮损具有同等价值。

5. 诊断标准 本病无特异性血清学及病理学特点,诊断主要根据临床症状,故应注意详尽的病史采集及典型的临床表现。为便于本病的诊断,国际白塞病研究组于 2014 年制订了白塞病国际分类(诊断)标准。

2014 年白塞病国际诊断标准

复发性口腔溃疡	2分
复发性生殖器溃疡	2分
眼部损害	2分
皮肤损害	1分
针刺反应阳性	1分
血管病变	1分
神经系统损害	1分
诊断标准	根据临床表现进行评分,总分≥4分确诊

【鉴别诊断】　本病以某一系统症状为突出表现者易误诊为其他疾病。

以关节症状为主要表现者,应注意与类风湿关节炎、赖特尔(Reiter)综合征、强直性脊柱炎相鉴别。

皮肤黏膜损害应与多形红斑、结节红斑、梅毒、Sweet 病、斯-约综合征、寻常性痤疮、单纯疱疹感染、热带口疮(Sprue)、系统性红斑狼疮、周期性粒细胞减少、艾滋病相鉴别。

胃肠道受累应与局限性肠炎(克罗恩病)和溃疡性结肠炎相鉴别。

神经系统损害与感染性、变态反应性脑脊髓膜炎、脑脊髓肿瘤、多发性硬化、精神病相鉴别。

附睾炎与附睾结核相鉴别。

口腔溃疡应与 RAU、疱疹性口炎相鉴别。

多系统损害应与克罗恩病、斯-约综合征、赖特尔综合征等相鉴别(表 4-2-1)。

表 4-2-1　白塞病多系统损害与克罗恩病、斯-约综合征、赖特尔综合征的鉴别

	年龄	性别	发热	口腔	生殖器	眼	皮肤	关节	其他	预后
白塞病	20~40 岁多见	男性多见	偶有	反复发作的单个或多个溃疡,界清,不融合	阴茎、阴囊、阴唇溃疡多见	虹膜睫状体炎、虹膜炎、视网膜脉络膜炎多见	下肢结节红斑,面部痤疮样皮疹、毛囊炎、脓疱疹、针刺反应阳性	轻度红肿痛	偶见消化、心血管、泌尿、神经系统等症状	眼部病变可致失明,有神经症状者预后不良
克罗恩病	青壮年	男性多见	午后低热乏力	颊:溃疡较深;唇:小结节;龈:肉芽肿样颗粒状增生	无	无	无	无	腹痛、腹泻、便血	严重者伴发肠梗阻、肠穿孔,引起休克
斯-约综合征	各年龄段	男女相等	微热,偶在病初有高热	大疱和广泛糜烂面,渗出多	阴茎、包皮、龟头溃疡多见	虹膜炎少见,结膜炎、角膜炎多见	面部多形红斑、丘疹、水疱、糜烂、虹膜样损害,针刺反应阴性	轻度肿痛	少见	一般好,重型者预后严重不良
赖特尔综合征	青年	男性多见	常以高热发病	偶发溃疡	明显尿道炎	结膜炎少见	无	显著多发性关节炎	少见	良好

【疾病管理】　本病目前尚无公认的有效根治办法。多种药物均有效,但停药后大多易复发。治疗的目的在于控制现有症状,防治重要脏器损害,减缓疾病进展。若白塞病患者出现系统性表现,则要立即转诊至相关科室治疗。

1. **一般治疗**　急性活动期,应卧床休息。发作间歇期应注意预防复发。如控制口、咽部感染、避免进食刺激性食物。伴感染者可行相应的治疗。

2. **局部治疗**　口腔溃疡可局部用糖皮质激素膏、冰硼散、锡类散等;生殖器溃疡用 1:5 000 高锰酸钾清洗后加用抗生素软膏;眼结膜炎、角膜炎可应用糖皮质激素眼膏或滴眼液,眼葡萄膜炎须应用散瞳剂以防止炎症后粘连,重症眼炎者可在球结膜下注射糖皮质激素。

3. **全身治疗**。主要由风湿免疫科的医生进行治疗。口腔黏膜病专科仅对其 RAU 或不伴有系统损害的 BD 进行治疗。

(1) 非甾体类抗炎药:具消炎镇痛作用。对缓解发热、皮肤结节红斑、生殖器溃疡疼痛及关节炎症状有一定疗效,常用药物有布洛芬 0.4~0.6g,每日 3 次;萘普生,0.2~0.4g,每日 2 次;双氯芬

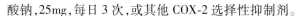

酸钠,25mg,每日 3 次,或其他 COX-2 选择性抑制剂。

（2）秋水仙碱:可抑制中性粒细胞趋化,对关节病变、结节红斑、口腔和阴部溃疡、眼葡萄膜炎均有一定的治疗作用,0.5mg,每日 3 次。应注意肝肾等不良反应。

（3）沙利度胺:用于治疗严重的口腔、生殖器溃疡。宜用小剂量,50mg,每天晚上口服。注意生育期的 BD 患者慎用,妊娠妇女禁用,以免引起胎儿畸形,另外有引起神经轴索变性的副作用。

（4）糖皮质激素:对控制急性症状有效,停药后易复发。故主要用于全身症状重、有中枢神经系统病变、内脏系统的血管炎、口腔和阴部巨大溃疡及急性眼部病变。疗程不宜过长,一般 2 周内症状控制即可逐渐减量后停药。有大静脉炎时糖皮质激素可能促进血栓形成。长期应用可加速视网膜血管的闭塞。常用量为波尼松 40~60mg/d,重症患者如严重眼炎、中枢神经系统病变、严重血管炎患者可考虑采用静脉应用大剂量甲泼尼龙冲击,1 000mg/d,3 天为一疗程,同时配合免疫抑制剂效果更好。

（5）免疫抑制剂:重要脏器损害时应选用此类药。常与糖皮质激素联用。此类药物副作用较大,用药时间应注意严密监测。

1）苯丁酸氮芥:用于治疗视网膜、中枢神经系统及血管病变。用法为 2mg,每日 3 次。持续使用数月直至病情控制稳定,然后逐渐减量至小量维持。病情完全缓解半年后可考虑停药。但眼损害应考虑用药 2~3 年以上,以免复发。用药期间应定期眼科就诊检查。副作用有继发感染,长期应用有可能停经或精子减少、无精。

2）硫唑嘌呤:效果较苯丁酸氮芥差。用量为 2~2.5mg/(kg·d),每日 2 次。可抑制口腔、眼睛的病变、关节炎。停药后易复发。可与环孢素联用。

3）甲氨蝶呤:低剂量(每周 7.5~15mg,口服或静注)可用于治疗神经系统病变及皮肤黏膜病变。停药数月后病情可复发,故需要长时间的治疗。副作用有消化道及骨髓抑制、肝损害等。

4）环磷酰胺:在急性中枢神经系统损害或肺血管炎、眼炎时,与强的松配合使用,采用大剂量静脉冲击疗法,每次用量 0.5~1.0g/m² 体表面积。3~4 周后重复使用。使用时嘱患者大量饮水,以避免出血性膀胱炎的发生,此外可有消化道反应及白细胞减少。对慢性病变作用有限。

5）环孢素:治疗对秋水仙碱或其他免疫抑制剂有抵抗的眼白塞病效果较好。剂量为每天 3~5mg/kg。应用时注意监测血压和肝肾功能,避免不良反应。

（6）其他

1）α 干扰素:治疗口腔损害、皮肤病及关节症状有一定疗效,也可用于眼部病变的急性期治疗。

2）英利昔单抗(infliximab):用于治疗复发性葡萄膜炎疗效肯定无明显副作用。

3）中药雷公藤制剂:对口腔溃疡、皮下结节、关节病、眼炎有肯定疗效;对肠道症状疗效较差。

4）抗凝剂(阿司匹林、双嘧达莫)及纤维蛋白疗法(尿激酶、链激酶):亦可用于治疗血栓疾病,但不宜骤然停药,以免反跳。

5）如患者有结核病或有结核史,如上述治疗效果不满意,可试行抗结核治疗,三联抗结核至少半年以上,观察疗效。

4. 中医辨证施治 根据中医对 BD 的认识,其病因病机与肝经湿热、脾胃湿热、肝阴虚、脾肾阳虚有关,因此以证定法,分别施以:

（1）清肝利湿法,代表方:龙胆泻肝汤(主药为龙胆草、黄芩、栀子及泽泻等);

（2）清胃泻火法,代表方:清胃汤合五味消毒饮(主药为生石膏、生地、丹皮及黄芩等);

（3）补肾养阴法,代表方:杞菊地黄汤(主药为熟地、山药、玄参及山萸肉等);

（4）温补脾肾法,代表方:金匮肾气丸(主药为肉桂、附子、黄芪及白术等)。

5. 手术治疗 重症肠白塞病并发肠穿孔时可行手术治疗,但肠白塞病术后复发率可高达 50%。复发与手术方式及原发部位无关,故选择手术时应慎重。血管病变手术后也可于术后吻合处再次形成动脉瘤,故一般不主张手术治疗,采用介入治疗可减少手术并发症。眼失明伴持续疼痛者可手术摘除眼球。手术后应继续应用免疫抑制剂治疗可减少复发。

6. 预后 本病一般呈慢性,易治疗。缓解与复发可持续数周或数年,甚至长达数十年。在病程中可发生失明,腔静脉阻塞及瘫痪等。本病由于神经系统、血管、胃肠道受累偶可致死。

7. 预防 关键在于及时发现及时治疗可能引起严重后果的多系统多脏器病损。应教育白塞病患者,若因身体不适在相应专科就诊时,应主动告知医生曾被诊断有白塞病;应特别警惕系统性疾病的可疑症状;出现外生殖器溃疡者应注意会阴部卫生,防止继发感染;有肺部病损者应注意防止大咯血;消化系统病变者应保持大便通畅,防止肠穿孔;心血管病变者应注意动脉栓塞和动脉瘤破裂。

第三节 创伤性血疱和创伤性溃疡

创伤性血疱(traumatic mucosal hematoma)和创伤性溃疡(traumatic ulceration)是由物理性、机械性或化学性刺激引起的病因明确的口腔黏膜损害。当刺激因素较强,机体反应较迅速时可引起血疱,长期慢性刺激则可引起溃疡。黏膜血疱一旦破溃和继发感染,则发生糜烂或者溃疡。

(一)创伤性血疱

【病因】 因食用过烫食物、咀嚼大块干硬食物或吞咽过快而擦伤口腔黏膜,会引起创伤性血疱。也可因外力挫伤或误咬颊、舌黏膜造成血疱。又称黏膜血疱(mucosal hematoma)。

【临床表现】 因急食擦伤引起的血疱往往较大,可达20~30mm,易发生于咀嚼一侧的软腭、腭垂、舌腭弓和软硬腭交界处。血疱迅速扩大,疼痛不明显,有异物感,近咽喉处的大血疱可引起反射性恶心。初起疱液鲜红,旋即变为紫黑色,疱壁薄,容易破裂,淤血流尽后留有鲜红色疱底创面,疼痛明显,影响吞咽。一般愈合较快,有继发感染则形成糜烂或溃疡(图 4-3-1)。

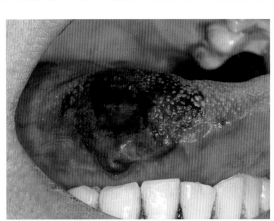

图 4-3-1 创伤性血疱
右舌缘创伤性大血疱,疱壁有破损,疱内尚滞留陈旧性血液
(上海交通大学口腔医学院)

因咀嚼不慎误伤引起的血疱常位于口角区或两颊咬合线附近,血疱较小,有时可伴溃疡和糜烂,愈合较快。

【组织病理学】 毛细血管破裂出血,上皮下血疱形成,血疱周围有炎细胞浸润和毛细血管扩张,血疱破裂后形成溃疡。陈旧性损害有肉芽组织和新生上皮细胞覆盖创面。

【诊断】 根据明确的急食史或咀嚼不当的误伤黏膜病史以及单侧性血疱,发生迅速,疱壁易破,留有鲜红创面等临床特点,不难作出诊断。

【鉴别诊断】 应与血小板减少性紫癜的口腔黏膜血疱鉴别。后者血疱好发于牙龈、腭、颊等摩擦较多的部位,疱壁较厚,可反复发生。无明显的急食史。此外,牙龈自发性出血是本病的早期表现。血常规检查血小板计数极低,凝血功能降低。

【疾病管理】

1. 治疗在排除血液病前提下,对未破血疱可用消毒针筒抽取疱血,或刺破疱壁放去淤血。对已破血疱可用消毒手术剪刀修整残余疱壁,然后用防腐消毒镇痛的散剂局部涂布。例如复方皮质散、青黛散、珠黄散等。也可用氯己定等漱口液含漱消毒。

2. 预防 注意培养良好的进食习惯,细嚼慢咽,不吃过烫过硬食物。血疱过大影响呼吸时应迅速刺破血疱,以防窒息。

(二)创伤性溃疡

【病因】

1. 机械性刺激

(1)非自伤性刺激:指残根残冠、尖锐的边缘嵴和牙尖对黏膜的长期慢性刺激;由尖或较硬食物、设计或制作不当的义齿、刷牙不慎引起的损伤;婴儿吮吸拇指、橡胶乳头、玩具等硬物刺激腭部翼钩处黏膜,中切牙边缘过锐与舌系带过短引起的摩擦等不良刺激。这些刺激常引起相应部位的溃疡。

（2）自伤性刺激:指下意识地咬唇、咬颊或用铅笔尖、竹筷等尖锐物点刺颊脂垫等不良习惯。

2. **化学性灼伤**　因误服强酸强碱等苛性化合物;或因口腔治疗操作不当,造成硝酸银、三氧化二砷、碘酚、酚醛树脂等腐蚀性药物外溢而损伤黏膜。偶见因牙痛而口含阿司匹林、因口腔白斑用维 A 酸液涂布过度或贴敷蜂胶引起溃疡。

3. **热冷刺激伤**　因饮料、开水、食物过烫引起黏膜灼伤;或因口腔内低温治疗（如液氮）操作不当引起冻伤等。

【组织病理学】表现为非特异性溃疡,上皮连续性破坏,表层脱落坏死形成凹陷,溃疡底部结缔组织有淋巴细胞、多形核白细胞和浆细胞浸润。后期可见肉芽组织增生。

【临床表现】不同原因引起的创伤性溃疡有不同的病名,临床表现也有所不同。

1. **压疮性溃疡（decubital ulcer）**　由持久的非自伤性机械性刺激造成。多见于老年人。残根残冠或不良修复体长期损伤黏膜,溃疡深及黏膜下层,边缘轻度隆起,色泽灰白,疼痛不明显(图4-3-2)。

2. **贝氏溃疡（Bednar ulcer）**　由婴儿吮吸拇指或过硬的橡皮奶头引起。固定发生于硬腭、双侧翼钩处黏膜表面,双侧对称性分布。溃疡表浅,婴儿哭闹不安,拒食。

3. **李-弗溃疡（Riga-Fede ulcer）**　专指发生于婴幼儿舌腹的溃疡。因过短的舌系带和过锐的新萌乳中切牙长期摩擦引起,舌系带处充血、肿胀、溃疡。久不治疗则转变为肉芽肿性溃疡,扪诊有坚韧感,影响舌活动。

4. **自伤性溃疡（factitial ulcer）**　好发于性情好动的青少年或患多动症的儿童。患者常有用铅笔尖捅刺黏膜不良习惯。右利手者,溃疡好发于左侧颊脂垫尖或磨牙后垫处,左利手者,溃疡位置反之。有咬唇、咬颊、咬舌不良习惯者,溃疡好发于下唇黏膜或两颊、舌背。溃疡深在,长期不愈。溃疡外形不规则,周围因为长期的机械性刺激导致白色斑块。基底略硬或有肉芽组织,疼痛不明显。有时有痒感(图4-3-3)。

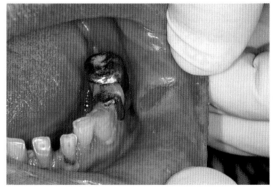

图 4-3-2　压疮性溃疡
左颊黏膜溃疡,形态与左下后牙不良修复体吻合,溃疡深及黏膜下层,边缘轻度隆起,色泽灰白
（上海交通大学口腔医学院）

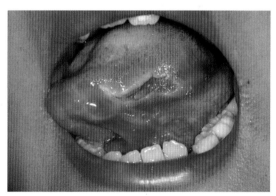

图 4-3-3　自伤性溃疡
左舌腹黏膜深溃疡,外形不规则,周围长期机械性刺激导致溃疡颜色发白,呈斑块状。基底偏硬
（上海交通大学口腔医学院）

5. **化学灼伤性溃疡**　组织坏死表面有易碎的白色薄膜,溃疡表浅,疼痛明显,因治牙引起者,常发生于患牙的附近黏膜。

6. **热灼伤性溃疡**　有确切的热灼伤史,初始为疱,疱壁破溃后形成糜烂或浅表溃疡,疼痛明显。

【诊断】具有明确的理化刺激因素或自伤、灼伤等病史。创伤性溃疡的部位和形态往往与机械性刺激因子相符合。无复发史。去除刺激因素后,溃疡很快明显好转或愈合。若长期不愈者应作活体组织检查。

【鉴别诊断】 对去除刺激因素后仍长期不愈的深溃疡应与一些特异性深溃疡鉴别。

1. **腺周口疮** 溃疡深大,常伴发小溃疡,有反复发作史,无创伤史和自伤性不良习惯,口内无机械性刺激因素存在。愈合后留有瘢痕。

2. **结核性溃疡** 溃疡深凹,边缘呈鼠噬状,基底高低不平,呈粟粒状小结节,有红色肉芽组织。伴低热、盗汗、淋巴结肿大。结核菌素试验阳性。无理化刺激因素存在。

3. **癌性溃疡** 常为鳞状细胞癌。溃疡深大,底部有菜花状细小颗粒突起,边缘隆起翻卷,扪诊有基底硬结,疼痛不明显。

4. **化脓性肉芽肿** 好发于牙龈,表现为深红色半球形肿块,有时表面形成溃疡。组织病理特征为血管增生性肉芽肿。

【疾病管理】

1. 尽快去除刺激因素是首要措施,包括拔除残根、残冠,磨改过锐牙尖和边缘嵴,修改不良修复体,纠正咬唇、咬颊、咬舌不良习惯,改变婴儿喂食方式(不用奶瓶改用小匙喂食),手术矫正舌系带过短等。其次是局部涂敷复方皮质散、养阴生肌散、冰硼散等消炎防腐药物;含漱氯己定液、复方硼酸液等,以防继发感染。对有全身症状或继发感染者应服用抗生素。长期不愈的深大溃疡应作活检,排除癌变。

2. **预防** 避免不良理化因素的刺激,养成良好进食习惯。定期检查口腔牙颌状况,避免口腔治疗中的操作失误。正确使用药物。

(唐国瑶)

第四节 放疗化疗性口腔黏膜炎

肿瘤患者接受头颈部放射治疗和/或化学治疗后,出现以口腔溃疡为主的损害,称为放疗化疗性口腔黏膜炎,使患者出现严重疼痛不适,影响进食、吞咽和说话。放疗引起的又称放射治疗诱发性口腔黏膜炎(radiotherapy-induced oral mucositis,RTOM),是肿瘤放射治疗常见的严重并发症之一。此外,该病还可发生在意外暴露于放射线及在长期不良环境中从事放射线相关工作的特殊人群。化疗引起的又称化学治疗诱导性口腔黏膜炎(chemotherapy-induced oral mucositis,CTOM),由化疗药物对口腔黏膜的细胞毒作用所致,是肿瘤化学治疗常见的不良反应之一。

【流行病学】 几乎所有头颈部放疗伴同步化疗患者都会出现口腔黏膜炎。头颈部恶性肿瘤放疗患者发病率为 90%~100%,病情严重者(≥3 级)占 34%~56%。化疗性口腔黏膜炎出现的频率和严重程度取决于所用肿瘤化疗药物的种类和使用剂量。传统化疗中有将近 20%~40% 患者会出现口腔黏膜炎;造血干细胞移植前高剂量化疗患者的口腔黏膜炎发生率高达 80%。

【病因和发病机制】 病因十分明确,即与放射线电离辐射和放疗有关。

1. **射线因素** X线、镭射线、放射性核素射线、中子射线等放射线高能辐射机体,引起组织细胞和器官的一系列反应和损害。例如蛋白质、酶、核酸等高分子有机化合物发生化学键断裂、结构破坏、分子变性,产生大量具有强氧化能力的超氧自由基,破坏细胞正常代谢,引起口腔黏膜上皮基底和基底上层快速分裂的干细胞坏死,导致黏膜上皮正常组织更新、细胞分布、上皮完整性障碍,使口腔黏膜上皮萎缩、变薄和溃疡。与此同时,上皮下固有层组织中的成纤维细胞、血管内皮细胞等组织细胞也受到损伤,其损伤甚至早于上皮内的角质形成细胞。各类炎症细胞的聚集、促炎症细胞因子等诸多因素也在加速和演进口腔黏膜损伤中扮演重要角色。软腭、口唇、颊黏膜对放射线比较敏感,故反应较重,常在口炎基础上并发溃疡。

2. **化疗因素** 化疗药物缺乏选择性,不仅对肿瘤细胞有杀伤作用,对快速增殖的正常细胞也有损伤,如骨髓细胞、毛囊滤泡细胞和胃肠道黏膜细胞。化疗药物对 DNA 复制和细胞增殖的直接抑制作用,导致上皮基底细胞的更新能力降低,继而出现黏膜萎缩、胶原蛋白分解,最终形成溃疡。口腔对化疗的直接或间接毒性反应非常敏感。口腔黏膜炎是许多化疗方案的常见不良反应之一,会导致口腔黏膜的萎缩和破溃。引起口腔黏膜炎的化疗药物主要是作用于细胞周期 S 期的药物,包括 5-氟尿嘧啶、甲氨蝶呤、阿糖胞苷等。

3. **感染因素**　口腔黏膜损伤后,细菌等微生物定植于口腔黏膜炎损害表面可放大炎症反应而进一步加重组织损伤。研究表明,细菌产物可诱导促炎症细胞因子释放,加重口腔黏膜组织的损伤。在免疫抑制的患者中,口腔黏膜炎的继发感染可能引起菌血症、败血症和系统性真菌感染。

4. **风险因素**　口腔黏膜炎的风险因素包括宿主易感性、年龄、营养状况、肿瘤类型、不良口腔卫生习惯、不合适的义齿、唾液腺功能障碍、某些化疗药物、化疗给药剂量和频率的增加、高剂量的放疗以及治疗前中性粒细胞数量等。

画廊:ER4-12
化疗性口炎

口腔黏膜炎宿主易感性

年龄	年幼者或老年患者
性别	女性
口腔卫生状况	口腔卫生状况差者
唾液分泌功能	唾液分泌功能低下者
体质	营养不良者
肾功能	肾功能减退者
吸烟	吸烟者
既往癌症治疗史	既往接受癌症治疗发生口腔黏膜炎者

5. **发病机制**　Sonis 等人阐述了口腔黏膜炎的发病机制分为五个阶段,即启动、信号传导、信号放大、溃疡和愈合。

【**临床表现**】口腔黏膜炎的早期临床表现为化疗后 4~5 天或头颈部累积辐射剂量约 10Gy(吸收剂量单位,戈瑞,Gray)时出现黏膜发红、水肿,在这个阶段患者经常有灼热感和进食刺激痛。化疗后 7~10 天或累积辐射剂量为 30Gy 时出现黏膜深大溃疡并有假膜覆盖,疼痛明显,唾液腺萎缩导致口干、口臭(图 4-4-1)。化疗引起的口腔黏膜炎,损害多见于活动黏膜,如颊黏膜和舌缘舌腹,硬腭和牙龈一般不受累及。与此相反,放疗引起的口腔黏膜炎可累及任何辐射暴露部位,包括硬腭,虽然这种情况很少见。化疗引起的口腔黏膜炎约持续 1 周,一般在化疗开始后 21 天内自行痊愈。放疗引起的口腔黏膜炎在放疗结束后至少持续 2 周(通常 60~70Gy)。头颈部肿瘤放疗患者,持续 5~7 周的严重溃疡性口腔黏膜炎并不少见。

放疗 2 年后出现的黏膜损害称慢性口腔黏膜炎。其特征是因唾液腺广泛萎缩引起的继发性损害。主要症状包括口腔干燥、味觉异常,主要体征是口腔黏膜广泛萎缩、变薄、充血,舌体出现萎缩性舌炎,并往往合并白念珠菌感染(图 4-4-2)。同时可见猛性龋、牙龈出血、张口受限等其他口腔并

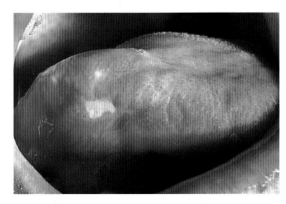

图 4-4-1　急性放射性口腔黏膜炎
口腔黏膜充血明显,伴右舌缘深大溃疡,有明显
渗出并有假膜覆盖
（中山大学光华口腔医学院）

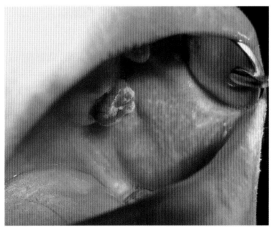

图 4-4-2　慢性放射性口腔黏膜炎
左颊黏膜广泛萎缩、变薄、充血,合并白念珠菌
感染
（中山大学光华口腔医学院）

发症。患者的照射野皮肤常有干燥、脱发、色素沉着、纤维化等损害。全身症状包括食欲减退、疲倦、头痛、记忆力下降、失眠等。

【组织病理学】口腔黏膜炎急性期表现为组织水肿,毛细血管扩张,黏膜上皮细胞坏死破裂,纤维素渗出,血细胞渗出。放疗引起的慢性口腔黏膜炎可见黏膜上皮萎缩变薄、连续性破坏、炎细胞浸润,毛细血管扩张,黏膜下小唾液腺萎缩等改变。

【诊断】主要根据肿瘤放化疗史或放射线暴露史、口腔黏膜损害出现的时间及部位进行诊断。对这类患者进行口腔健康状况全面评估有助于口腔黏膜炎的早期诊断。

目前国内尚无口腔黏膜炎病情的临床评估标准,使用最广泛的评估方法是美国国家癌症研究所(NCI)公布的常见不良反应事件评价标准(CTCAE)(表4-4-1),它包括患者的症状、进食功能和是否需要治疗。

表 4-4-1 NCI 的 CTCAE4.0 版

级别	临床表现
1	无症状或轻微症状,无需治疗
2	中度疼痛;不影响进食,但需改变饮食
3	重度疼痛;干扰口服摄入
4	致命风险;需紧急处理
5	死亡

【鉴别诊断】要与药物过敏性口炎、多形红斑、急性疱疹性龈口炎、移植物抗宿主病、干燥综合征等疾病鉴别。主要鉴别依据是肿瘤放化疗史和放射线暴露史。

【疾病管理】2004年,癌症支持治疗多国协会/国际口腔肿瘤协会(MASCC/ISOO)发布了第一个循证医学的黏膜炎临床实践指南,该指南第一次更新在2007年Cancer杂志刊登。在过去的10年中,也有其他组织发表了黏膜炎的指南,但多直接引用或参考该指南,因此MASCC/ISOO指南是黏膜炎领域中的权威临床实践指南。

1. 治疗原则 减轻症状、促进愈合、防治合并感染。

2. 基本口腔护理 口腔卫生护理对预防口腔黏膜炎有良好效果。口腔卫生护理包括刷牙、牙线和多种口腔漱口液保持口腔卫生。

3. 口腔黏膜损害的处理 凡具有抗炎、镇痛、促进愈合作用的任何局部制剂均可应用,例如角质形成细胞生长因子-1(keratinocyte growth factor-1,KGF-1)、重组表皮生长因子、重组牛碱性成纤维细胞生长因子等细胞因子制剂、苄达明漱口液、复方硼砂液;复方皮质散、珠黄散、地塞米松敷贴片等。另外,锌是某些组织修复过程中的必需微量元素,锌还有抗氧化效应,故指南建议口腔肿瘤放化疗患者可补充锌。

4. 黏膜疼痛的处理 可使用局部麻醉漱口水以维持口腔护理和进食。酌情应用阿司匹林、塞来昔布等非甾体类消炎镇痛药。

5. 口干症状的处理 毛果芸香碱是胆碱能受体激动剂,可增加唾液分泌量,特别对头颈部肿瘤放疗期间唾液分泌减少患者非常有益。可局部应用人工唾液(0.2%毛果芸香碱12mL加蒸馏水200mL),每次10mL,每日3次;或全身应用毛果芸香碱,每次4mg,每日3次,口服。

6. 口腔出血的处理 处理口腔出血的方法包括使用牙周塞治剂、血管收缩剂、凝块形成剂和组织保护剂。如果出现长期出血,应咨询血液科专家。

7. 合并感染的处理

(1)念珠菌感染的处理:局部应用1%~2%碳酸氢钠含漱液,必要时全身应用氟康唑(每次0.1g,每日1次,口服)1~2周。

(2)单纯疱疹感染的处理:建议局部用含有利多卡因的含漱液,全身可应用阿昔洛韦(每次0.2g,每5小时1次,口服)、泛昔洛韦(每次0.125g,每日2次,口服)等抗病毒药物。

(3)细菌感染的处理:根据药物敏感试验结果合理选用抗生素,同时要重视厌氧菌感染,可联

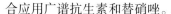

合应用广谱抗生素和替硝唑。

8. MASCC/ISOO 推荐的有强烈证据证明的干预措施

（1）对于静脉推注 5-氟尿嘧啶化疗的患者,推荐用 30 分钟口腔冷敷(含冰块)预防口腔黏膜炎。

（2）对于高剂量化疗+全身放疗+自体干细胞移植的血液恶性肿瘤患者,推荐用 KGF-1 预防口腔黏膜炎[60μg/(kg·d),预处理前 3 天及移植后 3 天]。

（3）对于高剂量化疗±全身放疗+造血干细胞移植的患者,推荐用低剂量激光治疗(波长 650nm,功率 40mW,组织剂量 $2J/cm^2$)预防口腔黏膜炎。

（4）对于接受中等剂量放疗(最大 50Gy)±化疗的头颈部肿瘤患者,推荐用苄达明漱口水预防口腔黏膜炎。

（沈雪敏）

参考文献与书目

1. SCULLY C. Clinical practice. Aphthous ulceration. N Engl J Med,2006,355(2):165-172.

2. JURGE S,KUFFER R,SCULLY C et al. Mucosal Diseases Series Number Ⅵ Recurrent aphthous stomatitis. Oral Dis,2006,12(1):1-21.

3. MESSADI D V,YOUNAI F. Aphthous ulcers. Dermatol Ther,2010,23(3):281-290.

4. ALTENBURG A,ABDEL-NASER M B,SEEBER H,et al. Practical aspects of management of recurrent aphthous stomatitis. J Eur Acad Dermatol Venereol,2007,21(8):1019-1026.

5. BASSEL T,GIATH G,SADEQ ALI Al-Maweri,et al. Guideline for the Diagnosis and Treatment of Recurrent Aphthous Stomatitis for Dental Practitioners. J Int Oral Health,2015,7(5):74-80.

6. IRENE Belenguer-Guallar,YOLANDA Jiménez-Soriano,ARIADNA Claramunt-Lozano. Treatment of recurrent aphthous stomatitis. A literature review. J Clin Exp Dent,2014,6(2):e168-174.

7. SCULLY C,PORTER S. Oral mucosal disease:recurrent aphthous stomatitis. Br J Oral Maxillofac Surg,2008,46(3):198-206.

8. International Team for the Revision of the International Criteria for Behçet's Disease (ITR-ICBD). The International Criteria for Behçet's Disease (ICBD):a collaborative study of 27 countries on the sensitivity and specificity of the new criteria. J Eur Acad Dermatol Venereol,2014,28(3):338-347.

9. BURKET L W. Burket's Oral medicine:Diagnosis and treatment. 12th ed. Hamilton,Ont. & Lewiston,N. Y.:B. C. Decker,2015.

10. JORDAN R C,LEWIS M A. A color handbook of oral medicine. New York:Thieme,2004.

11. SUPRIYA M S,RONY B R,RATH G K. Radiation induced oral mucositis:a review of current literature on prevention and management. Eur Arch Otorhinolaryngol,2016,273:2285-2293.

12. MARIA O M,ELIOPOULOS N,MUANZA T. Radiation-induced Oral Mucositis. Frontiers in Oncology,2017,7(5):89.

13. ALVARIÑO-MARTÍN C,SARRIÓN-PÉREZ M-G. Prevention and treatment of oral mucositis in patients receiving chemotherapy. J Clin Exp Dent,2014,6(1):e74-80.

14. 郑际烈. 口腔黏膜病诊断学. 南京:江苏科学技术出版社,2000.

15. 李秉琦. 李秉琦实用口腔黏膜病学. 北京:科学技术文献出版社,2011.

学习笔记

第五章 口腔黏膜大疱性疾病

> **掌握**:寻常型天疱疮的病因、病理、临床表现、诊断、鉴别诊断和治疗原则。
> **熟悉**:黏膜类天疱疮的病因、病理、临床表现、诊断、鉴别诊断和治疗原则。
> **了解**:其他大疱性疾病的病因、病理、临床表现和诊断。

大疱性疾病(bullous diseases)是指一组发生在皮肤黏膜,以水疱、大疱为基本皮肤黏膜损害的皮肤黏膜疾病。根据发病机制不同,大疱性疾病分为自身免疫性大疱病和非自身免疫性大疱病。自身免疫性大疱病在患者的血清和损害处可检测到致病性抗体,是器官特异性自身免疫病;非自身免疫性大疱病不能检测到自身抗体,其发病大多与遗传有关,这部分与遗传相关者又称为遗传性大疱性疾病。

本章主要介绍常累及口腔黏膜或以口腔黏膜为主要受累部位的自身免疫性大疱病,即天疱疮、黏膜类天疱疮、副肿瘤性天疱疮、扁平苔藓样类天疱疮和线状 IgA 病。

第一节 天 疱 疮

天疱疮(pemphigus)是一类严重的、慢性的皮肤黏膜自身免疫大疱性疾病。天疱疮的主要抗原是桥粒芯糖蛋白(desmoglein,Dsg),它是桥粒中的一种钙粘素型细胞间黏附分子。该类疾病可产生针对 Dsg 的 IgG 自身抗体,导致棘层松解(角质形成细胞细胞间黏附丧失),形成上皮内疱。该 IgG 自身抗体可沉积于上皮细胞间,也可在患者的血清中检测到。

天疱疮分型尚无统一标准,目前倾向分为三型:①寻常型天疱疮(pemphigus vulgaris);②落叶型天疱疮(pemphigus foliaceus);③其他类型的天疱疮,如增殖型天疱疮(pemphigus vegetans)、红斑型天疱疮(pemphigus erythematous)、副肿瘤性天疱疮(paraneoplastic pemphigus)、疱疹样型天疱疮(herpetiform pemphigus)和药物诱导型天疱疮(drug-induced pemphigus)等。寻常型天疱疮发生口腔黏膜损害最为多见。根据损害主要累及的部位,寻常型天疱疮又被分为黏膜主导型和黏膜皮肤型。本节主要介绍寻常型、增殖型、落叶型和红斑型天疱疮。副肿瘤性天疱疮因其在病因、发病机制、临床表现、治疗等方面的特殊性,将在本章第三节介绍。

【流行病学】 天疱疮的发病率为每年 1/100 万~5/100 万,在德裔犹太人和印度、马来西亚、中国、日本的人群中发病率更高。多见于 40~60 岁的人群,少年儿童少见,发病无明显性别倾向或女性较男性稍多。一般为慢性起病,绝大多数病例从发病到诊断历时 4~7 个月。

【病因和发病机制】 天疱疮是一种自身免疫性疾病,其特征性病变为患者的黏膜上皮(和/或皮肤表皮)棘细胞间存在抗粘接成分的抗原抗体反应,从而导致棘层松解和水疱形成。

1. 天疱疮的病因尚未完全阐明,与下列因素有关:

(1) 遗传因素:大量证据支持遗传因素参与了天疱疮发病。天疱疮虽然很少累及同一家系里超过一个的家庭成员,但已有报道显示天疱疮患者一级亲属可检测到低滴度天疱疮相关自身抗体。目前已有数个 HLA 等位基因被认为是天疱疮危险因素,但这些特定 HLA 基因和患者临床表现之间的关系仍不清楚。已发现寻常型天疱疮与 HLA-DRB1 * 0402(以德裔犹太人为主)、HLA-

DRB1＊1401、HLA-DRB1＊1404 和 HLA-DQB1＊0503(在欧洲和亚洲地区的非犹太人患者中普遍存在)具有强相关性。

（2）环境因素:单有遗传因素尚不足以引发天疱疮,环境因素在其发病中也起到一定的诱发作用。某些药物,尤其是含有巯基基团的药物如青霉胺(一种金属螯合剂)和卡托普利(一种血管紧张素转换酶抑制剂),可能会干扰角质形成细胞细胞膜的生化过程或免疫平衡,诱发天疱疮的棘层松解。不过目前尚无病例对照研究证实这种潜在联系。其他环境因素还包括紫外线照射、电离辐射、病毒(如单纯疱疹病毒)、饮食、精神压力等。

2. 天疱疮的发病机制

（1）桥粒芯糖蛋白成为自身免疫靶抗原:天疱疮自身抗体结合的靶抗原是分子量为 130kDa 和 160kDa 的桥粒芯糖蛋白,分别称为 desmoglein 3(Dsg3)和 desmoglein 1(Dsg1)。Dsg3 和 Dsg1 属于桥粒钙粘素家族的跨膜糖蛋白,在角质形成细胞的桥粒中起黏附支持作用,具有将相邻上皮细胞紧密连接的功能。Dsg1 和 Dsg3 在口腔黏膜和皮肤的表达模式不同。在黏膜中,Dsg1 和 Dsg3 表达于上皮全层,但 Dsg3 的表达水平远高于 Dsg1。在皮肤中,Dsg1 表达于表皮全层,在浅层更丰富,而 Dsg3 几乎均表达于基底层和副基底层。

黏膜主导型的寻常型天疱疮患者几乎都有(且可能不仅有)抗 Dsg3 抗体,而黏膜皮肤型的寻常型天疱疮患者同时具有抗 Dsg3 和抗 Dsg1 抗体。落叶型天疱疮患者一般仅有抗 Dsg1 抗体。抗 Dsg1 和抗 Dsg3 的抗体存在于天疱疮患者的外周血血清中和皮肤黏膜的角质形成细胞间。

（2）水疱形成和棘层松解:自身抗体与桥粒芯糖蛋白结合后,自身抗体介导的桥粒黏附的空间位阻和/或对桥粒组装的干扰可引起上皮棘层松解。

在天疱疮水疱形成中,天疱疮自身抗体直接发挥致病作用,无需依赖补体的激活,单价抗体片段足以引起水疱。此特点不同于其他自身免疫性疱病(如大疱性类天疱疮、获得性大疱性表皮松解症)。

许多信号分子和代谢途径与天疱疮棘层松解有关,如 p38 丝裂原活化蛋白激酶(MAPK)及其下游的 MAPK 激活蛋白激酶 2(MK2)、表皮生长因子受体等。但信号事件尚不足以单独引起天疱疮水疱的产生。

（3）自身反应性 B 细胞和自身反应性 T 细胞也在天疱疮的发病过程中发挥作用。

综上,目前认为,自身抗体介导的桥粒黏附的空间位阻和/或对桥粒组装的干扰使细胞间黏附丧失,而细胞信号通路增强了病理性自身免疫反应,这些机制导致了棘层松解和上皮内疱的产生。

【临床表现】

1. 寻常型天疱疮　该型为最常见和严重的类型,多累及中年人,儿童罕见。该型预后差,在将糖皮质激素应用于该病的治疗之前,死亡率为 75%,使用糖皮质激素后死亡率降至 5%～10%。死亡原因多为长期、大剂量应用糖皮质激素和免疫抑制剂后引起的感染等并发症及多脏器衰竭,也可因病情持续发展导致大量体液丢失、低蛋白血症、恶病质而危及生命。寻常型天疱疮为慢性病程,患者就诊时常诉口腔黏膜反复或持续溃烂数月或数年,经久不愈,伴或不伴有皮肤起疱及溃烂。

（1）口腔黏膜:约有 70% 的患者口腔黏膜最早受累,约有 90% 的患者在病程中出现口腔黏膜损害,有少数患者损害仅局限于口腔黏膜。损害易出现于颊、腭、牙龈等易受摩擦的部位。病情严重者,口腔内难以找到外观正常的黏膜。

水疱疱壁薄而透明,易破溃,导致口腔中难以见到明显的水疱,多表现为水疱破后遗留的不规则的糜烂面。新鲜的糜烂面形状不规则,边界清晰,表面干净假膜少,周围黏膜无炎症反应,糜烂面难以愈合(图 5-1-1)。陈旧性的糜烂面表面可有黄白色假膜覆盖。

用棉签揉搓外观正常的牙龈黏膜,黏膜表面可出现水疱或血疱,或使外观正常的黏膜表层脱落,这种现象称为尼科尔斯基(Nikolsky)征,即尼氏征阳性。水疱破后可遗留疱壁,并向四周退缩,若将疱壁撕去或提起时,常连同邻近外观正常的黏膜一并无痛性地撕去,并遗留下鲜红的创面,这种现象称为揭皮试验阳性。若在糜烂面的边缘处将探针轻轻平行置入黏膜下方,探针可无痛性伸入,这种现象称为探针试验阳性。后两者是在口腔黏膜上的变异形式的尼氏征阳性的表现形式。

学习笔记

画廊:ER5-1
尼氏征检查步骤

图片:ER5-2
揭皮试验

图片:ER5-3
探针试验

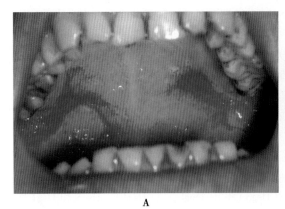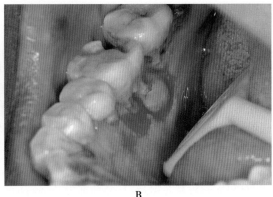

图 5-1-1　寻常型天疱疮的新鲜糜烂面
A.腭黏膜　B.牙龈黏膜
（四川大学华西口腔医学院）

口腔黏膜损害可使患者咀嚼、吞咽、言语均感疼痛和困难，可出现非特异性口臭，唾液增多并常带有血迹，可伴淋巴结肿大。

（2）皮肤：水疱常出现在前胸、头皮、颈、腋窝、腹股沟等易受摩擦处。患病的早期常仅于前胸或躯干处外观正常的皮肤上出现 1~2 个水疱，多不被注意，之后水疱逐渐增多，不易融合，疱壁薄而松弛，疱液清澈或微浊。疱易破，破后露出红湿的糜烂面，可结痂、愈合并遗留色素沉着（图 5-1-2）。若继发感染则伴有臭味。若疱不破，则疱液可渐变为混浊后干瘪。用手指侧向推压外观正常的皮肤，即可迅速形成水疱；推赶水疱能使其在皮肤上移动，这些现象也属于尼氏征阳性。尼氏征阳性常出现于活跃期的寻常型天疱疮，是比较有诊断提示意义的检查方法。

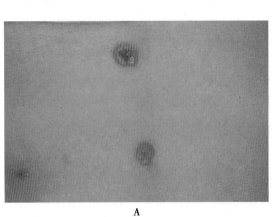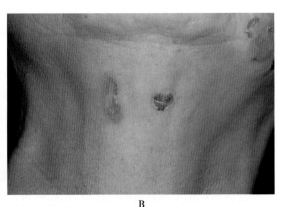

图 5-1-2　寻常型天疱疮的皮肤损害
A.胸部皮肤松弛性水疱　B.颈部皮肤水疱破溃后遗留的糜烂面及痂壳
（四川大学华西口腔医学院）

皮肤损害症状为轻度瘙痒和疼痛。病程中患者可出现发热、无力、厌食等全身症状。随着病情的发展，体温可升高，并可不断地出现新的水疱。由于大量失水、电解质和蛋白质从疱液中消耗，患者出现恶病质，常并发感染。若反复发作且不能及时有效控制病情，患者可因感染而死亡。

（3）其他部位：除口腔外，鼻腔、眼、外生殖器、肛门等处黏膜均可发生与口腔黏膜类似的损害，且多不易愈合。

2.增殖型天疱疮　少见，因其抗原成分多与寻常型一致，又被认为是寻常型天疱疮的亚型。增殖型天疱疮预后较好。

（1）口腔黏膜：基本同寻常型，但糜烂面上出现明显的乳头状增生，表面隆起如沟裂状。在唇红缘的损害处常有显著的增殖。

（2）皮肤：好发于腋窝、乳房下、腹股沟、外阴、肛门周围、鼻唇沟及四肢等部位。皮损最初为薄壁水疱,尼氏征阳性,疱破后疱底糜烂面上有肉芽组织增殖呈乳头状并伴有角化性表现。

（3）其他部位:鼻腔、阴唇、龟头等处黏膜也可发生类似损害。

3. 落叶型天疱疮

（1）口腔黏膜:损害少见,即使出现也多为不明显的小而表浅的糜烂面。

（2）皮肤:好发于头面部和胸背部上部。水疱常发生于红斑基础上,尼氏征阳性,疱壁更薄,更易破裂,在表浅糜烂面上覆有黄褐色、油腻性痂和鳞屑,如落叶状。与寻常型相比,该型病情较轻。

4. 红斑型天疱疮　因其抗原成分与落叶型一致,该病又被认为是落叶型天疱疮的亚型。个别病例会发展为落叶型,预后大都良好。

（1）口腔黏膜:损害较少见。

（2）皮肤:好发于头面、躯干上部与上肢等暴露或皮脂腺丰富部位,一般不累及下肢;皮肤损害除有天疱疮常见的糜烂、水疱与结痂外,更多见的是红斑基础上的鳞屑性损害,伴有角化过度。面部皮损多呈蝶形分布,表现为两颊与跨越鼻梁的"蝶形"损害。

【组织病理学和免疫病理学】　天疱疮的基本病理变化为棘层松解、上皮内疱(或裂隙)。疱内见松解的单个棘细胞或呈团状分布的棘细胞,这种细胞较正常棘细胞大,圆形,胞质呈均匀嗜酸性,核大而深染,核周有浅蓝色晕,称为 Tzanck 细胞、天疱疮细胞或棘层松解细胞(图 5-1-3)。不同类型天疱疮发生棘层松解的部位不同,寻常型和增殖型发生棘细胞层松解的部位较深,位于上皮基底层上方,其中增殖型水疱不明显,仅有裂隙或表现为棘层肥厚和乳头瘤样增生;落叶型与红斑型发生棘层松解的部位位于棘层上部或颗粒层。固有层可见炎细胞浸润,其中以淋巴细胞为主,亦见嗜酸性粒细胞。

取患者黏膜或皮肤进行直接免疫荧光(direct immunofluorescence,DIF)检查,可见棘细胞间有 IgG(或伴有 C3)沉积,呈网状分布(图 5-1-4)。该法具有重要的诊断价值。因天疱疮患者的口腔黏膜上皮极易脱失,活检时应切取邻近糜烂或水疱损害的、外观正常的黏膜或皮肤,以提高检测的阳性率。

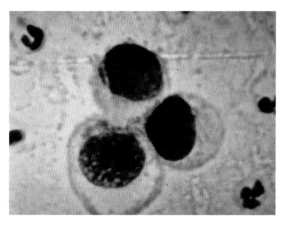

图 5-1-3　寻常型天疱疮细胞涂片
天疱疮细胞(或称棘层松解细胞)(Giemsa 染色)
（四川大学华西口腔医学院）

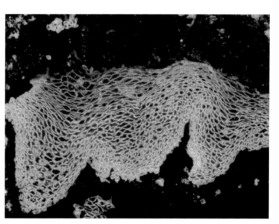

图 5-1-4　寻常型天疱疮直接免疫荧光图
口腔黏膜上皮棘细胞间 IgG 抗体网状沉积
（四川大学华西口腔医学院）

取患者血清进行间接免疫荧光(indirect immunofluorescence,IIF)检查,约80%的患者血清中存在抗 Dsg 抗体,大多为 IgG 型,抗体与底物(底物可为猴食管上皮或人的正常皮肤等)结合的位置与直接免疫荧光显示一致,即患者血清的抗 Dsg 的 IgG 抗体在猴食管黏膜上皮细胞间或正常人皮肤表皮细胞间呈网状沉积。

【辅助检查】　通过酶联免疫吸附测定法(enzyme-linked immunosorbent assay,ELISA)检测患者血清中存在的特异性抗 Dsg3 抗体和抗 Dsg1 抗体,可为诊断提供依据。但血清抗 Dsg1、抗 Dsg3 抗体水平与口腔黏膜病情活动度是否具有相关性,各研究报道不一。

【诊断】　根据临床损害特征、组织病理和免疫病理特征、血清特异性抗体检测结果进行诊断。

图片:ER5-6
落叶型天疱疮
皮肤损害

图片:ER5-7
红斑型天疱疮
皮肤损害

画廊:ER5-8
天疱疮及增殖
型天疱疮的组
织病理学表现

图片:ER5-9
直接免疫荧光
检查原理模式
图

图片:ER5-10
间接免疫荧光
检查原理模式
图

视频：ER5-11
尼氏征、探针
试验、揭皮试
验操作

诊断要点主要为：①口腔黏膜出现水疱，水疱易破，破溃后遗留的新鲜糜烂面形状不规则，边界清晰，表面干净假膜少，周围黏膜无炎症反应，糜烂面难以愈合；②皮肤出现松弛性水疱，水疱易破遗留顽固性糜烂面；③尼氏征、揭皮试验和探针试验为阳性；④组织病理学可见棘层松解、上皮内疱（或裂隙）；⑤直接免疫荧光可见上皮/表皮棘细胞间有 IgG（或伴有 C3）的网状沉积，间接免疫荧光可见患者血清的 IgG 抗体在底物的上皮/表皮细胞间出现网状沉积；⑥ELISA 检测可见抗 Dsg3 和/或抗 Dsg1 抗体阳性。

2020 年中国医疗保健国际交流促进会皮肤科分会和 2014 年日本天疱疮治疗指南推荐的天疱疮诊断标准如下：

1. 临床表现　①皮肤出现松弛性水疱，易破；②水疱破溃后形成顽固性糜烂；③黏膜（包括口腔黏膜）出现水疱或糜烂；④尼氏征阳性。

2. 组织病理　表皮/上皮内疱形成（棘层松解）。

3. 免疫诊断指标　①直接免疫荧光可见上皮/表皮棘细胞间有 IgG（或伴有 C3）的网状沉积；②间接免疫荧光可见患者血清的 IgG 抗体在底物的上皮/表皮细胞间出现网状沉积；③ELISA 检测可见抗 Dsg3 和/或抗 Dsg1 抗体阳性。

满足"临床表现"中的至少 1 条、"组织病理"、"免疫诊断指标"中的至少 1 条即可确诊。满足"临床表现"中至少 2 条、"免疫诊断指标"中 2 条亦可确诊。

【鉴别诊断】

1. 黏膜类天疱疮　见表 5-2-1。

2. 多形红斑　为急性炎症性疾病，口腔黏膜可出现水疱，疱破后糜烂，但糜烂面为大面积、形状不规则、表面覆有黄白色假膜、渗出多、糜烂面周围黏膜充血，炎症反应明显。唇部常出现黑色厚血痂。皮损表现为特征性的靶形红斑，多见于四肢。

3. 大疱性表皮松解症（epidermolysis bullosa）　分为遗传性和获得性两种。

（1）遗传性大疱性表皮松解症：属于遗传性大疱性疾病。该病以皮肤轻微摩擦或碰撞后出现水疱及血疱为特点。有多种类型，其中营养不良型为常染色体显性遗传或常染色体隐性遗传，病情多较重，常在出生时即出现水疱，愈合后留有明显瘢痕，可发生于体表任何部位，常以肢端最为严重，肢端反复发生的水疱及瘢痕可使指（趾）间皮肤粘连、指骨萎缩形成爪形手；也可累及黏膜，口咽黏膜的反复破溃可致患者张口和吞咽困难；预后不佳。

（2）获得性大疱性表皮松解症：属于自身免疫性大疱病，血清中存在针对Ⅶ型胶原的抗体，临床表现类似遗传性大疱性表皮松解症中的营养不良型，直接免疫荧光示 IgG 和 C3 线状沉积于表皮和真皮交界处。

4. 家族性良性慢性天疱疮　本病是一种少见的常染色体显性遗传性大疱性疾病，是 *ATP2C1* 基因突变导致的角质形成细胞黏附障碍，最终在摩擦或感染促进下发生棘层松解。发病年龄通常为 10~30 岁，皮损好发于颈部、腋窝、腹股沟。损害表现为在红斑基础上发生松弛性水疱、糜烂和结痂。少数患者口腔、喉、食管、外阴黏膜可有受累。愈合后不留瘢痕，可有色素沉着。组织学特征为基底层上裂隙、水疱，疱腔内可见大量棘层松解细胞，似"倒塌的墙砖"，直接免疫荧光检查阴性，电镜显示松解的棘细胞张力细丝与桥粒分离。该病根据家族史、临床特征、组织病理和免疫病理确诊。

【疾病管理】　天疱疮的治疗目的为控制新发损害，促进愈合。治疗的关键在于糖皮质激素等免疫抑制剂的合理应用，防止各种并发症。即尽量以最小不良反应的药物治疗获得最大程度的病情缓解和长期稳定。天疱疮的治疗是一个长期过程，需综合考虑患者的病情、身体状况、对糖皮质激素的敏感性等因素来拟定个体化治疗方案。

天疱疮的多种病情评估体系中，天疱疮疾病面积指数（pemphigus disease area index，PDAI）是目前国际上公认且应用最多的天疱疮病情评估方法。目前尚无完全适合以口腔黏膜损害为主病例的病情评估体系。

评估天疱疮患者身体状况的推荐检查项目主要包括：体重、血压、血常规、血糖、肝肾功能、电解质、尿常规、大便常规、胸腹部 CT、骨密度检测、结核菌素试验、乙肝标志物定量检测等，以了解患者是否有长期应用糖皮质激素的禁忌证,排除潜在肿瘤和感染性疾病。

经上述评估,对于伴有皮肤损害或其他系统疾病的患者,应建议到相关科室会诊,以获得最恰当的综合治疗方案。

天疱疮的具体治疗措施包括以下方面。

1. 支持治疗 大疱和大面积的糜烂可使血清蛋白及其他营养物质大量丢失,故应给予高营养易消化的饮食,进食困难者可由静脉补充,全身衰竭者须少量多次输血。注意水、电解质与酸碱平衡。患者应尽量保证睡眠充足,防止感冒和继发感染。

2. 局部治疗 局部使用适用于口腔的糖皮质激素软膏、糊剂、凝胶,以减轻口腔糜烂面炎症,必要时可用糖皮质激素制剂如曲安奈德混悬液行口腔黏膜损害下浸润注射治疗;局部使用表皮生长因子以促进糜烂愈合;氯己定溶液含漱以防止继发性细菌感染,2%~4%碳酸氢钠液含漱以防止继发性口腔念珠菌感染。口腔疼痛影响进食者,进食前可用2%利多卡因液涂搽或稀释后含漱。

3. 全身药物治疗

(1)糖皮质激素:糖皮质激素是治疗天疱疮的首选药物,使用中应遵循"早期应用,足量控制,合理减量,适量维持"的原则。根据用药的过程,可动态地分为起始控制阶段、减量阶段和维持阶段。起始控制阶段应"量大从速",减量维持阶段应"递减忌躁"。临床常用的治疗天疱疮的糖皮质激素药物为泼尼松。起始阶段的泼尼松用量应当根据病情评估的结果而定,剂量范围为$0.5 \sim 1.5mg/(kg \cdot d)$。轻者,泼尼松的起始量可为$30 \sim 40mg/d$;重者,起始量$60 \sim 100mg/d$。起始剂量较大者应尽量模拟生理性激素分泌周期服药,晨起8点前服日总剂量的$2/3$,下午$2 \sim 3$点服日总剂量的$1/3$。治疗$1 \sim 2$周左右若无新发损害出现表明剂量足够,反之则需加量或配合其他免疫抑制剂。若旧损害开始愈合且无新发损害出现,可视为病情得到控制,达到激素减量的指征。泼尼松使用剂量大者,每$1 \sim 2$周递减原药量的10%,当剂量低于$30mg/d$时,减量更应慎重,减量的速度应放慢,以防病情复发。当糖皮质激素减至很小剂量,可长时间维持,维持剂量为泼尼松$\leq 0.2mg/(kg \cdot d)$或$10mg/d$。若病情持续稳定,可用更低剂量维持。

长期使用糖皮质激素,要注意防止和减轻各种并发症,常见并发症包括消化道溃疡、糖尿病、高血压、骨质疏松、库欣综合征、各种感染和中枢神经系统毒性等。为预防和减轻糖皮质激素治疗的并发症应适当给予一些辅助用药,如预防骨质疏松的钙制剂、抗酸和胃黏膜保护剂、补钾制剂。治疗期间应定期行血压、血常规、肝肾功能、血糖、电解质、尿常规、大便常规等检查。

病情严重的天疱疮患者,为加快显效时间,降低副作用,可选用冲击疗法,即短期内静脉给予大剂量糖皮质激素。

(2)免疫抑制剂:对糖皮质激素疗效不佳的患者,或者是同时患有糖尿病、高血压、骨质疏松等疾病的患者,可联合应用免疫抑制剂,以缩短糖皮质激素开始减量的时间,并在减量过程中防止复发。常用一线免疫抑制剂有硫唑嘌呤(AZA)和吗替麦考酚酯(MMF)。硫唑嘌呤应用前应检查巯基嘌呤甲基转移酶(TPMT)活性,该酶活性正常的患者,可正常使用,建议起始剂量为$50mg/d$。若无不良反应发生,可在$1 \sim 2$周后加至正常剂量$[1 \sim 3mg/(kg \cdot d)]$。若发生了不良反应,则应立即停药。用药期间需要密切监测血常规,以排查是否引起骨髓抑制。二线免疫抑制剂有环磷酰胺(CTX)、甲氨蝶呤(MTX)和环孢素(CsA)。

(3)生物制剂:利妥昔单抗(rituximab)是人鼠嵌合型CD20单克隆抗体,能选择性杀伤B淋巴细胞。不推荐常规使用,一般用于顽固且严重的天疱疮患者。

(4)其他药物:如氨苯砜、四环素、羟基氯喹、沙利度胺等也用于天疱疮的治疗。

4. 其他疗法 多用于常规治疗无效的顽固性天疱疮,或出现糖皮质激素或免疫抑制剂禁忌证的患者。

(1)静脉注射免疫球蛋白疗法(intravenous immunoglobulin,IVIG)可以迅速减少血清中的天疱疮抗体,并使得机体正常的免疫球蛋白增多,但具体作用机制尚不清楚。常规剂量$400mg/(kg \cdot d)$,连用5天。病情如未缓解,可每月使用1次,直至病情控制。多与糖皮质激素及免疫抑制剂联合应用,与利妥昔单抗合用效果更佳。在合并偏头痛的寻常型天疱疮患者中,应用要小心,此类患者可发生无菌性脑膜炎。此外,IgA 缺乏的患者禁用,易出现严重的过敏反应。

（2）血浆置换(plasma exchange,PE)和免疫吸附:血浆置换指分离并去除天疱疮患者血液中含有天疱疮抗体的血浆,再将生理盐水、白蛋白以及分离出的细胞输入患者体内,以迅速降低患者体内天疱疮抗体的水平。免疫吸附指采集患者血浆,使之通过一个吸附柱(临床应用最广的免疫吸附剂为葡萄球菌蛋白 A,简称蛋白 A),其氨基末端的 Fc 结合区与自身抗体(主要是 IgG 型)及循环免疫复合物的 Fc 段特异性结合,从而将致病的自身抗体清除。再将过滤的血浆重新输入患者体内。不论血浆置换还是免疫吸附,只是清除血浆中致病抗体,需与激素和免疫抑制剂联合应用,以抑制抗体的产生。

5. 中医治疗 中医学认为天疱疮系因脏腑气血虚实寒热夹杂,交织蕴久生毒,故皮肤渗出、发疱、糜烂、发热、红斑,最后导致气阴两伤,邪盛正衰。辨证为脾虚湿热型和热毒炽热型。前一证型可选用补中益气汤、清脾除湿饮、五苓散等方加减;后一证型可选用黄连解毒汤、清瘟败毒饮、清营汤、甘露消毒丹、玉女煎等方加减。糖皮质激素对天疱疮明显有效,配合中药治疗则对扶持正气,补益脾胃气血,减少糖皮质激素的副作用是有益的。

天疱疮死亡的最主要原因是继发感染,预防的关键首先是避免不必要的超量使用糖皮质激素和免疫抑制剂,其次是尽快找到感染依据,给予敏感抗生素。

（曾昕 陈谦明）

第二节 黏膜类天疱疮

类天疱疮是一类针对黏膜上皮和上皮下结缔组织(皮肤表皮和真皮)间结合处即基底膜带的结构蛋白产生自身抗体,临床上以黏膜(皮肤)张力性水疱和糜烂为特征的自身免疫性疾病。类天疱疮包括八种类型,分别为大疱性类天疱疮、黏膜类天疱疮、妊娠性类天疱疮、线状 IgA 病、获得性大疱性表皮松解症、抗 laminin g1/抗 p200 类天疱疮、扁平苔藓样类天疱疮,和一种尚未命名、以肾功能不全和具有抗 IV 型胶原 α5 链的自身抗体为特征的类天疱疮。与口腔黏膜表现相关的主要有黏膜类天疱疮、扁平苔藓样类天疱疮、线状 IgA 病,其中黏膜类天疱疮多见。

病损主要累及黏膜的类天疱疮,称为黏膜类天疱疮(mucous membrane pemphigoid,MMP),它是类天疱疮中较常见的一型。曾被称为瘢痕性类天疱疮(cicatrical pemphigoid)和良性黏膜类天疱疮(benign mucous membrane pemphigoid)。目前认为瘢痕性类天疱疮单指损害不主要侵犯黏膜,且皮肤损害愈合后形成瘢痕的一种少见的临床类型。此外,将严重眼部损害造成失明或咽喉部受累形成瘢痕影响吞咽的类型,称为"良性"也不合适,故现将此病称为黏膜类天疱疮。

【流行病学】 黏膜类天疱疮多见于 60 岁以上的老年人。女性发病率是男性的 2 倍。该病为慢性病程,平均病程为 3~5 年,有的可迁延一生。与寻常型天疱疮不同的是,该病无明显种族差异性。

【病因】 黏膜类天疱疮属自身免疫性大疱性疾病。目前发现其分子靶抗原包括:①BP180,是大小为 180kDa 的跨膜糖蛋白,其胞外段的第 16 个非胶原区(NC16A)是 BP180 的主要抗原表位,存在于约 75% 的患者;②BP230,是大小为 230kDa,是半桥粒斑的胞内组成部分,同时也是斑蛋白家族的组成部分,存在于 25% 的患者,常与 BP180 同时出现;③层粘连蛋白 332,以往称为层粘连蛋白 5 或表皮整联配体蛋白,存在于 25% 的患者,由于产生抗层粘连蛋白 332 抗体的 MMP 患者中有 30% 伴有恶性肿瘤(如 B 细胞慢性淋巴细胞白血病、非霍奇金淋巴瘤、胰腺癌等),故这类 MMP 患者有必要行全身肿瘤筛查;④层粘连蛋白 311;⑤α6β4 整合素的两个亚基,有文献显示抗 α6 整合素的抗体的活动性与口腔损害有关,而抗 β4 整合素的抗体的活动性与眼部受累有关;⑥VII 型胶原。

【临床表现】 黏膜类天疱疮为慢性病程,患者就诊时常诉口腔黏膜尤其是牙龈反复起疱数月或数年,迁延不愈。

该病以水疱为主要表现。85% 的患者累及口腔,还可累及结膜(65%)、皮肤(25%~30%)、鼻腔(20%~40%)、肛门和生殖器(20%)、咽(20%)、喉(5%~10%)、食管(5%~15%)等体腔黏膜。

根据损害累及部位可将黏膜类天疱疮分为 2 个临床亚型:①低危险型:损害只局限于口腔黏膜,或伴有局限性皮肤损害;②高危险型:损害累及眼、生殖器、食管、喉部中任一部位的黏膜。

1. 口腔黏膜 黏膜类天疱疮的损害可发生于口腔的任何部位,以牙龈最为多见,其次为腭部和颊部。损害早期在龈缘及近附着龈有弥散性红斑,其上常见直径 2~6mm 水疱。疱液清亮或为血疱,疱壁较厚,但在口腔中仍然容易破裂,故口腔内完整水疱仍较少见。疱破后可见白色或灰白色疱壁残留,疱壁去除后可见基底为光滑的红色糜烂面(图 5-2-1)、陈旧性糜烂面的表面可覆盖黄白色假膜。糜烂面具有与天疱疮糜烂面相似的特点。牙龈也可呈剥脱样损害。尼氏征、揭皮试验、探针试验一般均为阴性。

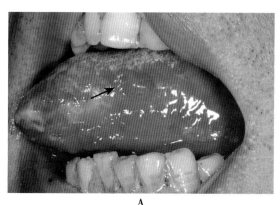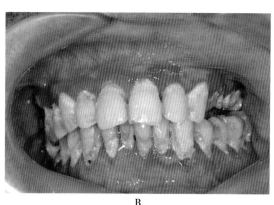

A B

图 5-2-1 黏膜类天疱疮的口腔黏膜损害
A. 左舌缘舌腹水疱 B. 牙龈红斑和糜烂
(四川大学华西口腔医学院)

口腔黏膜损害不易形成瘢痕。但若损害发生于悬雍垂、软腭、腭舌弓和腭咽弓等处,愈合后可出现瘢痕,与邻近组织粘连而导致畸形。

口腔黏膜损害常令患者有疼痛症状,口腔后份的损害可导致吞咽疼痛和困难。

2. 眼 65% 的黏膜类天疱疮患者伴有眼部损害。眼部症状出现较早,早期损害呈持续性的单纯性结膜炎,以后可有小水疱出现,但少见;局部痒感、剧痛。损害反复发作后,睑、球结膜间有少许纤维附着,往往相互粘连,称睑球粘连。损害进一步发展可致睑内翻、倒睫及角膜受损(图 5-2-2)。形成角膜瘢痕可使视力丧失,还可并发泪腺分泌减少或泪管阻塞,致眼裂变窄或消失。因此,此类患者应尽早到眼科会诊。

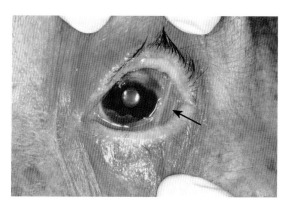

图 5-2-2 黏膜类天疱疮的眼部损害
左眼:结膜纤维增生,睑球粘连
(四川大学华西口腔医学院)

3. 皮肤 该病皮肤损害少见,可累及面部皮肤及头皮,胸、腹、腋下及四肢屈侧皮肤亦可发生。表现为外观正常皮肤上的张力性水疱,尼氏征阴性,疱壁厚,不易破;疱破后形成糜烂、结痂。

4. 其他部位 咽、喉、气管、食管、尿道、阴部和肛门等处黏膜偶有受累,可形成局部纤维粘连。气管黏膜受累可导致气道狭窄而致呼吸不畅;食管黏膜受累可发生食管狭窄从而导致吞咽困难。

【组织病理学和免疫病理学】 黏膜类天疱疮的基本病理变化为上皮与结缔组织之间有水疱或裂隙,为上皮下疱。结缔组织有淋巴细胞、浆细胞及嗜酸性粒细胞浸润并见扩张的血管。

取邻近损害的外观正常黏膜行直接免疫荧光检查,可见基底膜带 IgG 和/或 C3 呈线状沉积,偶

画廊:ER5-12
黏膜类天疱疮
牙龈损害

学习笔记

图片:ER5-13
上皮下疱病理
表现

77

有 IgA、IgM(图 5-2-3)。

取患者血清行间接免疫荧光法检查,患者血清中的 IgG 可在底物(最好采用健康人的口腔或阴道黏膜为底物)的基底膜带呈线状沉积,但该检查敏感度低,仅为 10%。

采用盐裂皮肤结合直接或间接免疫荧光检查,显示抗 BP180、BP230、α6β4 整合素的抗体位于人工裂隙的顶端(即表皮侧),抗层粘连蛋白 332、Ⅶ型胶原的抗体位于人工裂隙的底端(即真皮侧)。因约 75% 黏膜类天疱疮患者的分子靶抗原包括 BP180,故多数黏膜类天疱疮患者 IgG 抗体结合于盐裂皮肤的表皮侧,部分病例结合于盐裂皮肤的真皮侧。

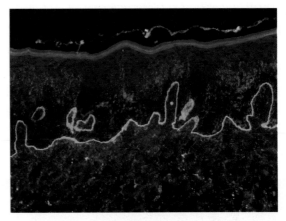

图 5-2-3　黏膜类天疱疮直接免疫荧光图
口腔黏膜上皮基底膜带 C3 线状沉积
(四川大学华西口腔医学院)

图片:ER5-14
盐裂皮肤试验

【辅助检查】通过 ELISA 可检测患者血清中存在特异性抗 BP180 或针对黏膜类天疱疮其他分子靶抗原的抗体。

【诊断】根据临床损害特征、组织病理和免疫病理特征、血清特异性抗体检测结果进行诊断。诊断要点主要为:①牙龈出现弥散性红斑及水疱,疱破后遗留红色糜烂面,口腔黏膜其他部位也可出现水疱和糜烂面,糜烂面与天疱疮糜烂面具有相似特点,可伴有眼部损害如睑球粘连,一般不伴有皮损;②尼氏征、揭皮试验、探针试验一般均为阴性;③组织病理学可见上皮下疱;④直接免疫荧光检查示 IgG(和/或 C3)在基底膜带呈线状沉积;⑤间接免疫荧光检查示患者血清中 IgG 在底物的基底膜带呈线状沉积;⑥利用盐裂皮肤结合直接或间接免疫荧光检查示 IgG 沉积于表皮侧或真皮侧;⑦ELISA 检测示血清中存在特异性抗 BP180 或针对黏膜类天疱疮其他分子靶抗原的抗体。

目前多根据上述要点中的①、③、④进行诊断。原因是:某些黏膜类天疱疮患者的尼氏征、揭皮试验、探针试验可为阳性;间接免疫荧光检查和盐裂皮肤试验敏感度低;黏膜类天疱疮的靶抗原种类多,而目前国内多数临床开展类天疱疮血清抗体 ELISA 检测的医院均只能检测抗 BP180 的抗体。

【鉴别诊断】

1. **寻常型天疱疮**　水疱疱壁薄而易破,尼氏征、揭皮试验、探针试验阳性;常有皮损。组织病理有棘层松解、上皮内疱(或裂隙)。直接免疫荧光和间接免疫荧光可见棘细胞间有 IgG(或伴有 C3)的网状沉积。ELISA 检测可见抗 Dsg3 和(或)抗 Dsg1 抗体阳性(表 5-2-1)。

2. **大疱性类天疱疮(bullous pemphigoid)**　是类天疱疮中的常见类型,也是一种慢性自身免疫性的皮肤黏膜病。其分子靶抗原为 BP180 和 BP230。多见于 60 岁以上的老年人,无性别、种族差异。病程虽长,但预后良好。好发于胸腹部和四肢近端及手、足部。典型皮损为在外观正常的皮肤或红斑基础上出现紧张性水疱,疱壁较厚,呈半球状,直径可从小于 1cm 至数厘米,疱液清亮,少数可呈血性,疱不易破,破溃后糜烂面常覆以痂壳,可自愈。约有 10%~20% 的患者出现黏膜损害,但较轻微。口腔黏膜损害多在皮损出现后发生,水疱较小,状似粟粒,但不易破,破后糜烂面渐趋于愈合,并不扩展。尼氏征阴性。口腔损害疼痛轻微。该病进展缓慢,若不治疗可持续数月至数年,也会自发性消退或加重。预后好于寻常型天疱疮(见表 5-2-1)。

画廊:ER5-15
大疱性类天疱疮皮肤损害

3. **多形红斑**　为急性炎症性疾病,口腔黏膜可出现水疱,疱破后糜烂,但糜烂面为大面积、形状不规则、表面覆有黄白色假膜、渗出多,糜烂面周围黏膜充血,炎症反应明显。唇部常出现黑色厚血痂。皮损表现为特征性的靶形红斑,多见于四肢。

4. **糜烂型口腔扁平苔藓**　该病也可表现为牙龈的剥脱样损害,颜色鲜红,触之出血,但其邻近区域或口腔其他部位黏膜表面有白色条纹;组织病理显示基底细胞液化变性和固有层淋巴细胞浸润带。黏膜类天疱疮在牙龈处虽也可有剥脱性损害,但口腔黏膜无白色细长条纹,且牙龈多有水疱。组织病理学和免疫病理学检查有助于鉴别诊断。

表 5-2-1 黏膜类天疱疮、寻常型天疱疮和大疱性类天疱疮的鉴别要点

	分子靶抗原	好发年龄	好发性别	好发部位	口腔损害	皮肤损害	组织病理学	免疫病理学	ELISA 检测	预后
黏膜类天疱疮	BP180，BP230，层粘连蛋白332，α6β4整合素的两个亚基，层粘连蛋白311，Ⅶ型胶原	60岁以上老年人多见	女性多	口腔黏膜损害粘发于牙眼、体腔黏膜亦较易受累，皮肤损害少见	以牙龈弥散性红斑水疱、糜烂为主；尼氏征阴性，揭皮试验阴性，探针试验阴性	外观正常的皮肤上发生大疱，张力性，尼氏征阴性	无棘层松解，上皮下疱	DIF示病损组织中IgG（和/或C3）沿基底膜带呈线状沉积；IIF示患者血清中IgG状沉积于底物的基底膜带，但阳性率低；盐裂皮肤试验示患者血清中IgG沉积于真皮侧或表皮侧	患者血清中存在特异性抗BP180抗体或针对黏膜类天疱疮其他分子靶抗原的抗体	慢性迁延，眼部形成瘢痕可致失明，气管和食管形成瘢痕可影响呼吸和吞咽
寻常型天疱疮	Dsg1，Dsg3	40~60岁多见	无明显倾向或女性稍多	好发于口腔黏膜和胸、背，头颈部皮肤	以糜烂为主，新鲜糜烂面外形不规则，界清，表面干净，周围无明显炎症反应；尼氏征阳性，揭皮试验阳性，探针试验阳性	外观正常的皮肤上发生松弛性大疱，壁薄，尼氏征阳性	棘层松解，上皮内疱	DIF示病损组织中IgG（或伴有C3）网状沉积于棘细胞间；IIF示患者血清中IgG网状沉积于底物上皮或表皮细胞间	患者血清中存在特异性抗Dsg3和抗Dsg1抗体	预后最差，使用糖皮质激素后死亡率峰至5%~10%
大疱性类天疱疮	BP180，BP230	同黏膜类天疱疮	无明显倾向	好发于胸腹部和四肢近端及手、足部皮肤，口腔黏膜损害少见	少有口腔损害，水疱较小状似栗粒；尼氏征阴性，揭皮试验阴性，探针试验阴性	外观正常的皮肤或发生红斑上发生大疱，张力性，尼氏征阴性	同黏膜类天疱疮	DIF示病损组织中IgG（和/或C3）沿基底膜带呈线状沉积；IIF示抗沉积于底物的基底膜带；盐裂皮肤试验示患者血清中IgG沉积于裂隙的表皮侧	患者血清中存在特异性抗BP180抗体和抗BP230抗体	良好，可复发

鉴 别 要 点

5. 白塞病　该病口腔损害为复发性阿弗他溃疡。生殖器、肛周溃疡与口腔溃疡特点相似。眼部受累常表现为葡萄膜炎。皮肤损害为结节性红斑、丘疹或痤疮样皮疹等。

【疾病管理】　黏膜类天疱疮的治疗较为棘手,缺乏随机对照研究资料。目前主要根据其受累部位、严重程度及疾病进展情况的不同来选择治疗方案和药物。

1. 局部治疗　消除口腔各种局部刺激因素,细致施行牙周洁刮治治疗,保持口腔卫生。口腔用药基本同天疱疮的局部治疗。糜烂较局限者可用糖皮质激素制剂如曲安奈德混悬液行口腔黏膜损害下浸润注射治疗,但应控制好注射频率及剂量,以免引起组织萎缩、硬化等不良反应。有眼部损害者,需用糖皮质激素制剂的溶液滴眼以防止纤维性粘连。

2. 全身治疗　对于低危险型黏膜类天疱疮,在局部应用糖皮质激素制剂的同时,可使用氨苯砜,该药物可抑制中性粒细胞溶酶体的释放、减轻粒细胞趋化和黏附。氨苯砜的起始剂量为50~200mg/d,通常疗程12周,有效剂量为100~200mg/d。常见不良反应包括溶血性贫血及高铁血红蛋白血症、骨髓抑制和肝中毒等。使用该药物之前需要常规检测患者的葡萄糖-6-磷酸脱氢酶,该酶参与红细胞代谢,缺乏该酶的患者发生溶血性贫血的危险性增高。用药后需定期检查血常规以监测血液学变化。为预防溶血性贫血和高铁血红蛋白血症,可服用维生素 E(800U/d)或西咪替丁(1.6g/d)。定期监测患者肝脏功能也至关重要。此外,还可应用四环素联合烟酰胺治疗低危险型黏膜类天疱疮。

若上述疗法无法控制病情,或口腔黏膜损害广泛而病情严重,仍需应用糖皮质激素如泼尼松。对于多数局限于口腔的黏膜类天疱疮来说,较低起始剂量的泼尼松(30mg/d)即可控制病情,病情控制后逐渐减量。

高危险型或进展迅速的黏膜类天疱疮,应考虑全身糖皮质激素和免疫抑制剂联合应用,如泼尼松与环磷酰胺联用。

此外,硫唑嘌呤、甲氨蝶呤、利妥昔单抗、磺胺类药物、沙利度胺、磺胺吡啶、吗替麦考酚酯等也被应用于黏膜类天疱疮的治疗。

(曾昕)

第三节　副肿瘤性天疱疮

副肿瘤性天疱疮(paraneoplastic pemphigus,PNP)是天疱疮的一个亚型。它是一种与肿瘤相关的致死性自身免疫性大疱性疾病。临床表现为严重的黏膜(特别是口腔黏膜)损害和多形性的皮肤损害。该病种由 Anhalt 等人于1990年首次报道。副肿瘤性天疱疮的发生无性别倾向,发病年龄范围为7~76岁,平均51岁。其致死率高达90%。该病可累及多个组织器官,如肺、甲状腺、肾、平滑肌和胃肠道,因此也曾有研究者将其称为副肿瘤性自身免疫性多器官综合征(paraneoplastic auto-immune multiorgan syndrome,PAMS)。副肿瘤性天疱疮并不是指天疱疮和肿瘤单纯并发存在,而是一种血清中有特殊自身抗体的自身免疫性疾病。

【病因和发病机制】　副肿瘤性天疱疮是一种自身免疫性疾病。其发生与肿瘤密切相关,尤其是淋巴组织增生性肿瘤如非霍奇金淋巴瘤、慢性淋巴细胞白血病、Castleman 病(Castleman's disease)、胸腺瘤等,其他肿瘤如腹膜后肉瘤、恶性黑色素瘤、胰腺癌、结肠癌、肺癌、前列腺癌等也有报道。约2/3的副肿瘤性天疱疮病例黏膜皮肤损害发生于肿瘤确诊之后,这类肿瘤通常是非霍奇金淋巴瘤和慢性淋巴细胞白血病;约1/3的病例出现黏膜皮肤损害时尚未发现患者患有肿瘤,如 Castleman 病、腹部淋巴瘤、胸腺瘤、腹膜后肉瘤。多数情况下这些潜隐性肿瘤需通过胸部、腹部和盆腔 CT 才能发现。

副肿瘤性天疱疮的分子靶抗原包括:桥粒芯糖蛋白 Dsg3(分子量130kDa)和 Dsg1(分子量160kDa);包斑蛋白(envoplakin,分子量210kDa)和周斑蛋白(periplakin,分子量190kDa);桥粒斑蛋白Ⅰ(desmoplakin 1,DPⅠ,分子量250kDa)和桥粒斑蛋白Ⅱ(DPⅡ,分子量210kDa);大疱性类天疱疮抗原1(bullous pemphigoid antigen 1,BPAG1,分子量230kDa);网蛋白(plectin,分子量500kDa);广谱蛋白酶抑制剂 α2 巨球蛋白样1蛋白(alpha-2-macroglobulin-like-1,A2ML1,分子量170kDa)等。

这些靶抗原存在于细胞桥粒和半桥粒处,在调节细胞黏附方面起重要作用。

副肿瘤性天疱疮患者血清内含有一组针对上述靶抗原的 IgG 自身抗体。多项研究表明这些自身抗体是由共存的肿瘤直接产生的,在副肿瘤性天疱疮的发病中发挥重要作用。不同种族背景的人群对于副肿瘤性天疱疮的易感性也可能不同。

副肿瘤性天疱疮的具体发病机制尚未明确,细胞免疫和体液免疫均参与其中。研究者提出多种关于该病发病机制的假说。

【临床表现】副肿瘤性天疱疮与良性或恶性肿瘤有关,多数患者的皮肤黏膜损害在肿瘤被发现后出现,部分患者在皮肤黏膜损害出现后才被检测到肿瘤。

1. **黏膜**　口腔黏膜损害常为首发的临床表现。患者均有广泛而严重、持久且难治的口腔黏膜水疱和糜烂。损害可发生于口腔黏膜的任何部位,如唇、颊、牙龈、舌。唇红部损害常率先出现,该处的糜烂和厚痂常类似于多形红斑和斯-约综合征的表现(图 5-3-1)。口腔黏膜损害类似于寻常型天疱疮,如表现为大面积糜烂、尼氏征阳性、揭皮试验阳性和探针试验阳性等。

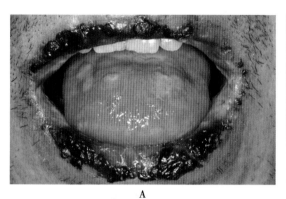 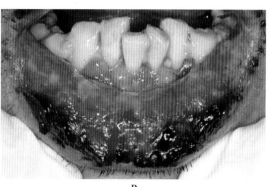

图 5-3-1　副肿瘤性天疱疮（胸腺瘤患者）的口腔黏膜损害
A. 唇红和舌腹广泛充血糜烂,表面覆盖血痂和假膜　B. 下唇内侧黏膜广泛充血糜烂和假膜
（四川大学华西口腔医学院）

患者常因口腔黏膜严重的糜烂和疼痛不能正常进食,导致体重迅速下降,大部分患者在数月内体重降低 10%～20%。

鼻、咽、扁桃体、外阴黏膜也可受损,损害渗出物多,疼痛显著。鼻腔黏膜破损可导致鼻出血。此外呼吸道黏膜和消化道黏膜也可出现水疱糜烂,尤其是呼吸道病变可引起呼吸衰竭而导致患者死亡。眼部损害可从轻微结膜炎发展为伴有角膜瘢痕修复的睑球粘连。

黏膜损害随病情发展而呈进行性加重,对天疱疮的常规治疗反应性差。

2. **皮肤**　皮肤损害常较黏膜损害延迟数天至数月。受累面积较广,伴有明显疼痛或瘙痒。皮肤损害具有多形性,根据损害特点,可分为天疱疮样、大疱性类天疱疮样、多形红斑样、移植物抗宿主病样和扁平苔藓样皮肤损害(图 5-3-2)。天疱疮样皮肤损害表现为松弛性大疱、糜烂、痂壳和红斑。大疱性类天疱疮样皮肤损害表现为常见于四肢的伴鳞屑的红斑和紧张性水疱。多形红斑样皮肤损害主要表现为靶形红斑,有时甚至伴有顽固性糜烂。扁平苔藓样皮肤损害表现为扁平、紫褐色、有鳞屑的丘疹和斑块,更常见于儿童患者的躯干和四肢,并可迅速扩至面颈部;出现扁平苔藓样损害者常伴有手掌和足底的鳞屑样损害。移植物抗宿主病样皮肤损害表现为散在暗红色有鳞屑的丘疹。

随病情进展,副肿瘤性天疱疮患者可发生致命的闭塞性细支气管炎,其发生率和机制未明。该病最终导致呼吸功能不全甚至死亡。

【组织病理学和免疫病理学】副肿瘤性天疱疮的组织病理特点主要有:

1. 上皮内发生棘层松解(口腔黏膜明显),裂隙或水疱均在紧靠基底细胞层的上方,疱底的基底细胞形成墓碑样结构。

2. 上皮各层和皮肤附件均可出现坏死的角质形成细胞,若在棘层松解区出现则是对副肿瘤性天疱疮的重要提示。

文档:ER5-16
副肿瘤天疱疮
发病机制假说

图片:ER5-17
副肿瘤性天疱
疮的口腔黏膜
损害

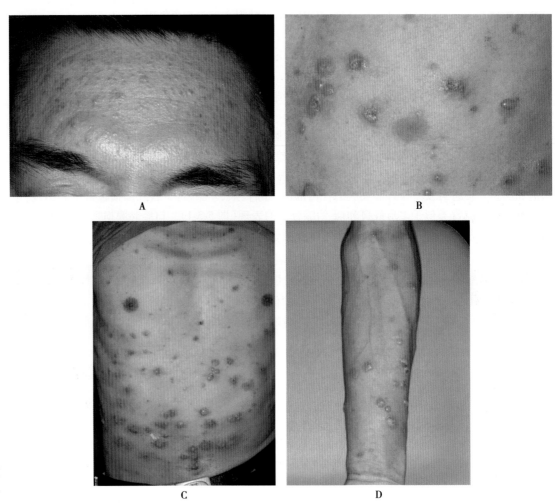

图 5-3-2　副肿瘤性天疱疮（胸腺瘤患者）的皮肤损害
A. 额部皮肤丘疹　B~D. 上腹部、胸腹部、前臂皮肤红斑、水疱、丘疹
（四川大学华西口腔医学院）

3. 界面皮炎（interface dermatitis）是副肿瘤性天疱疮的常见表现，界面空泡改变及真皮浅层血管周围有不同程度淋巴细胞浸润。伴有或不伴有棘层松解，不同程度的炎症细胞移入表皮层（与角质形成细胞坏死有关）。可出现坏死的卫星细胞（位于坏死角质形成细胞旁的淋巴细胞）。

4. 基底细胞层液化变性（口腔黏膜易见），可和棘层松解并存或单独发生。

5. 固有层血管周围淋巴细胞浸润，有时呈苔藓样改变，早期水肿，晚期可能表现轻微的纤维化。

取患者邻近损害的外观正常的黏膜或皮肤行直接免疫荧光检查，可见 IgG（或伴有 C3）在棘细胞间沉积，部分患者同时出现基底膜带的 IgG（和/或 C3）沉积。组织样本同时存在棘细胞间和基底膜带抗体沉积是对副肿瘤性天疱疮的重要提示。

取患者血清行间接免疫荧光检查，可见血清中的 IgG 抗体结合于猴食管或其他组织的复层鳞状上皮。和寻常型天疱疮不同的是，副肿瘤性天疱疮患者血清的 IgG 自身抗体还能结合于鼠膀胱移行上皮或支气管、小肠、结肠柱状上皮的上皮细胞间。

【辅助检查】免疫印迹试验或免疫沉淀试验可发现副肿瘤性天疱疮患者血清中的抗体与人角质形成细胞提取物（底物）中的各种靶抗原蛋白（尤其是包斑蛋白和周斑蛋白）相结合。此检查对副肿瘤性天疱疮的诊断意义很大。

ELISA 可检测到患者血清中的抗副肿瘤性天疱疮靶抗原的抗体。

对具有疑似副肿瘤性天疱疮临床表现的患者应进行全面体检，包括胸部、腹部和盆腔 CT 和肿瘤标志物等检查，以排查隐匿性肿瘤。

【诊断】该病尚无公认的诊断标准,主要根据临床表现、组织病理学和免疫病理学特征以及辅助检查进行诊断。诊断要点包括:①被确诊患有肿瘤或并发有潜隐性肿瘤的患者出现特征性的临床表现,包括广泛而严重的黏膜水疱、糜烂及多样性皮损;②组织病理表现为棘层松解、角质形成细胞坏死、界面皮炎;③直接免疫荧光检查显示 IgG(或伴有 C3)在损害组织棘细胞间沉积,或同时出现 IgG(和/或 C3)在基底膜带沉积;④间接免疫荧光检查显示患者血清中 IgG 抗体可沉积于皮肤黏膜复层鳞状上皮、膀胱移行上皮和支气管、小肠、结肠柱状上皮的细胞间;⑤免疫印迹试验或免疫沉淀试验发现患者血清中的抗体能与人角质细胞提取物(底物)中的各种靶抗原(尤其是包斑蛋白和周斑蛋白)蛋白相结合。

【鉴别诊断】副肿瘤性天疱疮应与寻常型天疱疮、黏膜类天疱疮、药疹、多形红斑及中毒性表皮坏死松解症等疾病进行鉴别。

【疾病管理】副肿瘤性天疱疮的治疗首先应该控制和治疗肿瘤。

若为可手术治疗的肿瘤,通常先手术切除肿瘤。良性肿瘤者经手术切除肿瘤后,皮肤黏膜损害可得到缓解、改善甚至完全消退。

对于不可进行手术的肿瘤患者,需在肿瘤科或血液病科进行非手术抗肿瘤治疗,并可在皮肤病科指导下使用糖皮质激素和免疫抑制剂等治疗以缓解副肿瘤性天疱疮的病情。常用药物为泼尼松 0.5~1mg/(kg·d)、硫唑嘌呤、环孢素、环磷酰胺、吗替麦考酚酯。利妥昔单抗可用于 B 细胞淋巴瘤所致副肿瘤性天疱疮患者,阿仑单抗(alemtuzumab)可用于 B 细胞慢性淋巴细胞白血病所致的副肿瘤性天疱疮患者。此外,也可采用血浆置换疗法和静脉注射免疫球蛋白疗法。局部治疗类似天疱疮的局部治疗。

副肿瘤性天疱疮皮肤损害的治疗效果常优于黏膜损害。患有恶性肿瘤的副肿瘤性天疱疮患者多数对治疗反应差,病情呈进行性发展。

副肿瘤性天疱疮患者的预后总体较差,死亡率为 75%~90%,呼吸衰竭为主要死因。患者结局与潜在肿瘤的病程不一定平行,其并发症和治疗均显著影响死亡率。并发症包括感染、败血症、多器官衰竭、胃肠道出血、闭塞性细支气管炎相关呼吸衰竭等。发生闭塞性细支气管炎者预后很差,且有研究发现在切除肿瘤和进行免疫抑制治疗后,尽管患者的黏膜皮肤损害已改善,但闭塞性细支气管炎仍可持续恶化。在切除 Castleman 病损害的外科手术围手术期采用高剂量静脉注射免疫球蛋白疗法可降低闭塞性细支气管炎的风险。

第四节　扁平苔藓样类天疱疮

扁平苔藓样类天疱疮(lichen planus pemphigoides,LPP)是指在临床表现、组织病理和免疫荧光检查方面既有典型的扁平苔藓又有大疱性类天疱疮特征的自身免疫性大疱性皮肤黏膜疾病。

扁平苔藓样类天疱疮的好发年龄范围为 35~44 岁。

【病因】扁平苔藓样类天疱疮属自身免疫性大疱性疾病,主要靶抗原为 BP180。具体发病机制尚不明确。

【临床表现】

1. 口腔黏膜　口腔黏膜出现紧张性大疱的同时可见网状细小白色条纹,水疱散在分布,破溃形成溃疡面。常表现为紧张性水疱围绕于扁平苔藓样白色条纹和斑片周围。

2. 皮肤　水疱多在急性发作泛发性扁平苔藓之后突然出现。水疱透明,疱壁紧张,尼氏征常呈阴性。全身任何部位均可发生水疱,但以四肢最为显著,伴有瘙痒。

【组织病理学和免疫病理学】扁平苔藓样类天疱疮的丘疹、斑块损害区组织病理显示:典型的扁平苔藓样特征即上皮角化过度、颗粒层增厚、棘细胞层不规则增厚或萎缩、基底细胞空泡变或液化变性、结缔组织浅层淋巴细胞带状浸润,可见胶样小体。

扁平苔藓样类天疱疮的水疱损害区组织病理显示:上皮下疱,结缔组织浅层血管周围可见中度致密淋巴细胞、组织细胞和嗜酸细胞浸润,但其上方基底细胞因无液化变性,多完整无损。

直接免疫荧光检查显示,疱性与非疱性损害区均有 IgG 和 C3 在基底膜带呈线状沉积,外观正

ER5-18

图片:ER5-18
扁平苔藓样类
天疱疮组织病
理学表现

常的黏膜皮肤的基底膜带也有 IgG 和 C3 呈线状沉积。

间接免疫荧光检查显示,约 1/2 的患者血清中可检测到抗 BP180 NC16A 的 IgG 自身抗体。

采用盐裂皮肤结合直接或间接免疫荧光检查,示 IgG 抗体多沉积于盐裂皮肤的表皮侧。

【诊断】扁平苔藓样类天疱疮目前尚无公认的诊断标准。其诊断要点主要有:①原诊断为扁平苔藓的患者出现水疱,且水疱发生在远离苔藓样损害的外观正常的黏膜皮肤上;②非疱性损害区具有典型的扁平苔藓组织学特征,水疱损害区为上皮下疱且不伴扁平苔藓组织学特征;③直接免疫荧光检查示疱性与非疱性损害区的基底膜带均有 IgG、C3 呈线状沉积,间接免疫荧光检查示患者血清中有抗 BP180 的 IgG 自身抗体。

【鉴别诊断】

1. **疱型扁平苔藓** 该病有典型的珠光白色条纹损害特征并在此基础上出现水疱。一般水疱多发生于原有白色条纹损害区之上,组织病理学上水疱是由于基底细胞严重液化变性引起上皮和结缔组织分离,产生裂隙而形成。直接免疫荧光检查示 IgM 沿基底膜带沉积,形成蓬松的荧光带。扁平苔藓样类天疱疮的水疱围绕于扁平苔藓样白色条纹和斑块周围,水疱损害区因无液化变性,疱腔顶部基底细胞完整。直接免疫荧光检查示 IgG 和 C3 沿基底膜带呈线状沉积。

2. **黏膜类天疱疮** 该病发病年龄较大,常发生于 60 岁以上的老年人,口腔黏膜无明显的珠光白色网纹,无扁平苔藓样组织病理学特征。扁平苔藓样类天疱疮与其相比,发病年龄较低,具有扁平苔藓样临床损害和组织病理学特征,预后更好。

3. **大疱性类天疱疮** 该病水疱发生在外观正常的皮肤或红斑上,无扁平苔藓样损害,组织病理为上皮下疱,无扁平苔藓样组织病理学特征。

【疾病管理】糖皮质激素治疗效果明显,文献报道一般采用中小剂量的泼尼松 10~40mg/d,病情控制后逐渐减量。亦可应用泼尼松与硫唑嘌呤联合治疗。此外氨苯砜(100mg/d)、羟氯喹(200mg/d)、四环素和烟酰胺联用等也可用于该病的治疗。

该病全身症状较轻,预后较好。

(曾昕)

第五节 线状 IgA 病

线状 IgA 病(linear IgA disease,LAD)又称为线状 IgA 大疱性皮肤病(linear IgA bullous dermatosis,LABD),是一种以黏膜上皮和结缔组织间(皮肤表皮和真皮间)基底膜带线状 IgA 沉积为特点的自身免疫性大疱性疾病。该病临床少见,可发生于任何年龄,有两个发病高峰,分别是小于 5 岁的幼童和大于 60 岁的老年人,女性稍多于男性。按发病年龄分为成人型和儿童型,两型的临床表现不尽相同。病情反复呈慢性经过。该病是最常见的发生于儿童的类天疱疮疾病。

【病因】线状 IgA 病是一种自身免疫性疾病,可自发或由药物诱导发生。万古霉素是最常见的诱发该病的药物,其次为非甾体抗炎药物。该病的发生和预后可能与 HLA-B8、HLA-CW7 和 HLA-DR3.3 相关,提示该病具有遗传背景。但该病的具体机制尚不明确。

该病的主要靶抗原为 BP180,BP180 的部分胞外段生理性脱落后进一步被蛋白水解酶降解,从而在胞外产生分子量为 120kDa 和 97kDa 的片段,120kDa 的片段即 LAD-1,97kDa 的片段就是 LAD-1 的 N 端的一部分。

BP180 胞外段靠近细胞膜的部分也是线状 IgA 病的靶抗原,有 20% 的线状 IgA 病患者的靶抗原是 BP180 的 NC16A。

BP230 也是线状 IgA 病的靶抗原,该靶抗原在成人线状 IgA 病患者中比儿童常见。其他靶抗原还包括 LAD285(285kDa)、Ⅶ型胶原等。

【临床表现】

1. **成人型线状 IgA 病** 多在中青年发病,常突然起病,也可隐匿起病。该病皮肤表现特异性不高,与其他表皮下大疱性疾病难以鉴别。皮损多为泛发,呈多形性,如红斑、丘疹、张力性水疱或大疱,环状、腊肠样和串珠样水疱性皮疹有一定的特征性。尼氏征阴性。可出现不同程度的瘙痒或灼热感。伴有或不伴有黏膜(口、鼻、生殖器、眼)损害,口腔损害常表现为牙龈、颊、舌黏膜的水疱、糜烂和假膜(图 5-5-1)。该病也可仅有口腔损害而不伴有皮肤损害。

ER5-19

图片:ER5-19
线状 IgA 病的
口腔黏膜损害

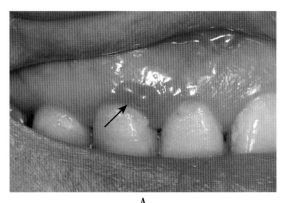 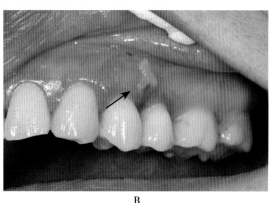

A   B

图 5-5-1　局限于口腔黏膜的线状 IgA 病
A. 牙龈水疱　B. 牙龈残留疱壁和糜烂
(四川大学华西口腔医学院)

2. 儿童型线状 IgA 病 多在学龄前发病,起病急,疾病周期性发作和缓解,病程有自限性,多在青春期前完全缓解。皮损分布广泛,对称。多见于口周、四肢伸侧面、腹股沟及外阴部。在外观正常皮肤或红斑上出现张力性水疱,尼氏征阴性,伴不同程度瘙痒。可伴有黏膜损害,表现为口腔黏膜糜烂、鼻塞和出血以及结膜炎。

【组织病理学和免疫病理学】 组织病理显示为黏膜上皮/皮肤表皮下疱。部分病例可见嗜酸性粒细胞浸润,部分可见较多中性粒细胞浸润和微脓肿形成。

直接免疫荧光检查显示,皮肤或黏膜基底膜带出现均匀的 IgA 线状沉积,部分同时伴有 IgG 和 C3 的沉积。

间接免疫荧光检查显示,多数线状 IgA 病患者血清中 IgA 自身抗体阴性。即使阳性,抗体滴度也低。但 75% 以上的儿童患者抗体检测阳性。

采用盐裂皮肤结合直接或间接免疫荧光检查,示多数病例 IgA 抗体沉积于盐裂皮肤的表皮侧。

【诊断】 根据临床表现、组织病理学特征、直接免疫荧光和间接免疫荧光检查结果进行诊断。

【疾病管理】 对药物诱发的线状 IgA 病者,多数病例停服诱发药物后 5 周内逐渐缓解。氨苯砜为一线治疗药物,但要注意防止严重溶血性贫血的发生。起始剂量较低,为 0.5mg/(kg·d),逐渐增量至病情缓解,通常认为最大剂量为 2.5~3.0mg/(kg·d)。不能耐受者可改用磺胺嘧啶,剂量为 15~60mg/(kg·d)。若疗效欠佳,可联合使用小剂量泼尼松 0.25~0.5mg/(kg·d)。黏膜损害常比皮肤损害顽固,因此伴有黏膜损害的患者还可配合局部糖皮质激素治疗。52% 以上的线状 IgA 病患者经治疗病情可缓解,预后良好。

对仅有口腔黏膜损害且病情轻微者,可仅局部应用糖皮质激素制剂。

(曾昕　陈谦明)

参考文献与书目

1. KASPERKIEWICZ M,ELLEBRECHT C T,TAKAHASHI H,et al. Pemphigus. Nat Rev Dis Primers,2017,11(3): 17026.

2. HAMMERS C M,STANLEY J R. Mechanisms of Disease:Pemphigus and Bullous Pemphigoid. Annu Rev Pathol, 2016,23(11):175-197.

3. 中国医疗保健国际交流促进会皮肤科分会. 寻常型天疱疮诊断和治疗专家建议(2020). 中华皮肤科杂志, 2020,53(1):1-7.

4. AMAGAI M,TANIKAWA A,SHIMIZU T,et al. Committee for Guidelines for the Management of Pemphigus Disease,Japanese guidelines for the management of pemphigus. J Dermatol,2014,41(6):471-486.

5. HERTL M,JEDLICKOVA H,KARPATI S,et al. Pemphigus. S2 Guideline for diagnosis and treatment-guided by the

European Dermatology Forum（EDF）in cooperation with the European Academy of Dermatology and Venereology（EADV）. J Eur Acad Dermatol Venereol,2015,29(3):405-414.

6. 中华医学会. 糖皮质激素类药物临床应用指导原则. 中华内分泌代谢杂志,2012,28(2):增录 2a-4-32.

7. SCHMIDT E,ZILLIKENS D. Pemphigoid diseases. Lancet,2013,26(381):320-332.

8. TIRADO-SÁNCHEZ A,BONIFAZ A. Paraneoplastic Pemphigus. A Life-Threatening Autoimmune Blistering Disease. Actas Dermosifiliogr,2017,108(10):902-910.

9. YONG A A,TEY H L. Paraneoplastic pemphigus. Australas J Dermatol,2013,54(4):241-250.

10. ZARAA I,MAHFOUDH A,SELLAMI M K,et al. Lichen planus pemphigoides:four new cases and a review of the literature. Int J Dermatol,2013,52(4):406-412.

进一步阅读文献与书目

1. 陈谦明,曾昕. 案析口腔黏膜病学. 2 版. 北京:人民卫生出版社,2019.

2. MICHAEL G. Burket 口腔医学. 陈谦明,李龙江,主译. 12 版. 北京:人民卫生出版社,2019.

3. 张学军. 皮肤性病学. 8 版. 北京:人民卫生出版社,2013.

第六章　口腔斑纹类疾病

掌握：口腔扁平苔藓、口腔白斑病、口腔红斑病、盘状红斑狼疮、口腔黏膜下纤维性变的定义、临床表现、诊断与鉴别诊断。

熟悉：口腔扁平苔藓、口腔白斑病、口腔红斑病、盘状红斑狼疮、口腔黏膜下纤维性变的病因、流行病学、发病机制、组织病理学特点及其疾病管理措施；口腔白角化症、白色海绵状斑痣的定义、临床表现及其鉴别诊断。

了解：口腔白角化症、白色海绵状斑痣的病因、流行病学、发病机制、组织病理学特点及其疾病管理措施。

第一节　口腔扁平苔藓

口腔扁平苔藓（oral lichen planus，OLP）是一种常见口腔黏膜慢性炎性疾病，患病率为 0.5% ~ 2%，是口腔黏膜病中仅次于复发性阿弗他溃疡的常见疾病。该病好发于中年，女性多于男性，多数患者有疼痛、粗糙不适等临床症状。皮肤及黏膜可单独或同时发病。约 15% 的口腔扁平苔藓患者伴有皮肤病损。虽然皮肤病损与口腔黏膜病损在临床表现上不同，但其病理表现非常相似。因口腔扁平苔藓长期糜烂病损有恶变倾象，恶变率为 0.4% ~ 12.5%，WHO 将其列入口腔黏膜潜在恶性疾患（oral potential malignant disease）的范畴。

【病因和发病机制】OLP 的病因和发病机制目前尚不明确。临床和基础研究结果显示，可能与多种致病因素有关，如免疫因素、精神因素、内分泌因素、感染因素、微循环障碍、遗传因素、系统性疾病以及口腔局部刺激因素等。其中，细胞介导的局部免疫应答紊乱在 OLP 的发生发展中具有重要作用。

1. **免疫因素**　OLP 上皮固有层内有大量 T 淋巴细胞呈密集带状浸润是其典型病理表现之一，表明 OLP 与 T 淋巴细胞介导的免疫反应有关。目前将可能的发病机制分为两种：①抗原特异性机制，包括基底层角质细胞抗原呈递，抗原特异性 CD8$^+$ 细胞毒性 T 细胞（cytotoxic T cells，CTLs）的活化，以及 CTLs 针对基底层细胞的杀伤作用；②抗原非特异性机制，包括 OLP 病损区肥大细胞（mast cell）脱粒（degranulation）及基质金属蛋白酶的活化等。

2. **精神因素**　心理因素在疾病的发生、发展过程中的作用越来越受到重视。研究表明，OLP 的发生、发展与身心因素有密切关系。部分 OLP 患者有精神创伤史（如失业、亲属亡故、婚恋纠纷），或有因生活压力过大导致心情不畅、情绪焦虑等。临床中常见因这种心理异常导致患者机体功能紊乱，促使 OLP 发病、病情加重，或反复发作、迁延不愈。对这类患者进行良好的沟通、心理辅导，鼓励其自我身心调节后，病情常可缓解，甚或痊愈。

3. **内分泌因素**　流行病学调查发现，中年女性 OLP 发病率较高。研究表明，女性 OLP 患者月经期及绝经期血浆雌二醇（E2）及睾酮（T）含量低于对照组，而男性患者血浆中 E2 下降。同时在 OLP 组织切片中雌激素受体（ER）表达显著低于对照组。一些女性 OLP 患者在妊娠期间病情缓解，哺乳期过后月经恢复时，病损复发。

4. 感染因素 病毒感染可能是致病因素之一，Lipschutz 曾发现病损内有包涵体存在，并认为是病毒感染的证据。但有些学者在实验中未得到任何病毒感染的证据。有学者用 PCR 法检测发现 OLP 患者外周血中丙型肝炎 RNA 较对照组显著增高；Nader 对 1 807 例 OLP 患者及 2 519 例对照的荟萃分析发现 HCV 感染与 OLP 高度相关，提示在 OLP 患者中筛查 HCV 感染具有意义。也有学者发现 OLP 患者中 HBsAg 阳性率增高，提示 HBV 感染与 OLP 相关。

5. 微循环障碍因素 研究发现 OLP 患者的唇、舌黏膜、舌菌状乳头、眼球结膜等血管微循环改变，包括微血管扩张、血流的流速减慢。OLP 患者的红细胞电泳时间、全血比黏度、还原黏度、红细胞聚集指数均增高。说明微循环障碍与高黏血症与 OLP 有关。

6. 遗传因素 曾在一个家庭中发现有数人发病；有些患者有家族史。有的学者发现 OLP 的 HLA 抗原的 A3、B5、B8 位点表达频度增高。近来国内有学者报告，OLP 患者与 HLA-DR1 密切相关。有报道同卵双胞胎均出现表现相同的 OLP，提示遗传倾向在 OLP 发病密切相关。

7. 其他 研究发现糖尿病、肝炎、高血压、消化道功能紊乱与 OLP 发病有关。也有报道锌、碘、镁等微量元素的异常可能与 OLP 发病有关。

【临床表现】

（一）口腔黏膜病损

OLP 病损为小丘疹连成的线状白色、灰白色花纹，类似皮肤损害的 Wickham 纹，属角化异常病损。白色花纹可组成网状、树枝状、环状或半环状等多种形状，也可表现为白色斑块状。

病损大多左右对称，可发生在口腔黏膜任何部位，包括舌、牙龈、前庭、唇、腭、口底等部位，以颊部最为多见（87.5%）。黏膜上多同时表现多样病损，相互交错，随着病情变化不同类型病损也可能相互转变。病损区黏膜可为正常，或发生充血、糜烂、溃疡、萎缩和水疱等。OLP 病损在口腔黏膜消退后，黏膜上可留有色素沉着。

OLP 患者自觉黏膜粗糙、木涩感、烧灼感、口干，偶有虫爬、痒感。遇辛辣、热、酸、咸味食物刺激时，病损局部敏感、灼痛。

1. 根据病损形态特征 分为以下 6 种类型：

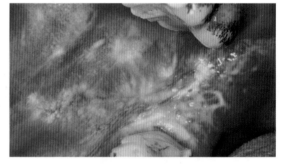

图 6-1-1　口腔扁平苔藓（颊黏膜网纹）
（空军军医大学口腔医学院）

（1）网纹型（reticular type）：灰白色花纹稍高隆起黏膜表面，交织成网状，多见于双颊、前庭沟、咽旁等部位（图 6-1-1）。

（2）斑块型（plaque-like type）：斑块大小不一，多发生在舌背，为略显淡蓝色的白色斑块，形状不规则，类圆形或不规则形，微凹下，舌乳头萎缩致病损表面光滑（图 6-1-2）。

（3）萎缩型（atrophic type）：表现为上皮萎缩变薄，常伴充血性红色斑片及糜烂。多位于白色网纹周围（图 6-1-3）。患者可有烧灼感或刺激痛等症状。

（4）水疱型（bullous type）：上皮与上皮下结缔组织分离形成水疱，呈透明或半透明状，可伴有网纹或斑块，水疱破溃后形成糜烂面。可发生在颊、唇、前庭沟及翼下颌韧带处（图 6-1-4）。

（5）糜烂型（erosive type）：不规则糜

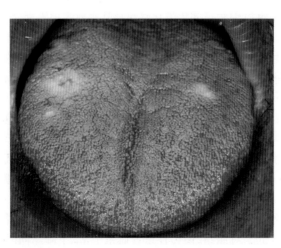

图 6-1-2　口腔扁平苔藓（舌背斑块）
（空军军医大学口腔医学院）

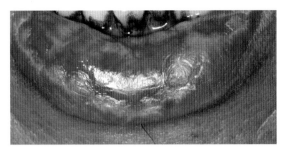

图 6-1-3 口腔扁平苔藓（萎缩型）
下唇唇红,唇红萎缩充血,周缘见白色条纹
（空军军医大学口腔医学院）

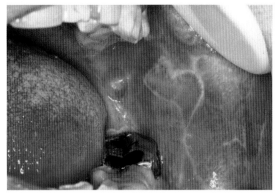

图 6-1-4 口腔扁平苔藓（水疱型）
颊部,水疱,周缘见白色环状条纹
（空军军医大学口腔医学院）

烂面上覆盖淡黄色假膜,边缘充血发红。常伴有充血性红斑、白色网纹病损(图 6-1-5)。

（6）丘疹型(papular form)：呈灰白色丘疹斑点状,微隆起,周围常可见白色斑纹。多出现于舌背、颊黏膜(图 6-1-6)。

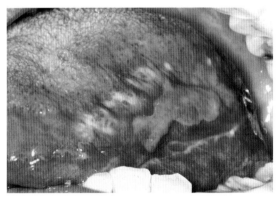

图 6-1-5 口腔扁平苔藓（糜烂型）
舌缘充血、糜烂,周缘见白色条纹
（空军军医大学口腔医学院）

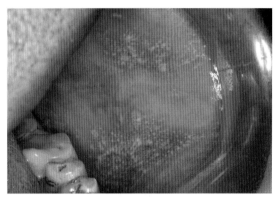

图 6-1-6 口腔扁平苔藓（丘疹型）
颊黏膜可见灰白色丘疹斑点
（空军军医大学口腔医学院）

学习笔记

目前临床中常根据病损是否有糜烂面,分为糜烂型和非糜烂型两种。

（1）非糜烂型：白色线纹间及病损周围黏膜正常,可有充血,但无糜烂。患者多无症状,或偶有刺激痛。黏膜上白色、灰白色线状花纹组成网状、环状、斑块、水疱多种病损。

（2）糜烂型：除白色病损外,线纹间及病损周围黏膜发生充血、糜烂、溃疡。患者有刺激痛,自发痛。常发生于颊、唇、前庭沟、磨牙后区、舌腹等部位。

2. 口腔黏膜不同部位 OLP 病损的表现特征

（1）舌部：多发生在舌前 2/3 区域,包括舌尖、舌背、舌缘及舌腹部。常表现为萎缩型、斑块型损害。舌背丝状及菌状乳头萎缩,上皮变薄,红亮光滑,常伴有糜烂。糜烂愈合后,形成缺乏乳头的平滑表面。舌背病损亦可呈灰白透蓝的丘疹斑点状,或圆形或椭圆形灰白色斑块状,常与舌背白斑病难以区别。舌缘及腹部充血糜烂病损并伴有自发性痛者,应注意观察并进行活体组织检查。

（2）唇部：下唇唇红多见,多为网状或环状白色条纹,病损累及部分唇红或波及整个唇红黏膜。但唇部 OLP 病损通常不会超出唇红缘而累及皮肤,该特征是与盘状红斑狼疮的鉴别要点(详见本章第五节)。病损伴有秕糠状鳞屑,有时花纹模糊不清,用水涂擦后透明度增加,花纹较为清晰。唇红黏膜乳头层接近上皮表浅部分,基底层炎症水肿常导致水疱发生,黏膜糜烂、结痂。

（3）牙龈：萎缩、糜烂型多见,龈乳头及附着龈充血,周边可见白色花纹。龈表面常发生糜烂,似上皮缺失,四周的白色细花纹可与良性黏膜类天疱疮相区别。

（4）腭部：较为少见，病损常位于硬腭龈缘附近，多由龈缘或缺牙区黏膜蔓延而来，中央萎缩发红，边缘色白隆起。软腭病损呈灰白色网状花纹，多局限于部分黏膜，亦可波及整个软腭，多无糜烂。

（二）皮肤病损

典型的皮损为扁平的多角形丘疹，呈紫红色，表面有细薄鳞屑，具有蜡样光泽，0.5~2cm大小，微高出皮肤表面，边界清楚。丘疹多发性，单个散布或排列成环状、线状和斑块状（图6-1-7）。四周皮肤可有色素减退、色素沉着或呈正常肤色。有的小丘疹可见点或浅的网状白色条纹，即为Wickham纹，将石蜡涂于丘疹表面并用放大镜观察，则Wickham纹更加清晰。

病损多左右对称，主要分布于四肢屈侧，尤其是踝部和腕部，但其他任何部位均可发生。在生殖器部黏膜的损害表现为白色丘疹或溃疡。患者感瘙痒，皮肤上可见抓痕。溃疡性损害可有疼痛。发生在头皮时，破坏毛囊可致脱发。皮损痊愈后可遗留褐色色素沉着，或因色素减少而成为稍微萎缩的淡白色斑点。

（三）指（趾）甲病损

常呈对称性，但十指（趾）甲同时罹患者并不多见。甲体变薄而无光泽，按压时有凹陷，有时在甲床显示红色针尖样小点，压诊疼痛。甲体表面可以表现为细鳞纵沟、点隙、切削面严重者形成纵裂。甲部损害一般无自觉症状，继发感染时引起疼痛，严重的指（趾）甲损害可使甲体脱落，还可发生甲床溃疡坏死（图6-1-8）。

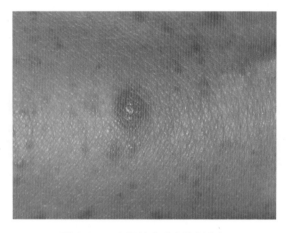

图6-1-7 扁平苔藓（皮肤损害）
手部皮肤，紫红色扁平多角形丘疹
（空军军医大学口腔医学院）

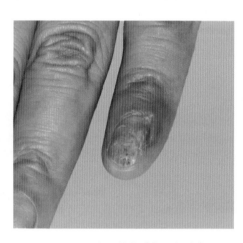

图6-1-8 扁平苔藓（指甲损害）
指甲，甲体变薄、无光泽，表面见细鳞、纵裂
（空军军医大学口腔医学院）

【组织病理学和免疫病理学】OLP缺乏特异性的病理表现，其主要组织学标准包括：出现界限清楚的淋巴细胞为主的带状炎细胞浸润，局限于结缔组织浅层；出现基底细胞液化变性；无上皮异常增生。

电镜观察基底细胞内线粒体和粗面内质网肿胀，胞质内出现空泡。基底细胞之间的桥粒及与基底膜之间的半桥粒松解变性，基底细胞增殖、变性、破坏。有人认为变性的桥粒可能成为抗原而引起自身免疫反应。

免疫病理对于鉴别诊断十分重要。免疫病理的研究表明OLP上皮基底膜区有免疫球蛋白沉积，主要为IgM，也可有IgG和C3的胶样小体沉积。直接免疫荧光法可见细小的颗粒状荧光，沿基底膜区形成蓬松的荧光带。胶样小体对抗体、补体均呈阳性荧光反应。纤维蛋白和纤维蛋白原在病损基底膜区为高频度的沉积（可达90%~100%），部分血管壁内亦有纤维蛋白沉积。

【诊断】一般根据病史及典型的口腔黏膜白色损害即可作出临床诊断，典型的皮肤或指（趾）甲损害可作为诊断依据之一。临床上常结合活体组织检查术、必要时辅以免疫病理等实验室检查进行确诊，这也有助于鉴别其他白色病变并排除上皮异常增生或恶性病变。

【鉴别诊断】OLP应与口腔苔藓样损害、移植物抗宿主病、盘状红斑狼疮、口腔白斑病、口腔红斑病等相鉴别。

1. **口腔苔藓样损害**（oral lickenoid lesion，OLL） OLL 是临床表现及组织病理与 OLP 相似的一类疾病，又称为口腔苔藓样反应。可分为药物性苔藓样损害、接触性苔藓样损害和移植物抗宿主反应性苔藓样损害。

造成药物性苔藓样损害的药物如甲基多巴、氯喹、卡托普利等药物；接触性苔藓样损害见于进行口腔治疗后，与充填、修复体材料相对应的口腔黏膜出现放射状白色条纹或白色斑块类似 OLP 样病损；移植物抗宿主反应性苔藓样损害多见于进行骨髓移植后的患者。

OLL 组织病理学通常表现为：固有层有混合性炎细胞浸润，除淋巴细胞外，尚有嗜酸性粒细胞和浆细胞，可累及固有层浅层和深层血管周围。棘细胞层变性、水肿，形成细胞凋亡和胶样小体，棘细胞层比较完整，无明显中断的基底细胞层。

目前鉴别诊断 OLP 与 OLL 主要依据临床标准及组织病理学标准两方面。当引起反应的药物停止使用，或去除引起病变处的充填物后，苔藓样损害就明显减轻或消失。临床上可通过"斑贴试验"确诊，并停止使用可疑药物或更换充填物进行试验性治疗。

2. **移植物抗宿主病**（graft versus host disease，GVHD） GVHD 同种移植物中所含免疫细胞（主要是 T 细胞）识别受者组织抗原并发动免疫攻击所致的疾病。GVHD 是异基因造血干细胞移植（allogeneic hemapoietic stem cell transplantation，allo-HSCT）的常见并发症，是移植治疗相关死亡主要原因之一。少数实质器官如肝脏、小肠移植也可能产生 GVHD。

图片：ER6-1 改良 WHO 口腔扁平苔藓和口腔苔藓样损害诊断标准

GVHD 根据发病时间，分为急性 GVHD 和慢性 GVHD，其口腔表现如下：

（1）急性 GVHD 表现口腔表现为广泛黏膜炎、红斑或口腔溃疡，常伴有剧烈疼痛。

（2）慢性 GVHD 表现颊黏膜、舌、唇等部位扁平苔藓样改变及角化性斑块，口周皮肤硬化可导致张口受限；唾液腺萎缩及功能障碍导致口干，常伴有真菌感染；还可出现黏液囊肿表现。

目前主要根据病史和临床表现与 OLP 鉴别。

3. **盘状红斑狼疮** 详见本章第五节。

4. **口腔白斑病** 斑块型 OLP 与白斑病有时很难鉴别，特别是舌背部的病损。舌背部 OLP 病损灰白而透蓝色，舌乳头萎缩或部分舌乳头呈灰白色小斑块状突起，局部柔软，弹性张力基本正常。而舌白斑病为白色或白垩状斑块，粗糙稍硬，有时有沟纹或沟裂，病损不发生在单个或少数几个乳头。组织病理学检查对鉴别有重要意义（详见本章第三节中"口腔白斑病鉴别诊断"）。

5. **口腔红斑病** 间杂型口腔红斑（红白间杂，即在红斑的基础上有散在白色斑点）有时与 OLP 很易混淆，常需依靠组织病理检查确诊。镜下红斑病上皮萎缩，角化层消失，棘细胞萎缩仅有 2~3 层，常有上皮异常增生或已是原位癌。对舌腹、舌缘、口底、口角区黏膜上的病损应提高警惕，注意鉴别。

6. **寻常型天疱疮、黏膜类天疱疮** OLP 表现为糜烂、溃疡或疱时，缺少明显的白色条纹，易与天疱疮、黏膜类天疱疮相混淆。

天疱疮临床检查可见尼氏征阳性，镜下可见棘细胞层松解，上皮内疱形成，脱落细胞检查可见天疱疮细胞。免疫荧光检查上皮棘细胞周围有 IgG 为主的免疫球蛋白沉积，翠绿色荧光呈网格状（详见第五章）。

黏膜类天疱疮上皮完整，棘层无松解，上皮下疱形成。免疫荧光检查类天疱疮基底膜处可见均匀细线状翠绿色荧光带，有助于鉴别。

7. **多形红斑** 水疱型 OLP 有时与多形红斑类似，但多形红斑以唇红大面积糜烂，并覆有厚血痂为其特点，往往伴有发热等急性过程。多形红斑皮肤上出现红斑，红斑中心有小水疱，损害外观似"虹膜"或"靶环"。

8. **迷脂症** 属皮脂腺异位、错生。唇、颊黏膜多见。黏膜上有散在或成簇为团块状的、粟粒大小的淡黄色或黄白色斑疹或丘疹，表面光滑，触之柔软。迷脂症患者一般无自觉症状，往往无意中发现而就诊。组织病理表现为上皮固有层内可见小的、成熟的正常皮脂腺，腺体小叶包绕着自腺体中央一直伸向黏膜表面的皮脂腺导管。

【疾病管理】

1. 治疗

（1）心理治疗：身心调节在治疗 OLP 中的作用，目前已越来越受到重视。应加强与患者的沟通,详细询问病史,了解其家庭、生活、工作状况,帮助其调整心理状态。对病损区无充血、糜烂,患者无明显自觉症状者,可在身心调节的情况下观察。一些患者可自愈。

同时注意调节全身状况,如睡眠、月经状况、消化道情况,纠正高黏血症等。

（2）局部治疗

1）去除局部刺激因素,消除感染性炎症。

2）局部药物治疗

①糖皮质激素:0.05%氟轻松醋酸酯、0.05%氯倍他索凝胶局部应用安全性高,疗效好。发生于牙龈区的糜烂型扁平苔藓,可使用咬合夹板作为药物的载体。病损区基底部注射对糜烂溃疡型有较好疗效。选用醋酸泼尼松或曲安西龙、曲安奈德 1~2mL 加入等量 2% 利多卡因组成混悬液,对病损区作黏膜下注射,7~10 日 1 次。倍他米松（推荐剂量为黏膜下注射 0.2mL/cm²,1 次总量不超过 2mL）加入等量 2% 利多卡因组成混悬液对病损区作黏膜下注射,每个月 1 次。

②维 A 酸:0.1%维 A 酸软膏对于病损角化程度高的患者适用。可以避免系统使用的副作用:肝脏功能损害、唇炎、致畸性。

③抗真菌药物:对迁延不愈的 OLP,应注意有白色念珠菌感染可能,可使用制霉菌素含漱液或碳酸氢钠液含漱,亦可用制霉菌素药膜或糊剂局部涂抹。

（3）全身治疗

1）糖皮质激素:对急性大面积或多灶糜烂型 OLP,可慎重考虑采用小剂量、短疗程方案。成人可选用口服泼尼松 20~30mg/d,服用 1~3 周。

2）免疫抑制剂

①羟氯喹:主要通过稳定溶酶体膜、抑制免疫等机制,产生抗炎、减少免疫复合物的形成、减轻组织和细胞损伤等作用。成人口服每次 100~200mg,每日 2 次。较常见的不良反应有头昏、恶心、呕吐、视野缩小、视网膜病变、耳鸣、白细胞减少,极少见的严重毒性反应有心律失常、心搏骤停、心源性脑缺血综合征,若不及时抢救可导致死亡。孕妇忌用。在用药期间,每 3~6 个月应做眼科检查 1 次。

②硫唑嘌呤或环磷酰胺:用于个别对糖皮质激素不敏感的顽固病例。硫唑嘌呤（50mg/d）或环磷酰胺（50mg/d）,每日口服。

3）免疫增强剂:在口腔扁平苔藓的临床药物选择方面,还可根据患者自身的免疫状况适当选用口服免疫增强剂。临床常用的有胸腺肽肠溶片和转移因子等。

4）抗氧化剂:口服 β-胡萝卜素 300mg/d,连续服用 1~2 个月。维生素 E 50mg/d,连续服用 1~2 个月。口服番茄红素 8mg/d,连续治疗 8 周对治疗 OLP 病损及减轻疼痛有良好效果。

5）中成药:雷公藤有很强的抗炎作用,抑制体液免疫,对细胞免疫有双向调节作用。毒副作用主要为胃肠道反应;心肌、肾、肝损害;白细胞、血小板下降;男性精子数目下降、活力降低,女性闭经、月经紊乱等。成人口服雷公藤总苷片的剂量和疗程为 0.5~1mg/(kg·d),2 个月为 1 个疗程,可服用 1~4 个疗程。昆明山海棠片的成人口服剂量为每次 0.5g,每日 3 次。

6）其他:白芍总苷,具有抗炎和免疫调节功能,治疗 OLP 具有一定效果。成人口服每次 0.6g,每日 2~3 次。

（4）中医中药治疗

1）阴虚有热型:主证:口干不欲饮、眼干、目眵、尿黄、大便干燥、手足心热、口内有热气,月经提前,量多或头昏,睡眠不安,甚则腰酸、腿软。口内病损局部充血,甚至糜烂。舌质红、苔少,脉稍数。

治法:养阴清热佐以祛风利湿之品。

方剂主药有:生地、当归、赤芍、天冬、麦冬、黄芩等。

成药:二冬膏（清肺益肾膏）、天王补心丹、六味地黄丸、二至丸。

2）脾虚夹湿型:主证:胃纳差,大便稀溏或有不消化食物,睡眠不安。白带或赤带。口内局部病损糜烂,伴有充血。舌苔白厚或厚腻,脉象涩。

治法:清热利湿佐以祛风解毒之品。

方剂主药有:苡仁、蔻仁、杏仁、茯苓、半夏等。

成药:防风通圣丸、香砂六君子丸、香砂养胃丸。

3）血瘀型:主证:痛经、闭经、大便干燥。血液流变学异常。口舌咽燥,面色黯淡,腹胀纳差。病损局部有粗糙麻木感,可伴有充血或糜烂,或有刺痛感。舌质紫瘀或舌腹面小血管微曲张。

治法:理气活血化瘀。

方剂主药有:当归、桃仁、红花、川芎、赤芍等。

成药:大黄蟅虫丸、女金丹、散结灵。

（5）物理治疗:

1）光动力治疗:近期研究发现,对于糜烂型OLP,光动力治疗可促进口腔黏膜修复并具有抗菌效应,具安全性高、无严重不良反应的优点。

2）激光治疗:低剂量激光治疗对有疼痛症状OLP有效,可作为存在糖皮质激素治疗禁忌症时的替代疗法,避免了其继发的真菌感染等不良反应。

（刘青）

第二节 口腔白角化症

口腔白角化症（leukokeratosis）又称为口腔白角化病、良性角化病（benign hyperkeratosis）、前白斑。为长期的机械性或化学性刺激所造成的口腔黏膜局部白色角化斑块或斑片。

【病因】 由长期的机械性或化学性刺激所引起,以残根、残冠、上下颌后牙的锐利边缘、错位咬合、不良修复体或吸烟等刺激因素最为常见。刺激因素去除后,病损可逐渐变薄或消退。

【临床表现】 白角化症可发生在口腔黏膜的任何部位,以颊、唇、舌部多见。为灰白色或乳白色的边界不清的斑块或斑片,不高出或略高于黏膜表面,表面平滑、基底柔软无结节。与周围正常的黏膜相比,白角化区域黏膜的质地及弹性没有明显的变化(图6-2-1)。

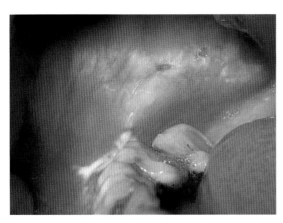

图6-2-1 口腔白角化症

颊部灰白色边界不清的斑块或斑片,质地未发生明显改变

（四川大学华西口腔医学院）

发生在硬腭黏膜及其牙龈,呈弥漫性分布的、伴有散在红色点状的灰白色或乳白色病损,多是由于长期吸烟所造成的,因而又称为烟碱性(尼古丁性)白角化症(leukokeratosis nicotina palati)或烟碱性(尼古丁性)口炎(nicotinic stomatitis),其上的红色点状物为腭腺开口。患者可有干涩、粗糙等自觉症状。

【组织病理学】 上皮过度角化或部分不全角化,上皮层轻度增厚,棘层增厚或不增厚,上皮钉伸长,基底层细胞正常,基底膜清晰完整,固有层无炎细胞浸润或少量浆细胞和淋巴细胞浸润。

【诊断】 口腔黏膜局部白色或灰白色斑块、斑片,患者有长期吸烟史或相对应的区域发现不良修复体(如不合格的卡环,不光滑、过长的基托边缘)、残根、残冠、龋齿或牙折后的锐利边缘、过陡牙尖等,即可诊断。通常去除刺激2~4周后,白色损害颜色变浅,范围明显缩小,甚至消失。对可疑者进行组织活检,病理检查明确诊断。

【鉴别诊断】

1. 白色水肿（leukoedema） 多见于双颊黏膜咬合线附近,为灰白色或乳白色半透明斑膜,局部扪之柔软,无压痛。有时出现皱褶,检查时拉展口腔黏膜,斑膜可暂时性消失。患者无自觉症状。本病为良性损害,原因不明,可能与吸烟、嚼槟榔有关。组织病理检查,上皮增厚,上皮细胞内水肿,出现空泡性变,胞核固缩或消失;基底层无明显改变。

学习笔记

2. **颊白线（linea alba buccalis）**　位于双颊部与双侧后牙咬合面相对应的黏膜上，为连续的白色或灰白色线条，与牙列外形相吻合，自口角区至磨牙区呈水平状延伸。多是由于咀嚼时牙齿持续不断的刺激所引起，成年人常见，患者常无自觉症状。组织病理为上皮正角化。一般无需治疗，牙尖过锐时可适当调磨。

3. **灼伤（burns）**　为急性创伤，有明确的创伤史。病损为灰白色假膜，去除假膜后可见出血糜烂面。多是由于不慎接触腐蚀性药物（如酒精、碘酚、硝酸银、三氧化二砷糊剂、根管塑化液等）而引起黏膜灼伤。患者自觉局部疼痛，影响进食、说话。组织病理为上皮层凝固坏死及表层剥脱，浅层血管充血。

【疾病管理】　去除刺激因素，观察；角化严重者可局部使用维 A 酸制剂。

（陈谦明　江潞）

第三节　口腔白斑病

口腔白斑病（oral leukoplakia，OLK）是发生于口腔黏膜上以白色为主的损害，不能擦去，也不能以临床和组织病理学的方法诊断为其他可定义的损害，属于癌前病变或潜在恶性疾患（potentially malignant disorders，PMD）范畴，不包括吸烟、局部摩擦等局部因素去除后可以消退的单纯性过角化症。

【流行病学】　流行病学调查各研究报道具有差异。原因可能是口腔白斑病的定义经历了演变过程，各研究的诊断标准和纳入人群不一致等。在一些调查中采用了广义的白斑病的含意，即包括口腔白角化症和口腔白斑病，有的甚至包括白色水肿、白色海绵状斑痣等其他具有白色损害的疾病，因此调查得到的患病率往往较实际情况高。如国内学者在 1980 年对我国部分地区 134 492 人进行调查，患病率为 10.47%，男女之比为 13.5∶1。瑞典学者 1976 年普查 30 118 人，发现口腔白角化症患病率为 6.15%，口腔白斑病患病率为 3.60%，共计约 10%（男 16.1%，女 3.8%）。印度地区的调查资料显示农村人口的患病率为 0.2%~4.9%（15 万人资料），男女之比为 85∶1。不同性别患病率的差异，国内外学者均认为与吸烟习惯有密切关系。

有关发病率的调查报道不多。印度学者在 1966—1973 年间，对两个地区的 20 358 位居民进行了长达 7 年的随访，以研究口腔白斑病的发病率。其中一个地区无女性新发患者，男性居民的发病率为每年 4.0/1 000；在另一个地区，男女性口腔白斑病的发病率分别为每年 3.3/1 000 和每年 1.9/1 000。日本学者在 1995—1998 年间对 6 340 名参与者进行了长达 4 年的随访。研究发现男性白斑发病率为 409.2/100 000，女性为 70.0/100 000。在与吸烟相关的白斑病（tobacco-associated leukoplakia）中，男性发病率为女性的 12 倍（560.3 vs. 45.2 per 100 000）。好发部位为牙龈和牙槽嵴黏膜，占所有发病部位的 33.3%。38.9% 的口腔白斑病患者有吸烟习惯，高于非白斑人群（26.4%），但两者间并无统计学差异。

【病因】　口腔白斑病的发病与局部因素的长期刺激以及某些全身因素有关。目前仍有相当数量的口腔白斑病病因不明。

1. **烟草等理化刺激因素**　烟草是口腔白斑病发病的重要因素。流行病学的调查显示，口腔白斑病的发病率与吸烟史的长短及吸烟量成正比关系。香烟制品种类不同，使用者口腔白斑病的发病率亦有差异，其由高到低的顺序是：吸旱烟>吸纸烟>吸水烟。吸烟方法和烟草质量也与口腔白斑病的发病率有关。倒转吸烟法是将烟草燃烧的一端置入口腔内，最易引起辐射性的黏膜灼伤，燃烧时挥发性焦油量也比一般吸烟法高很多，因而引起口腔黏膜白斑和口腔癌的概率显著增高。印度某些地区的居民，有嗜吸劣质自卷烟和口嚼烟草的习惯，有的在烟草中加入槟榔叶和石灰，这些居民中发生口腔白斑病和口腔癌者甚多。

烟草引起口腔白斑病的原因，可能是烟草中的有害物质如二甲基苯并蒽的刺激作用。烟雾中含有丙烯醛和氰化物，也能使口腔黏膜上皮细胞呼吸降低，抑制 RNA 的形成，使黏膜的角化过程发生异常。此外，烟草燃烧的温度刺激与口腔白斑的形成亦有关。研究者用香烟的烟雾刺激或烟丝提取液直接涂搽黏膜均可制备出白斑的动物模型，证实了吸烟与口腔白斑病发病关系密切。

乙醇是发生口腔白斑病的独立危险因素,与酒的类型或饮酒方式无关。食用过烫或酸辣食物、嚼槟榔等局部理化刺激也与口腔白斑病的发生有关。

此外,局部刺激因素如咬颊习惯、牙齿错位、牙齿不均匀磨损后形成的锐尖利缘、残根残冠、牙结石等,均可刺激口腔黏膜,与口腔白斑病的发生有一定相关性。

2. 念珠菌感染 流行病学的调查显示口腔白斑病患者中,白色念珠菌检出率为34%左右。除白色念珠菌外,星形念珠菌和热带念珠菌可能与口腔白斑病的发生也有密切关系。用白色念珠菌感染动物也可制备出白斑动物模型,显示白色念珠菌可能是白斑发生的一个重要致病因素或是其中的一种合并因素。

研究者将这种与白色念珠菌有密切关系的白斑病称为念珠菌性白斑。它好发于口角内侧三角区,刮取黏膜组织或活检切片,可发现菌丝垂直地侵入上皮层,而且上皮常呈过度正角化或不全角化,有炎细胞浸润及渗出物,棘细胞层显著增生,有丝分裂较正常黏膜高。这种类型白斑的癌变可能性较大。

3. 人乳头瘤病毒感染 近年来,对于人乳头瘤病毒(human papilloma virus,HPV)的感染是否参与口腔白斑病的发生发展,仍有争论。已有大量研究发现,与正常口腔黏膜相比较,口腔白斑病的组织样本中HPV的检出率显著增高。国外学者对多个临床研究进行荟萃分析后发现,HPV感染可能是口腔白斑病发病的危险因素。其中,高危型HPV(如HPV16、HPV18)检出率较高。HPV16感染可作为口腔白斑病发病的独立危险因素。体外研究发现,HPV16的E6、E7基因可使上皮细胞永生化;HPV感染可使抑癌基因p53和Rb失活,造成基因不稳定。HPV动物研究也发现,HPV16的E6、E7蛋白可发生协同作用,促进4-硝基喹啉-1-氧化物诱发的口腔黏膜癌变。因此,有学者认为HPV可能与口腔白斑病的癌变有关。但其具体机制,还有待进一步研究。

4. 全身因素 包括微量元素、微循环改变、遗传易感性、脂溶性维生素缺乏等。

研究发现,机体中的微量元素锰(Mn)、锶(Sr)和钙(Ca)的含量与口腔白斑病发病呈显著性负相关。其中Mn的含量与口腔白斑病的关系更为密切。Mn与酶的形成有关,而口腔白斑病的发生与组织代谢异常有联系。

口腔白斑病患者黏膜病损处存在微循环障碍,在使用活血化瘀方法治疗改善了微循环状况后,病变缓解或消失,因而考虑口腔白斑病与机体微循环状况有关。

研究者应用染色体技术,研究了口腔白斑病患者、正常人、口腔癌患者的姊妹染色单体交换(sister chromatid exchange,SCE)率,发现口腔白斑病与口腔癌患者SCE频率高于对照组;口腔白斑病患者(特别是不抽烟者)的SCE频率高于正常人,提示某些口腔白斑病患者的染色体不稳定性增加。

上皮代谢与维生素关系密切,维生素A缺乏可引起黏膜上皮过度角化。维生素E缺乏能造成上皮的氧化异常,使之对刺激敏感而易患口腔白斑病。

【组织病理学】 口腔白斑病的主要病理变化是上皮增生,伴有过度正角化或过度不全角化;粒层明显,棘层增厚;上皮钉突伸长变粗,固有层和黏膜下层中有炎细胞浸润。上皮单纯性增生为良性病变,表现为上皮过度正角化。上皮异常增生表现为上皮细胞的增殖、成熟和分化异常。

由于上皮异常增生程度与恶变潜能密切相关,WHO建议在口腔白斑病的病理诊断报告中,必须注明是否伴有上皮异常增生,因此建议病理学术语可采用两种方式描述:符合口腔白斑病临床诊断,伴有(或不伴有)轻、中、重度异常增生。以便于临床采取相应的治疗措施。

【临床表现】 口腔白斑病好发于40岁以上的中老年男性,但近年来女性患者有增多的趋势。口腔白斑病可发生在口腔的任何部位。好发部位包括牙龈、颊黏膜咬合线区域和舌部,唇、前庭沟、腭、口底也有发生。患者可无症状或自觉局部粗糙、木涩,较周围黏膜硬。伴有溃疡或癌变时可出现刺激痛或自发痛。

口腔白斑病可分为均质型与非均质型两大类。前者如斑块型、皱纹纸型;而颗粒型、疣状型及溃疡型等属于后者。

1. 斑块型 口腔黏膜上出现白色或灰白色均质型斑块,斑块表面可有轻裂,平或稍高出黏膜表面,边界清楚,触之柔软,不粗糙或略粗糙,周围黏膜多正常。患者多无症状或有粗糙感。

文档:ER6-2
上皮异常增生
的具体表现

2. **皱纹纸型**　多发生于口底及舌腹。病损呈灰白色或白垩色,边界清楚,表面粗糙,但触之柔软,周围黏膜正常。患者除粗糙不适感外,亦可有刺激痛等症状(图6-3-1)。

3. **颗粒型**　亦称颗粒-结节型白斑,颊黏膜口角区多见。白色损害呈颗粒状突起,致黏膜表面不平整,病损间杂黏膜充血,似有小片状或点状糜烂,患者可有刺激痛。本型白斑损害中多数可查到白色念珠菌感染。

4. **疣状型**　损害呈灰白色,表面粗糙呈刺状或绒毛状突起,明显高出黏膜,质稍硬。疣状损害多发生于牙槽嵴、口底、唇、腭等部位。增殖性疣状白斑(proliferative verrucous leukoplakia,PVL)是疣状型白斑的一个亚型,多发生于老年女性,呈多病灶,易复发,且持续进展,癌变风险高。

5. **溃疡型**　在增厚的白色斑块上,有糜烂或溃疡,可有或无局部刺激因素。患者感疼痛(图6-3-2)。

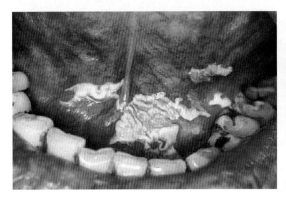
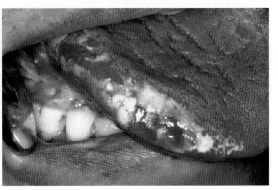

图 6-3-1　口腔白斑病(皱纸型)
口底、舌腹灰白色斑块,边界清楚,表面粗糙,但触之柔软,周围黏膜正常
(四川大学华西口腔医学院)

图 6-3-2　口腔白斑病(溃疡型)
舌缘增厚的白色斑块上,有糜烂、溃疡
(四川大学华西口腔医学院)

【诊断】口腔白斑病的诊断需根据临床表现和病理表现作出综合性判断才能完成(图6-3-3),其诊断的确定性(certainty,C),可分为以下四个级别:

C1:暂时性临床诊断,根据临床初诊检查证据,排除其他可定义的疾病或损害;

C2:肯定性临床诊断,去除可能的致病因子2~4周后损害无改善;

C3:切取组织病理证实诊断,在C2基础上,结合切取组织病理检查未发现其他可定义病损,表

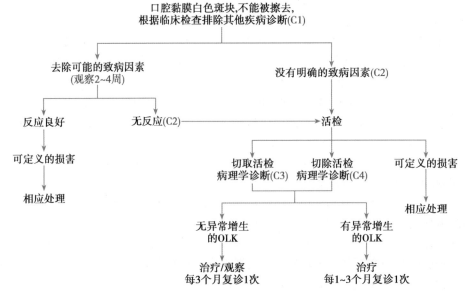

图 6-3-3　口腔白斑病的诊断流程
(四川大学华西口腔医学院)

现为口腔白斑病的损害特征;

C4:切除组织病理证实诊断,外科切除所有临床可见损害,并通过组织病理检查作出的诊断。

对诊断进行记录时,应书写为:病损部位+诊断(C 因子等级)。例如,左颊白色病损,临床诊断为口腔白斑病,切取组织病理检查结果为口腔白斑病,伴轻度异常增生,则诊断书写为:左颊口腔白斑病伴轻度异常增生(C3)。这种标准化的记录,有利于不同诊断单位之间信息的交流与资料的共享。

【癌变预警】 口腔白斑病属于口腔黏膜潜在恶性疾患,文献报道,在 1~30 年的观察期中,癌变率从 0.13%~17.5% 不等。国内学者对中国人口腔白斑病癌变率的相关研究进行系统评价,得出的癌变率为 9%。一些特殊类型的口腔白斑病,如增殖性疣状白斑,癌变率高达 50% 以上,部分研究发现增殖性疣状白斑的癌变率可达 100%。病理检查有无异常增生及异常增生程度对预测癌变最有价值,是目前预测口腔白斑病癌变风险的重要指标。口腔白斑病患者伴有以下情况者癌变风险较高,应严密随访观察,必要时可进行多次组织活检。

1. **病理** 伴有上皮异常增生者,程度越重者越易癌变。

2. **类型** 疣状型、颗粒型、溃疡型及伴有念珠菌感染、HPV 感染者。

3. **部位** 病损位于舌缘、舌腹、口底的 U 形区、口角内侧三角形区、软腭复合体区域者。

4. **时间** 病程较长者。

5. **吸烟** 不吸烟者。

6. **性别** 女性,特别是不吸烟的年轻女性患者。女性和不吸烟者口腔白斑病癌变风险升高的具体原因尚不明确。

7. **面积** 白斑病损面积大于 200mm^2 的患者。

除组织活检外,目前已有一些无创或微创的检查方法,如脱落细胞学检查术、活体染色检查术、自体荧光检查术等(详细操作流程,参见附录 3.1、附录 3.2 和附录 3.3),可用于口腔白斑病癌变的辅助诊断。无创或微创检查的优点是创伤小(或无)、操作简便、患者易于接受,但其敏感性和特异性受到取材部位、操作手法、观察者经验等因素的影响,可能出现假阳性或假阴性。在口腔白斑病的诊断过程中,可使用上述方法辅助选择活检部位;诊断明确后,在随访过程中,可使用上述方法对可疑癌变部位进行筛查,必要时应再次活检,以免误诊或漏诊。

【鉴别诊断】

1. **口腔白角化症(oral leukokeratosis)** 长期受到机械或化学因素的刺激而引起的黏膜白色角化斑块。临床表现为灰白色或白色的边界不清的斑块或斑片,不高于或微高于黏膜表面,平滑,柔软。除去刺激因素后,病损逐渐变薄,最后可完全消退。组织病理为上皮过度角化,上皮层有轻度增厚或不增厚,固有层无炎细胞或轻度炎细胞浸润。

2. **白色水肿(leukoedema)** 多见于双颊黏膜咬合线附近,为灰白色或乳白色半透明斑膜,柔软,无压痛。有时出现皱褶,检查时拉展口腔黏膜,斑膜可暂时性消失。组织病理变化为上皮增厚,上皮细胞内水肿,胞核固缩或消失,出现空泡性变。

3. **白色海绵状斑痣(white sponge nevus)** 为一种原因不明的遗传性或家族性疾患。病损表现为灰白色的水波样皱褶或沟纹,有特殊的珠光色,表面呈小的滤泡状,形似海绵,扪之柔软,具有正常口腔黏膜的质地与弹性,无发硬粗糙。皱褶有时可以刮去或揭去,揭去时无痛,不出血,下面为类似正常上皮的光滑面。病理变化为过度角化和不全角化,棘细胞增大,层次增多,可达 40~50 层以上。结缔组织中少量炎细胞浸润。

4. **迷脂症(Fordyce disease)** 多位于颊部及唇红部,为异位的皮脂腺,呈淡黄色颗粒,可丛集或散在,表浅光滑,无自觉症状。

5. **口腔扁平苔藓(oral lichen planus)** 斑块型扁平苔藓与口腔白斑病有时难以鉴别,特别是舌背上的病损,有时需要依靠组织病理检查来确诊。通常情况下斑块型扁平苔藓多伴有口腔其他部位的病损,可见不规则白色线状花纹,病损变化较快,常有充血、糜烂;而口腔白斑病多为独立病损,变化慢,黏膜不充血。口腔扁平苔藓有时伴有皮肤病损,口腔白斑病不伴有皮肤病损。

口腔扁平苔藓与口腔白斑病的鉴别要点

	口腔扁平苔藓	口腔白斑病
发病部位	常具有对称性	多为单一部位
病损颜色	珠光白色	白色或灰白色
病损形态	主要为白纹;在舌背可呈圆形或椭圆形斑块,但其周围仍有白纹	不规则斑块,边缘突起于黏膜表面
病损质地	弹性、质地无改变	弹性降低、质地改变
病理特点	角化层较薄	角化层较厚
	棘层增生或轻度萎缩	粒层明显,棘层肥厚
	基底细胞液化变性	基底细胞无液化变性
	基底膜界限模糊	基底膜清晰
	上皮下疱可见	无上皮下疱
	炎细胞在固有层呈带状浸润	炎细胞散在于固有层和黏膜下层
	不伴上皮异常增生	常见上皮异常增生

6. **黏膜下纤维性变(submucous fibrosis)** 以颊、咽、软腭多见,初期为小水疱与溃疡,随后为淡白色斑纹,似云雾状,并可触及黏膜下纤维性条索,后期可出现舌运动及张口受限、吞咽困难等自觉症状。病理检查可见过度不全角化、上皮萎缩,钉突消失,有时上皮增生及萎缩同时存在。部分患者伴有上皮异常增生,上皮下胶原纤维增生及玻璃样变。(详见本章第七节鉴别诊断)

7. **梅毒黏膜斑(syphilitic mucous patches)** Ⅱ期梅毒患者口腔黏膜可出现"梅毒斑"。初期为圆形或椭圆形红斑,随后表面糜烂,假膜形成不易揭去,呈乳白色或黄白色,直径0.5~1cm或更大,稍高出黏膜表面,表面光亮。可同时伴有皮肤梅毒疹——玫瑰疹的出现。通过实验室检查,包括非梅毒螺旋体抗原血清试验(如甲苯胺红不加热血清试验)和梅毒螺旋体抗原血清试验(如梅毒螺旋体酶联免疫吸附试验)可以鉴别。

【疾病管理】 目前尚无根治的方法。管理的目标是缓解症状、监测和预防癌变。主要的管理措施包括卫生宣教、去除刺激因素、药物治疗、手术治疗、物理治疗、中医中药治疗和定期随访。

1. **卫生宣教** 是口腔白斑病早期预防的重点。开展流行病学调查,进行卫生宣传及必要的健康保健,以早期发现口腔白斑病患者。对发现口腔黏膜角化异常者,既不可掉以轻心,也不必过分紧张,应嘱其尽早去专科医院检查确诊。

2. **去除刺激因素** 提倡健康的生活方式,如戒烟酒、停止咀嚼槟榔、少食酸、辣、烫、麻、涩等食物;调磨过于锐利的牙齿边缘;去除残根、残冠、不良修复体等。

3. **药物治疗**

(1)维生素A:可促进生长发育,维持皮肤、黏膜的正常功能,缺乏时会出现上皮干燥、增生和角化。成人常用剂量为每日3万~5万单位,分2~3次口服,1个月为1个疗程,症状改善后减量。口服推荐剂量的维生素A的不良反应一般较轻微。长期大剂量服用维生素A(如每日10万单位,6个月以上)可致慢性中毒。由于口服过量维生素A可致畸胎,故孕妇禁用。严重肝、肾功能损害者慎用。

(2)维A酸类:维A酸是维生素A的代谢中间体,为细胞诱导分化药,主要影响上皮代谢和骨的生长,具有促进上皮细胞增生分化及较明显的角质溶解作用,以防止上皮过角化。仅用于角化程度较高的口腔白斑病。口服初始剂量宜小,每次5mg,每日2~3次,若能耐受可逐步加大剂量至每日20~30mg,分2~3次服用,1个月为1个疗程。不良反应包括可致唇炎、口干、结膜炎、甲沟炎、脱发、对光过敏、皮肤色素变化等;还可出现头痛、头晕、轻度腹泻、鼻出血;可引起肝功能损害、高脂血症,严重者可诱发期前收缩;可致畸胎。因此,严重肝、肾功能损害者禁用,冠心病、高脂血症者忌用;孕妇禁用,育龄妇女慎用;儿童慎用;若出现不良反应,应控制剂量或与谷维素、维生素 B_1、维生素 B_6 等同服,可使头痛等症状减轻或消失。

由于全身应用毒副作用较大,常使用维A酸类药物的局部制剂治疗口腔白斑病。对于非充血、非糜烂型的病损可用0.025%~0.1%维A酸软膏或1%维A酸衍生物——维胺酸局部涂搽,1~2次/d。病损减轻时应减量。

(3)β胡萝卜素:是一种脂溶性色素,在体内可转化为维生素A,具有抗氧化作用。临床研究显示,口服β胡萝卜素(20~60mg/d)对治疗口腔白斑病有效。需要注意的是,国外有研究发现长期口服大剂量β胡萝卜素(20~30mg/d,用药时间4~8年)可能增加吸烟者、曾吸烟者和长期接触石棉者的肺癌发生风险。因此,在临床运用中需要结合患者的具体情况综合考虑。

(4)其他:除上述药物外,有研究报道口服番茄红素(4~8mg/d,分两次服用,疗程3个月)、口服维生素E(0.1g/d,疗程3个月)、局部使用维生素A、维生素E等可用于治疗口腔白斑病,但其疗效仍有待设计更完善的随机对照研究加以验证。

4. 手术治疗 对于危险区的均质型口腔白斑病以及疣状型、颗粒型和溃疡型口腔白斑病,当除去可能的刺激因素及保守治疗3~6周后仍未见明显好转者,可考虑手术治疗。对活检发现有重度异常增生者,应及时手术,轻、中度异常增生者,可置于严密观察下,但临床有恶变倾向或位于危险区时,也可手术。病变的范围在手术前也应考虑,界限清晰的局限性小范围病损,手术条件较好;病损区过大或周界不清时,手术难度较大,且术后可造成严重的组织缺损和功能障碍。手术治疗切除病损后,仍有可能复发。同时,有研究报道,手术治疗并不能降低口腔白斑病的癌变率。因此,在手术治疗前应权衡各种条件进行综合考虑。

5. 物理治疗 包括光动力治疗、激光治疗、冷冻治疗等。与药物治疗相比较,物理治疗可以更有效地去除病损;与手术治疗相比较,物理治疗创伤较小,出血较少,引起的组织缺损和功能障碍较轻微。然而,与手术治疗类似,即使去除肉眼可见的全部病损,口腔白斑病仍有可能复发,文献报道的复发率最高可达30%以上。

有关口腔白斑病复发的原因,其中一个重要理论是区域癌化(field cancerization)理论。该理论认为,某个区域内的组织在致癌因素的长期作用下,其组织细胞内的基因发生异常改变,从而导致整个区域的上皮层产生恶性/潜在恶性病损的危险性升高,可能同时或先后发生多处恶性/潜在恶性病损。这些发生基因突变的细胞,组织学表现可能是正常的。由于这一区域的存在,即使切除了肉眼可见的病损组织,仍可能发生新的病损。因此,在口腔白斑病复查时,除了观察原有病损的变化外,还应注意观察口腔其他部位有无新发病损,以免漏诊。

6. 中医中药治疗

(1)气滞血瘀型:

主证:口苦咽干,便干尿黄。白斑局部粗糙,舌质偏暗有紫瘀斑,舌腹面小血管淤血。脉弦或滞涩。

治法:活血化瘀,消斑理气。

方剂主药为:当归、赤芍、川芎、丹参、桃仁等。

(2)痰湿凝聚型:

主证:胸脘痞闷,胃纳不佳。白斑厚而突起,舌质淡红,苔厚腻,脉滑或略弦。

治法:健脾化痰消斑。

方剂主药为:半夏、陈皮、茯苓、甘草、白术等。

(3)正气虚弱型:

主证:消瘦,面色白,神疲乏力,怕冷,便溏,失眠多梦,月经不调,阳痿等。舌质淡,苔薄白而有齿痕。脉沉细无力。

治法:补气益血,健脾化湿。

方剂主药为:白术、茯苓、陈皮、白蔻、砂仁等。

7. 定期随访 目前尚无足够的证据表明上述治疗可以改变口腔白斑病的癌变进程。因此,无论何种类型的口腔白斑病,无论采用何种治疗方法,均应定期随访。不伴异常增生者,建议每3个月复查一次。伴有异常增生或使癌变风险升高的其他因素者,建议每1~3个月复查一次。

(陈谦明 曾昕 但红霞)

ER6-3
动画:ER6-3
黏膜白斑切除术

ER6-4
文档:ER6-4
口腔白斑病的物理治疗

第四节 口腔红斑病

口腔红斑病(oral erythroplakia)又称增殖性红斑(erythroplasia of Queyrat)、红色增殖性病变(erythroplastic lesion)等,是指口腔黏膜上鲜红色斑片,似天鹅绒样,边界清晰,在临床和病理上不能诊断为其他疾病者。红斑属于潜在恶性疾患。国内文献及教科书曾译为赤斑,用于与炎症性红斑相区别。

本病由奎来特(Queyrat)于1911年提出,故也称为奎来特红斑。

口腔红斑病比口腔白斑病少见。据文献报道,口腔红斑的患病率在0.02%~0.1%,且没有明显的性别差异。红斑病一般没有症状,但部分患者会伴有进食时的烧灼感。

【病因】 口腔红斑病因不明。目前研究认为口腔红斑的发生与烟酒的摄入以及在此过程中发生的遗传事件有关。支持该结论的证据包括在不同的红斑病损中,遗传缺陷分子标志物的表达是不同的。根据该观点,在红斑的发生过程中包含了原癌基因的激活以及抑癌基因及DNA损伤修复基因的受损或缺失。这些突变的发生削弱了基因组对细胞正常分裂的监控能力。随着突变的逐渐发生,上皮细胞最终发生恶变。

【临床表现】 口腔红斑多见于中年患者,男性略多于女性。发病部位以舌缘部最多见,龈、龈颊沟、口底及舌腹、腭部次之。临床上分为三种类型:

1. 均质型红斑(homogenous erythroplakia) 病变较软,天鹅绒样鲜红色表面,光滑、发亮,状似"上皮缺失"。病损边缘清楚,约为0.5~2cm大小,平伏或微隆起。红斑区内有时也可看到外观正常的黏膜。

2. 间杂型红斑(interspersed erythroplakia) 红斑病损区内有散在的白色斑点,红白相间,有时与扁平苔藓不易区分。

3. 颗粒型红斑(granular erythroplakia) 在红斑病损区内有颗粒样微小的结节似桑葚状或颗粒肉芽状,稍高于黏膜表面,微小结节为红色或白色。有时其外周亦可见散在的点状或斑块状白色角化区(有学者认为此型即颗粒型白斑),此型往往是原位癌或早期鳞癌。

【组织病理学】 上皮不全角化或混合角化。上皮萎缩,角化层极薄甚至缺乏。而上皮钉突增大伸长。钉突之间的乳头区棘细胞萎缩变薄,使乳头层非常接近上皮表面,结缔组织乳头内的毛细血管明显扩张,故使病损表现为鲜红色。

颗粒形成的机制就是钉突增大处的表面形成凹陷,而高突的结缔组织乳头形成红色颗粒。上皮异常增生,细胞排列紊乱,极性消失,细胞形态大小不一,核大深染,有丝分裂象增多等。有时可见角化珠形成。固有层内炎细胞浸润明显,主要为淋巴细胞和浆细胞。

颗粒型红斑大多为原位癌或已经突出基底膜的早期浸润癌。

【诊断】 对于红斑病损,正规的诊断程序为:去除可能的创伤因素如尖锐的牙尖、修复体并观察2周。如果病损无明显改善则行病损活检以明确诊断并排除恶变。

除了活检判断病损的恶性程度外,口腔黏膜自体荧光检查术、口腔黏膜活体染色检查术(如甲苯胺蓝染色)是红斑病临床诊断中可以选用的辅助诊断方法。如果病损区域表现为自体荧光缺失,甲苯胺蓝染色阳性,则提示病损的恶变倾向。

【鉴别诊断】 典型的天鹅绒样红斑不难诊断,但其他表型的红斑需注意鉴别诊断。例如间杂型红斑需注意与扁平苔藓鉴别;颗粒样微小结节型红斑可呈红色或白色,呈白色时需注意与颗粒型白斑相鉴别。组织病理学检查结果是必须的诊断依据。

1. 糜烂型扁平苔藓 中年女性多见,病损往往左右对称。在充血糜烂区周围有白色条纹病损,白色条纹病损稍高于黏膜表面,边界不清。充血糜烂病损经常发生变化。病理检查:上皮细胞不全角化,基底细胞液化变性,固有层内有淋巴细胞带状浸润。红斑边缘清楚,天鹅绒样表面柔软平整(均质型)或不平整伴有颗粒或结节,呈肉芽状、磨砂状表面(间质型、颗粒型);红斑病损相对稳定,短期内不易发生改变。病理检查上皮萎缩,上皮异常增生,大多已是原位癌或浸润癌。

2. 颗粒型白斑 颗粒型白斑病损需与红斑鉴别。病理检查:上皮增生,粒层明显,棘层增厚,上皮钉突增大,有时可见到上皮异常增生。红斑为鲜红色的病损上出现白色斑点。病理检查:上皮萎缩,上皮异常增生,多为原位癌或浸润癌。

【疾病管理】口腔红斑病一旦确诊,立即做根治术。手术切除较冷冻治疗临床疗效更为可靠。关于术后的复查,目前尚无系统性的研究资料。根据长期的临床经验,建议术后1年内每3个月复查1次。如果复查1年后无复发,也未出现其他改变,则复查频率可降为半年1次。一旦出现新发病损,建议立即行活检术以明确性质。

(陈谦明 江潞)

第五节 盘状红斑狼疮

盘状红斑狼疮(discoid lupus erythematosus,DLE)是一种慢性皮肤-黏膜结缔组织疾病,病损特点为持久性红斑,中央萎缩凹下呈盘状。主要累及头面部皮肤及口腔黏膜,皮肤病损表面有黏着性鳞屑,黏膜病损周边有呈放射状排列的细短白纹。DLE亦属于口腔潜在恶性疾患。

红斑狼疮(lupus erythematosus,LE)临床上可分为六种亚型:盘状红斑狼疮(discoid lupus erythematosus,DLE)、系统性红斑狼疮(systemic lupus erythematosus,SLE)、深在性红斑狼疮(LEP)、亚急性皮肤型红斑狼疮(SCLE)、红斑狼疮综合征(LES)和新生儿红斑狼疮(NLE)。各型红斑狼疮在临床表现上各有其特点,但也有一些共同或相似之处,约有15%的SLE患者可在临床和组织病理学表现与DLE类似。SLE等涉及肝、肾、肺、神经系统等多个重要脏器、系统以及皮肤、黏膜、关节、肌肉等组织。头面部及口腔病损多见于DLE,为狼疮病中最轻的一种。目前认为红斑狼疮是一个谱性疾病,病谱的一端为盘状红斑狼疮,病变主要限于皮肤黏膜;另一端为系统性红斑狼疮,除皮肤黏膜损害外尚伴有系统受累,中间有许多亚型。古医书中称DLE为"唇风""唇疮""红蝴蝶""日晒疮"等。

LE发病与免疫学改变关系密切,其显著的特点是在活动期可出现免疫调节失常。B细胞反应性过高。免疫球蛋白生成增多,伴有可与多种物质(特别是核蛋白)起反应的自身抗体。除体液免疫功能改变外,细胞免疫也有损害,后者既依赖T细胞本身,也同样依赖多形核细胞和单核-吞噬细胞。现已证明LE患者体内有多种抗体,其中以抗核抗体,尤其抗双链DNA抗体与发病关系最密切。由以上抗体形成的可溶性免疫复合物沉积于肾小球基底膜及小血管内膜下,激活补体造成炎症反应,引起肾小球肾炎、血管炎及皮炎等临床表现。

【流行病学】盘状红斑狼疮是结缔组织病的典型代表,发病率较其他结缔组织病为高,调查发现,DLE的发病率约为0.4%~0.5%,女性患者约为男性的2倍,任何年龄段的人群均可发生,但以20~40岁的中青年人最为好发。

【病因和发病机制】DLE病因尚未明确,多认为是一种自身免疫性疾病。研究结果显示,其发病可能与紫外线照射、创伤、感染、药物等多种因素有关。

1. **紫外线照射、创伤** 紫外线能诱发DLE病损或使原有病损加剧。约5%DLE经日光曝晒后可演变成SLE。紫外线主要通过直接损伤角质形成细胞,导致"隐蔽抗原"释放或者诱导"新抗原"表达等机制诱发DLE。在多达2/3的病例中,紫外线起着诱发皮损或使之加重的作用。实验发现紫外线照射后,DNA的抗原性加强,在实验动物中引起抗DNA抗体,再刺激可发生肾炎。

2. **感染因素** 在真皮血管内皮细胞、血管周围成纤维细胞中,发现直径为20nm,类似于副黏病毒状结构,但其意义尚不清楚。给予氯喹治疗后,这些结构出现的频率减少。此外,有的患者在DLE发病前曾有结核菌、链球菌等感染或其体内存在某种感染病灶。

3. **其他因素** 某些药物(如氯丙嗪、肼屈嗪、异烟肼、青霉胺等)可使有潜在DLE的患者病情激化,并使自身抗原免疫原性增强。某些食物成分(如苜蓿芽)、寒冷刺激、精神紧张等因素均可诱发DLE。

DLE的发病机制可能是:一个具有红斑狼疮遗传素质的人,在上述各种诱因的作用下,机体正常的自身免疫耐受机制被破坏,发生多种免疫异常。DLE可能是由Ⅳ型超敏反应引起,其特异性黏膜(皮肤)病损是由T淋巴细胞介导的自身免疫性损伤导致。同时,也可合并体液免疫反应异常,导致免疫复合物沉积后引起组织损伤。直接免疫荧光检查,在病损基底膜处有免疫球蛋白和补体等呈连续、粗细不均的带状沉积,称为"狼疮带"。

【临床表现】临床上,DLE 可分为局限型和播散型。局限型损害仅限于颈部以上的皮肤黏膜,而播散型则可累及颈部以下部位,如上胸、臂、手足背和跖部等。播散型 DLE 患者向 SLE 转变的几率更高。

1. 黏膜损害　病损特点为圆形或椭圆形红斑糜烂凹下似盘状,边缘稍隆,周围有红晕或可见毛细血管扩张,红晕外围有呈放射状排列的细短白纹。

下唇唇红黏膜是 DLE 的好发部位。初起为暗红色丘疹或斑块,随后形成红斑样病损,严重时呈片状糜烂,直径约 0.5cm 左右,中心凹下呈盘状,周边有红晕或可见毛细血管扩张(图 6-5-1,图 6-5-2),在红晕外围是呈放射状排列的白色短条纹。病损可相互融合形成较大创面。病变区亦可超出唇红缘而累及皮肤,唇红与皮肤界限消失,此为 DLE 病损的特征性表现,可用于鉴别唇红部的扁平苔藓和糜烂性唇炎。

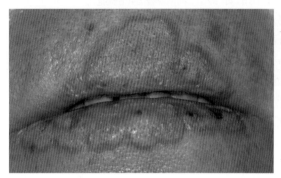

图 6-5-1　盘状红斑狼疮
上下唇,红斑,病变区超出唇红缘
(空军军医大学口腔医学院)

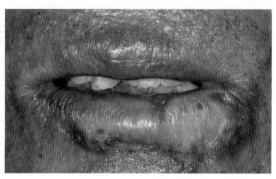

图 6-5-2　盘状红斑狼疮
下唇,红斑,中心凹下,色素缺失,周缘红晕,外围呈放射状排列的白色短条纹,病变区超出唇红缘
(空军军医大学口腔医学院)

由于唇红黏膜乳头层接近上皮表面,而乳头层内血管丰富,唇红糜烂易发生溢血而形成血痂,常继发细菌感染而导致局部炎症加剧,合并灰褐色脓痂掩盖了病损的特征。长期慢性病损可导致唇红及唇周皮肤色素沉着或有状似"白癜风"的脱色斑。唇红病损自觉症状少,有时有微痒、刺痛和烧灼感。

口腔黏膜损害易累及颊黏膜,亦可发生在舌背、舌腹(缘)、牙龈及软、硬腭。病损往往不对称,边界较清晰,较周围黏膜稍凹下,其典型病损四周有放射状细短白纹。另外,约 5% 的患者在阴道和肛周发生红斑性损害。

2. 皮肤损害　好发头面部等暴露部位,初始为皮疹,呈持久性圆形或不规则的红色斑,稍隆起,边界清楚,表面有毛细血管扩张和灰褐色附着性鳞屑覆盖。去除鳞屑可见扩张的毛囊孔,而取下的鳞屑状似"图钉",即"角质栓"。其典型病损常发生在鼻梁和鼻侧以及双侧颧部皮肤所构成的、状似蝴蝶形的区域,故称为"蝴蝶斑"。除面部外,头皮、耳廓、颈部、胸背部以及四肢皮肤亦常累及,耳廓病损酷似冻疮,手部病损似皮癣。病程发展缓慢,中心部位逐渐萎缩呈盘状,常伴有色素减退,而四周有色素沉着(图 6-5-3,图 6-5-4)。DLE 患者对紫外线敏感,在受到强烈阳光曝晒后常引发 DLE 急性发作、糜烂加重。

3. 全身症状　DLE 患者局部常无明显自觉症状,可伴瘙痒、刺痛、灼热等。部分患

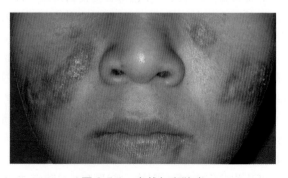

图 6-5-3　盘状红斑狼疮
面部皮肤,红斑,边界清楚,累及双颊皮肤,呈蝶形趋势
(空军军医大学口腔医学院)

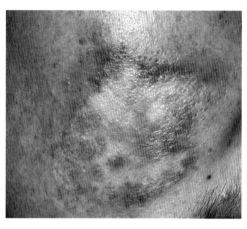

图 6-5-4 盘状红斑狼疮
面部皮肤,红斑,边界清楚,色素减退,四周色素沉着
（空军军医大学口腔医学院）

者伴有全身症状,如胃肠道症状、不规则发热、关节酸痛或关节炎、淋巴结肿大、心脏病变、肾脏病变、肝脾大等。对该类患者应进一步检查血常规、尿常规、血沉、心电图、免疫学指标(抗双链 DNA 抗体、抗 Sm 抗体、抗磷脂抗体、抗核抗体、CD4/CD8)、红斑狼疮细胞等,以排除 SLE 的可能。有 DLE 病损发生恶变的报道,病史均在 10 年左右,癌变率约为0.35%~0.5%,应注意观察随访。

4. 儿童 DLE　DLE 在儿童不常见,其临床特征与成人相似,但无女性发病较高的趋势,其光敏感性不明显,发展成 SLE 的可能性较高。

【组织病理学和免疫病理学】上皮过度角化或不全角化,角化层可有剥脱,粒层明显。皮肤病损有时可见角质栓。上皮棘层萎缩变薄,有时也可见上皮钉突增生、伸长。基底细胞层显著液化变性,上皮与固有层之间可形成裂隙和小水疱,基底膜不清晰。

固有层毛细血管扩张,血管内可见玻璃样血栓。血管周围有密集淋巴细胞(T 细胞为主)及少量浆细胞浸润,血管周围可见到类纤维蛋白沉积,苏木素伊红染色标本上呈粉红色,过碘酸雪夫反应(PAS)染成红色。结缔组织内胶原纤维玻璃样变、水肿、断裂。

直接免疫荧光检查,在上皮基底膜区有一连续的、粗细不均匀的翠绿色荧光带,称为"狼疮带"(lupus band),为免疫球蛋白(IgG、IgM)及补体 C3 沉积。狼疮带是否存在对该病的诊断、治疗效果及其预后判定具有重要意义。

【辅助检查】

1. 常规检查　有 55% 的患者出现血沉加快、血清 γ-球蛋白升高等。有时 Coombs 试验可为阳性,血清中可检出冷球蛋白和冷凝集素。约 26% 的病例梅毒血清学试验结果呈假阳性,15% 患者出现低滴度抗心磷脂抗体(主要为 IgM)。有时红斑狼疮细胞可为阳性(1.7%),1% 患者出现类风湿因子。

2. 抗核抗体及其他免疫指标　20%~35% 的患者出现抗核抗体(ANA),其中均质型抗核抗体出现的频率是斑点型的 2 倍。抗双链 DNA 抗体的发生率低于 5%,这些患者无任何系统受累的证据,但更有可能发展为 SLE。20% 的患者查见抗单链 DNA 抗体,经氯喹治疗后,其抗体滴度可下降。42% 的患者查见抗 RNA 抗体。1%~10% 的患者查见低滴度的抗 Ro(SS-A)抗体。低于 5% 的患者查见抗 Sm 抗体。

在 DLE 患者尤其女性中,抗甲状腺抗体的发生率高。

【诊断】一般根据皮肤黏膜的病损特点和组织病理学检查诊断。

黏膜病损好发下唇唇红,呈圆形或椭圆形红斑或糜烂,中央凹陷,边缘暗红稍隆,病损四周有白色放射状细纹。唇部病损常超出唇红边缘而累及皮肤,使黏膜-皮肤界限模糊。病损区周围有色素沉着或色素减退。

皮肤病损好发于头面部,特征为红斑、鳞屑、毛细血管扩张、毛囊角质栓、色素沉着和/或色素减退和瘢痕形成。鼻部周围"蝴蝶斑"为其典型表现。

组织活检具有重要意义。免疫荧光检查虽不是 100% 阳性,但对诊断及鉴别诊断有意义。

实验室检查可表现为血沉加快、γ 球蛋白增高、类风湿因子阳性、抗核杭体阳性、CD4/CD8 比率增加等。对诊断具有辅助意义。

【鉴别诊断】DLE 应注意与以下几种疾病相鉴别:

1. 系统性红斑狼疮　系统性红斑狼疮(SLE)主要口腔病损表现包括红色斑片和黏膜溃疡。黏膜溃烂分为典型盘状损害和不典型溃疡,前者通常发生于硬腭且疼痛不明显,后者与复发性口腔溃疡病损表现类似,呈多发性且疼痛明显,如唇、颊、舌黏膜,往往具有出血倾向(图 6-5-5,图 6-5-6)。

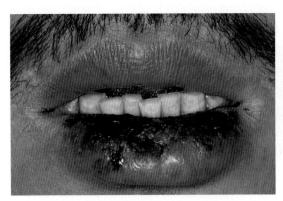
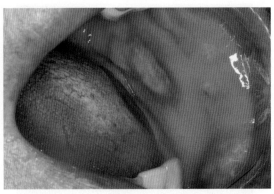

图 6-5-5　SLE 口腔黏膜表现（唇部）　　　　　图 6-5-6　SLE 口腔黏膜表现（颊部）
（空军军医大学口腔医学院）　　　　　　　　（空军军医大学口腔医学院）

与盘状红斑狼疮相比，SLE 诊断需结合临床诊断标准和免疫学标准，前者包括颧部红斑、皮肤盘状红斑、口腔或鼻咽部溃疡、非瘢痕性脱发、滑膜炎、浆膜炎、肾脏损害、神经系统损害、血液系统损害等，后者包括抗核抗体阳性、ds-DNA 抗体阳性、Sm 抗体阳性、磷脂抗体阳性、低补体等。

2. 慢性唇炎　慢性唇炎特别是慢性糜烂型唇炎也好发于下唇，与唇红部位的 DLE 易混淆。

DLE 在唇红部的损害可超过唇红缘，四周有白色放射状细纹。慢性唇炎有时也有白色纹，但不呈放射状排列，病损不超出唇红缘。DLE 有皮肤损害，常位于头面部、上肢、胸部、颈部等，病损为红斑、毛囊角质栓、鳞屑、色素沉着或色素脱失、毛细血管扩张、萎缩等，而唇炎无皮肤损害。

DLE 病理表现为棘层萎缩、基底层液化变性、深层及血管周围炎细胞浸润。直接免疫荧光检查在基底层有荧光带。

3. 良性淋巴组织增生性唇炎　为好发于下唇的以淡黄色痂皮覆盖的局限性损害，其典型症状为阵发性剧烈瘙痒。组织病理表现为黏膜固有层淋巴细胞浸润，并形成淋巴滤泡样结构。

4. 扁平苔藓　扁平苔藓的皮肤损害呈对称性，发生于四肢伸侧面或躯干，为浅紫色多角形扁平丘疹，患者自觉瘙痒。口腔黏膜损害为呈不规则形状的白色条纹或斑块，唇红部病损不会超过唇红缘。

DLE 的皮肤损害多发生在头面部、耳廓等。颧面部可有"蝴蝶斑"。病损呈圆形或椭圆形红斑，中央凹下，毛囊孔扩张，鳞屑覆盖，有时鳞屑底面有角质栓。口腔黏膜损害呈圆形或椭圆形红斑或糜烂，中央萎缩变薄，四周有放射状细短白纹，唇红部病损往往超过唇红缘。病理检查对鉴别有重要意义。

5. 多形红斑　盘状红斑狼疮与多形红斑的鉴别见表 6-5-1。

【疾病管理】目前，对于 DLE 虽无根治性疗法，但恰当的治疗可使大多数患者的病情明显缓解。强调早期诊断和早期治疗，以避免转型、毁容以及癌变的发生。

1. 尽量避免或减少日光照射，外出或户外工作时戴遮阳帽并涂抹遮光剂。唇红部非糜烂型损害可涂抹 5% 二氧化钛软膏、5% 对氨基苯甲酸酯、氧化锌糊剂等起遮光作用。避免寒冷刺激，积极治疗感染病灶，调整身心健康，饮食清淡。

2. 局部治疗

（1）局部使用糖皮质激素：可单独或联合用药，对 DLE 的疗效较肯定。

1）下唇唇红有血痂或脓痂时，首先用 0.2% 呋喃西林液湿敷，去除痂皮后，外涂糖皮质激素局部制剂。如单纯糜烂无明显感染时，可用局部麻醉药物（如 2% 利多卡因）与曲安奈德等体积混合，行病损局灶封闭，每 1~2 周注射 1 次，1~3 次为 1 个疗程。倍他米松 1~2mL 加入等量 2% 利多卡因组成混悬液对病损区作黏膜下注射，每个月 1 次。

2）口内黏膜病损处可涂敷含糖皮质激素、抗生素、局部麻醉药、中药等的各种口内制剂，如地塞米松糊剂、复方金霉素药膜、安西诺隆凝胶等。对局灶性的充血糜烂，也可考虑采用糖皮质激素的局部封闭疗法。对广泛的糜烂性损害，可辅以超声雾化治疗。

图片：ER6-5 盘状红斑狼疮与扁平苔藓病理变化鉴别要点

表 6-5-1　盘状红斑狼疮与多形红斑的鉴别要点

	病因	年龄	性别	发病情况	前驱症状	光敏感	好发部位	口腔病损	皮肤病损	组织病理	预后	癌变情况
盘状红斑狼疮	不明确	20~45岁	女性	发病缓慢，慢性病程	无	有	口腔：下唇唇红；皮肤：颜面部，以两颊、颧部、鼻部等暴露部位为主，常呈蝶形，其次为头皮和耳郭	桃红色盘状红斑，周围有白色放射状花纹，易糜烂	盘状红斑，附有鳞屑，可有角质栓，毛细血管扩张	上皮萎缩为主	一般良好，但有极少数可转成SLE	为潜在恶性病患，极少数可癌变
多形红斑	不明确，可能是一种变态反应	青壮年	与性别无关	发病急骤，病程约2~6周	头痛，发热，倦怠等	无	口腔：下唇唇红；皮肤：颜面，头颈，手掌，足背及四肢伸侧面	唇红大面积糜烂，有灰色假膜，无白色花纹，唇部大量血痂	虹膜状红斑或靶形红斑	表(上)皮内或表(上)皮下疱	良好，但可复发，重症者可伴有多药性损害	不会癌变

学习笔记

（2）环孢素、他克莫司等免疫抑制剂：对DLE具有一定疗效。他克莫司是继环孢素后的一种新型强效免疫抑制剂，可抑制T细胞的活化剂T辅助细胞依赖型B细胞的增生，具有与环孢素相似的作用特点，但其作用强度是环孢素的10~100倍。有报道采用环孢素或他克莫司局部治疗顽固、难治性DLE，有一定疗效，但不同试验结果存在差异。可采用0.1mg/100mL的他克莫司含漱液或复方环孢素含漱液，含漱，每日3次。

3. 全身治疗

（1）羟氯喹：是治疗DLE的一线药物。主要通过稳定溶酶体膜、抑制免疫等机制，而产生抗炎、减少免疫复合物的形成、减轻组织和细胞损伤等作用，同时还可增强黏膜（皮肤）对紫外线的耐受力。羟氯喹较氯喹的毒副作用小。羟氯喹推荐治疗剂量为一次100~200mg，每日2次。较常见的不良反应有头昏、恶心、呕吐、视野缩小、视网膜病变、耳鸣、白细胞减少，极少见的严重毒性反应有心律失常、心搏骤停、心源性脑缺血综合征，若不及时抢救可导致死亡。孕妇忌用。每3~6个月应做眼科检查1次。

（2）雷公藤和昆明山海棠：雷公藤及其同属植物昆明山海棠具有抗炎及调节免疫的功能，昆明山海棠片副作用小，可较长期服用，每次0.5g，每日3次。雷公藤总苷片，0.5~1mg/（kg·d），分3次服用（详见本章第一节）。

（3）糖皮质激素：在服用氯喹、雷公藤效果不明显时，如无糖皮质激素禁忌证，可联合使用泼尼松，每日10mg。

（4）沙利度胺：可用于羟氯喹、糖皮质激素等常规治疗无效的难治性或复发加重的DLE。每日100mg，可加大剂量达每日400mg/d。有效率为90%~95%。每4周剂量减半或间断服用。沙利度胺的副作用除使胎儿致畸外，总量达40~50g时，可能出现神经损害、感觉异常或丧失，有些患者停药后不能恢复。孕妇禁用。

（5）细胞免疫抑制剂：常用药物有环磷酰胺、硫唑嘌呤、甲氨蝶呤等，对于常规药物治疗效果不佳的病例可选用，但由于该类药物的毒副作用较大，应用受到限制。环磷酰胺与其他药物合并使用，每次50mg，每日2~3次。

4. 中医中药

（1）心脾积热型

主证：烦躁时、遇日晒、吃辣椒或煎炒食品引起发作。下唇溃破、灼热、瘙痒，皮肤红、喜饮、纳呆、溲赤、大便干燥。舌苔薄白质红，脉数。

治法：养阴凉血，祛风解毒通便。

方剂主药为：生地、沙参、玄参、当归、丹皮等。

成药：二冬膏（清肺益肾膏）、三黄片、防风通圣丸。

（2）脾虚夹湿型

主证：皮肤处瘙痒、唇肿，渗出液体，纳呆，腹泻或大便干燥。舌苔白厚腻、脉象沉缓。

治法：清利湿热、健脾和胃。

方剂主药为：三仁汤、保和丸、橘红丸加味、苡仁、蔻仁等。

成药：保和丸、橘红丸、香砂六君子丸。

（3）血瘀型

主证：下唇糜烂、渗血、瘙痒、灼热、月经闭涩有血块或痛经，大便秘结，舌质紫有瘀斑，脉象涩。

治法：活血化瘀，清利湿热。

方剂主药为：生地、当归、丹参、香附、五灵脂等。

成药：大黄蟅虫丸、当归片。

5. 通常DLE的预后较好，全身系统受累者较少见。

（1）病程：未治疗的DLE皮损倾向于持续存在。经过治疗，伴有少许鳞屑的损害可在1个月或2个月内完全消失，伴有较多鳞屑的慢性损害和一些瘢痕消退较慢。

（2）转型：DLE发展成SLE的危险性约有6.5%，而播散性DLE的患者发展成SLE的危险性（22%）高于局限性DLE（1.2%）。在40岁以前罹患DLE的女性，若伴组织相容性类型为HLA-B8

者,其向 SLE 发展的危险性增高。当 DLE 患者出现原因不明的贫血、血沉快(>50mm/h)、高 γ 球蛋白血症、肾病、关节病症状、抗核抗体滴度≥1∶320、可溶性 IL-2 受体水平升高等时,应进一步检查,上述指标提示 DLE 可能进展为 SLE。如果出现弥漫性脱发、泛发性淋巴结肿大、甲周红斑、血管炎等体征,则提示 DLE 很可能已进展为 SLE。

(3)癌变:有报道 DLE 可能发生癌变,约 0.5%～4.83%。临床观察发现,癌变部位多位于下唇唇红边缘,男性多于女性。该部位易癌变可能与唇易受外界刺激(如日光照射、食物刺激等)以及慢性炎症长期存在有关。如怀疑有恶变倾向时,应及时取病理活检,如发现异常增生应及时手术切除,并长期追踪观察。

(刘青)

第六节　白色海绵状斑痣

白色海绵状斑痣(white sponge nevus)又称白皱褶病(white folded disease)、软性白斑(soft leuko-plakia)、家族性白色皱襞黏膜增生(familial white folded hyperplasis of mucous membrane)等。

【病因】 1935 年 Cannon 首先描述,是一种原因不明的遗传性或家族性疾患。目前的研究显示该病的发生与位于染色体 12q13 的角蛋白 4(keratin 4)和位于染色体 17q21-q22 的角蛋白 13(keratin 13)的突变有关。该病的遗传方式为常染色体显性遗传。

【临床表现】 该病的发生无明显的性别差异。好发于颊、口底及舌腹黏膜。病损表现为灰白色的水波样皱褶或沟纹,有特殊的珠光色,表面呈小的滤泡状,形似海绵,扪之柔软,具有正常口腔黏膜的柔软与弹性(图 6-6-1)。皱褶有时可以刮去或揭去,揭去时无痛,不出血,下面为类似正常上皮的光滑面。口腔黏膜以外的部位,如鼻腔、外阴、肛门等处黏膜亦可发生同样病变。可有家族遗传史。

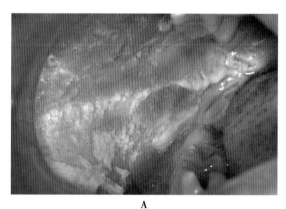
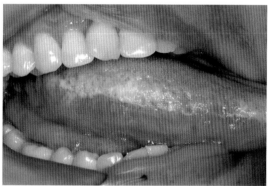

图 6-6-1　白色海绵状斑痣病损

A. 颊部病损　B. 舌部病损

(四川大学华西口腔医学院)

有时灰白色皱褶可在 1 天内全部消失,2～3 天后又可重新出现。

该病虽为先天性疾病,但一般在儿童或青少年时期才被发现。在婴儿或儿童期病损往往不被注意,至青春期发展迅速,可包括整个口腔黏膜。青春期过后则变化不大,在成年后逐渐趋于静止状态,故年轻患者的病损常比老年人严重、广泛。

【组织病理学】 上皮明显增厚,表层为不全角化细胞。棘细胞增大,层次增多,有时可达 40～50 层以上,棘细胞空泡性变,胞核固缩或消失。基底细胞增多,但分化良好。结缔组织内有少量炎细胞浸润。

电镜下观察细胞内发现大量 Odland 小体,正常情况下,细胞内的 Odland 小体进入细胞间隙,促进角化细胞脱落。本病细胞间 Odland 小体不足,病损区桥粒增多,可能是造成上皮表层细胞堆积,呈现海绵状外观的原因。

ER6-6

画廊:ER6-6
白色海绵状斑痣

ER6-7

图片:ER6-7
白色海绵状斑痣组织病理切片 HE 染色镜下观

【诊断】 根据临床表现及家族史,予以诊治。必要时进行病理检查。

【鉴别诊断】

1. **口腔白斑病** 为白色斑块、表面粗糙、稍硬,刮时不能揭下。烟、酒、不良修复体等局部刺激因素去除后,病变可减轻。病理表现为上皮过度正角化或过度不全角化,棘层细胞增生但无空泡性变。有癌变倾向,无家族史。白色海绵状斑痣为有特殊的珠光色、灰白色的水波样皱褶或沟纹,扪之柔软形似海绵,棘层细胞增生伴有空泡性变。没有恶变倾向,可有家族遗传史。

2. **口腔扁平苔藓** 好发于中年女性,病损为白色或灰白色小丘疹组成的线状花纹(Wickham线),不能刮除或揭下。病理变化显示基底层细胞液化变性,固有层内有密集的淋巴细胞呈带状浸润。白色绵状斑痣发病年龄较早,损害表面散布小滤泡,状似海绵,无Wickham线。

【疾病管理】 该病无症状时不需处理。治疗时口服维A酸有一定效果。由于无其他并发症,该病预后良好。

第七节 口腔黏膜下纤维性变

口腔黏膜下纤维性变(oral submucous fibrosis,OSF)是一种可累及口腔任意部位的慢性口腔疾病,属于口腔黏膜潜在恶性疾患。因该病有一定的恶性潜能,严重者可能发生恶变。研究表明,在咀嚼槟榔人群中,OSF癌变率约在7%~30%。

该病的发生与咀嚼槟榔密切相关。目前世界范围内OSF主要发病地区为印度半岛,包括印度、巴基斯坦等东南亚国家及地区。在此人群中,OSF的患病率约在0.1%~3.4%。在我国主要见于湖南、海南和台湾。该病可发生于任何年龄,最常见于青少年和35岁以下的成人。多数文献提到OSF女性高发,但也有文献提出高发人群为20~40岁的男性。

【病因】 目前普遍认为OSF的发生是多因素共同作用的结果。

1. **咀嚼槟榔** 槟榔果是国际癌症研究机构公认的Ⅰ级致癌物。槟榔碱本身可诱导同源染色体等位基因异位等改变,槟榔的致癌成分还可诱导基因突变,如抑癌基因失活、癌基因激活等,最终导致癌变的发生。咀嚼槟榔是目前公认的、确定的OSF病因。临床研究表明咀嚼槟榔人群患口腔黏膜下纤维性变的危险概率为不嚼槟榔人群的109~287倍,同时,每日嚼槟榔的频率越高、嚼槟榔的年限越长,患口腔黏膜下纤维性变的概率越大。目前为止,几乎所有OSF患者都咀嚼槟榔的历史。OSF发生后,即使停用槟榔,任意阶段的OSF不可逆转。咀嚼槟榔导致OSF的原因,主要包括:①在龈颊沟的槟榔块不断与口腔黏膜接触,槟榔块中的生物碱被黏膜吸收影响细胞代谢;②槟榔块中的化学成分对黏膜造成刺激;③槟榔子的粗纤维对口腔黏膜形成机械刺激,使口腔黏膜出现微创伤;④微创伤加速槟榔中的化学成分扩散进入黏膜下组织,导致黏膜下组织出现炎性细胞浸润;⑤早期的刺激导致了口腔黏膜的进一步萎缩和溃疡,持续的组织炎症导致了组织纤维化和恶变的发生。

2. **刺激因素** 进食辣椒、吸烟、饮酒等因素可以加重黏膜下纤维化。

3. **营养因素缺乏** 维生素A、B、C的缺乏,低血清铁、硒与高血清锌、铜是OSF易感性增高的重要因素。

4. **免疫因素** 有学者认为黏膜的纤维化可能与槟榔生物碱等外源性抗原刺激所致的变态反应有关。部分OSF患者血清免疫球蛋白、抗核抗体、抗平滑肌及抗壁细胞等自身抗体明显高于正常人。OSF上皮下结缔组织中T淋巴细胞和巨噬细胞、肥大细胞明显增加,且以CD4淋巴细胞占优势,CD4/CD8比值增大,OSF血清中促纤维化细胞因子IL-1α、IL-1β、IL-6、TGF β1、TNF等水平明显增高,抗纤维化的细胞因子干扰素-γ等明显减少。

5. **遗传因素** 研究发现OSF患者中HLA-A10、DR3、DR7、B76表型,HLA-B48/Cw7、HLA-B51/Cw7、HLA-B62/Cw7单倍型发生频率较高,外周血淋巴细胞姐妹染色体交换频率(SCE)显著高于对照组。

6. **其他因素** 部分患者存在微循环障碍及血液流变学异常等。

目前,关于OSF发病机制的研究主要集中在槟榔的成分的作用及对该疾病的基因易感性等方面。在目前的研究阶段,OSF普遍被认为是一种胶原新陈代谢失调相关的疾病。胶原形成增加和胶原降解减少导致了组织中胶原纤维的沉积,进而导致了纤维性变。

【临床表现】最常见的体征包括口腔黏膜发白并伴有皮革样的质地改变。患者常见的症状为口腔黏膜灼痛感,尤其在进食刺激性食物时更明显,也可表现为口干、味觉减退、唇舌麻木、黏膜水疱、溃疡等症状。口腔黏膜渐进性出现苍白或灰白色病损,进食过硬食物时部分患者软腭出现水疱及破溃。翼下颌韧带区、颊、唇系带区等部位可见浅白色、不透明、无光泽的纤维条索样损害。患者逐渐感到口腔黏膜僵硬、进行性张口受限、吞咽困难等症状。

颊、软腭、唇、舌、翼下颌韧带、牙龈等处黏膜皆可发病。颊部常对称性发生,颊黏膜苍白,可扪及垂直向纤维条索(图6-7-1A)。用双侧咀嚼者双颊黏膜受累,单侧咀嚼者咀嚼侧黏膜受累;腭部受累的主要是软腭,黏膜出现斑块状苍白或灰白色病损,严重者出现软腭缩短、腭垂变小,组织弹性降低,舌、咽腭弓出现瘢痕样条索,常伴有口腔溃疡与吞咽困难(图6-7-1B)。舌背、舌腹口底黏膜出现苍白,舌乳头消失,严重时舌系带变短、舌活动度减低(图6-7-1C)。唇部可累及上下唇黏膜,受累黏膜表面苍白,沿口裂可扪及环形、僵硬的纤维条索(图6-7-1D)。病损累及咽鼓管时可出现耳鸣耳聋,咽部声带受累时可产生音调改变。随着病情的发展,在病程后期患者可出现进食、咀嚼、发音等功能障碍,严重影响患者的营养摄入和社会交流。

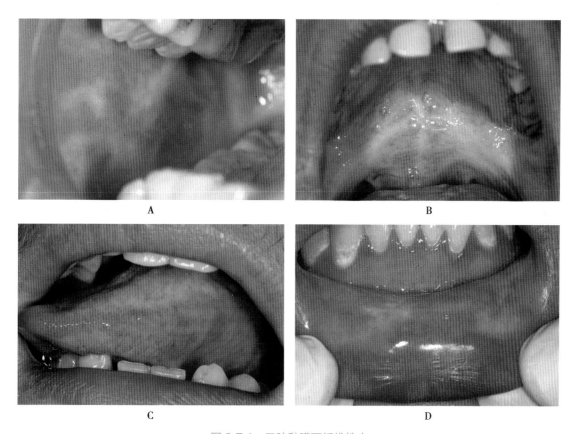

图 6-7-1　口腔黏膜下纤维性变
A.颊部病损　B.腭部病损　C.舌部病损　D.唇部病损
(四川大学华西口腔医学院)

部分患者口腔黏膜可并存有扁平苔藓、口腔白斑病、良性黏膜过角化、癌性溃疡等,这种并存性疾病的临床症状在各自的疾病特征基础上还可表现出其特异性,如OSF并存OLP的患者少见张口受限、OSF并存口腔癌的情况多见于颊癌和舌癌。

【组织病理学】主要病理变化包括上皮萎缩,黏膜固有层和黏膜下层胶原纤维堆积、变性及血管闭塞、减少等。

早期,上皮下方出现一些细小的胶原纤维伴水肿。血管可扩张充血,有中性粒细胞浸润。继而上皮下方出现一条胶原纤维玻璃样变性带,其下方的胶原纤维间水肿,有淋巴细胞浸润。中期,胶

ER6-9

图片:ER6-9
口腔黏膜下纤维性变组织病理切片 HE 染色镜下观

原纤维玻璃样变逐渐加重,有淋巴细胞、浆细胞浸润。晚期,胶原纤维全部玻璃样变,结构完全消失,折光性强。血管狭窄或闭塞。

上皮萎缩,钉突变短或消失。有时上皮增生、钉突肥大,棘层增生肥厚。上皮各层内出现细胞空泡变性,以棘细胞层中较为密集。张口度严重受损的患者,可见大量肌纤维坏死。部分患者伴有上皮异常增生。电镜检查见上皮细胞间隙增宽,可见大量游离桥粒或细胞碎片。线粒体数量减少,部分线粒体肿胀,伴有玻璃样变的胶原纤维呈束状分布。

【诊断】患者一般有咀嚼槟榔史,临床症状表现为口腔黏膜烧灼痛,尤其在进食刺激性食物时更明显,可伴随黏膜水疱、溃疡、味觉减退、口干、唇舌麻木等症状,严重时出现张口受限,吞咽困难,舌运动障碍。口内可见黏膜苍白或灰白色病损,颊部、软腭、唇部、翼下颌韧带、舌背、舌腹口底等处可触及瘢痕样纤维条索,舌乳头萎缩,病损区黏膜可伴有水疱、溃疡,张口度变小。

病理检查胶原纤维变性,上皮萎缩或增生,上皮层出现细胞空泡变性。

【癌变倾向】OSF 属于口腔潜在恶性疾患,OSF 与口腔鳞状细胞癌(oral squamous cell carcinoma,OSCC)的发生密切相关。印度、巴基斯坦等国家,由于广泛流行咀嚼槟榔的习惯导致 OSF 高患病率,使口腔癌居这些地区全身恶性肿瘤发病第一位,成为口腔部位最重要的癌前病损之一。台湾省 18 岁以上的居民约 8.5%有嚼槟榔习惯,由于咀嚼槟榔习惯,台湾地区口腔癌的发病率及死亡率明显升高,口腔癌位于台湾省男性癌症死亡第五位。其癌变倾向依据为:

1. OSF 患者口腔癌发生率较高,Pindborg 对一组 OSF 患者 17 年追踪观察,报道其癌变率为 7.6%,国内报道 OSF 癌变率为 1.7%;

2. 口腔癌患者中并发 OSF 的百分率较高;

3. 部分 OSF 患者合并有口腔癌;

4. OSF 患者可伴有上皮异常增生、上皮萎缩;

5. OSF 患者可伴有口腔白斑、口腔扁平苔藓等多发性口腔黏膜潜在恶性疾患。多发性潜在恶性疾患的病损由于区域癌化(field cancerization)更易出现癌变。

【鉴别诊断】

1. **口腔白斑病** 口腔白斑病的病损表现为白色或灰白色斑块,触之黏膜弹性降低,但无斑块或纤维条索感。白斑病患者一般无症状或仅有轻度不适,且不伴有张口受限、吞咽困难等症状。病理检查有助于鉴别诊断。

2. **口腔扁平苔藓** 口腔扁平苔藓病损触之柔软,无斑块状或纤维条索感。病损区可见珠光白色条纹,可伴有充血、糜烂,常常伴刺激性疼痛。有时因咽部病损溃疡、糜烂而影响吞咽,但不会出现张口受限、吞咽困难等症状。病理检查有助于诊断。

3. **口腔白角化症** 为灰白色、浅白色或白色斑片,平滑、柔软。触之没有斑块状或纤维条索感,更不会有张口受限、吞咽困难等症状。局部一般有明显的机械或化学因素刺激,除去刺激因素后,病损可减轻甚至完全消退。

【疾病管理】

1. **卫生宣教** OSF 的发病与咀嚼槟榔密切相关,应加大卫生宣教,增强人们对咀嚼槟榔存在潜在危害的意识,对出现临床症状者,应尽早去专科医院诊治。

2. **去除致病因素** 戒除嚼槟榔习惯,戒烟、酒,避免辛辣食物刺激。

3. **药物治疗** OSF 的药物治疗原则主要包括抗炎、抗纤维化、改善缺血状态以及抗氧化等。临床常用的 OSF 治疗药物主要包括以下几大类:

(1)**糖皮质激素**:糖皮质激素能抑制炎症因子产生、促进炎症细胞凋亡,从而发挥抗炎和抑制纤维化的进程的作用。短效糖皮质激素(氢化可的松)、中效糖皮质激素(曲安奈德)和长效糖皮质激素(倍他米松和地塞米松)均可用于 OSF 的病情控制。在已报道的临床研究中,地塞米松的应用最多。推荐的方案是病损局部注射地塞米松每次 4mg,每周 1~2 次,注射 10 周或直至病情缓解。

(2)**抗纤维化药物和蛋白水解酶**:外源性的抗纤维化因子及蛋白水解酶可以逆转 OSF 纤维化的进程。在临床上透明质酸酶常与激素联用。临床研究显示地塞米松(4mg)联合透明质酸酶(1 500IU)和胰凝乳蛋白酶(5 000IU)行病损内局部注射的临床疗效好于三种药物的单独使用。

（3）外周血管扩张剂：有学者认为 OSF 药物治疗效果不佳可能与病损区域血管闭塞有关。因此，将外周血管扩张剂用于 OSF 的治疗是希望通过改善病损区的微循环和血液流变学以达到提升临床疗效和缓解 OSF 患者症状的目的。目前已用于 OSF 治疗的外周血管扩张剂主要有己酮可可碱、丁咯地尔、盐酸布酚宁和异克舒令等。

（4）抗氧化剂及营养元素：在 OSF 的治疗中给予抗氧化及补充营养元素治疗，可以减少活性氧对大分子造成的损伤，从而减缓 OSF 病程的进展。目前最常用的抗氧化剂是番茄红素，推荐剂量为每日口服 16mg。维生素 A、B、C、D、E 在既往数十年的研究中均为常用的 OSF 辅助治疗药物。

4. **高压氧治疗** 高压氧能提高血氧含量，改善局部缺血缺氧，促进病损区新生血管形成和侧支循环建立。临床应用显示高压氧治疗可改善 OSF 患者的症状并增加张口度。

5. **中药治疗** 活血化瘀，主药为丹参、玄参、当归、生地、黄芪、红花等。

（陈谦明 江潞）

参考文献与书目

1. SCULLY C. Oral and maxillofacial medicine. Edinburgh：Wright，2004.

2. ANNE F. Tyldesley's oral medicine. 5th ed. Oxford，New York：Oxford University Press，2003.

3. SCULLY C. Oral mucosal disease：lichen planus. British Journal of Oral and Maxillofacial Surgery，2008，46（1）：15-21.

4. 中华口腔医学会口腔黏膜病专业委员会. 口腔白斑病的定义与分级标准（暂行）. 中华口腔医学杂志，2011，46（10）：579-580.

5. 史宗道. 口腔临床药物学. 4 版. 北京：人民卫生出版社，2012.

6. EL-NAGGAR A K，CHAN J K C，GRANDIS J R，et al. WHO Classification of Head and Neck Tumours. 4th ed. International Agency for Research on Cancer（IARC），2017.

7. VAN DER W I，AXELL T. Oral leukoplakia：a proposal for uniform reporting. Oral Oncology，2002，38（6）：521-526.

8. AMAGASA T，YAMASHIRO M，UZAWA N. Oral premalignant lesions：from a clinical perspective. International Journal of Clinical Oncology，2011，16（1）：5-14.

9. VILLA A，VILLA C，ABATI S. Oral cancer and oral erythroplakia：an update and implication for clinicians. Aust Dent J，2011，56（3）：253-256.

10. ZHANG J M，YANG Z W，CHEN R Y，et al. Two new mutations in the keratin 4 gene causing oral white sponge nevus in Chinese family. Oral Dis，2009，15（1）：100-105.

进一步阅读文献与书目

1. CAWSON R A. Cawson's essentials of oral pathology and oral medicine. 7th ed. Edinburgh & New York：Churchill Livingstone，2002.

2. 李秉琦. 李秉琦实用口腔黏膜病学. 北京：科学技术文献出版社，2011.

3. 陈谦明，曾昕. 案析口腔黏膜病学. 北京：人民卫生出版社，2014.

熟悉：口面部肉芽肿病、克罗恩病、结节病及肉芽肿性多血管炎的定义与临床表现。
了解：口面部肉芽肿病、克罗恩病、结节病及肉芽肿性多血管炎的病因、发病机制、病理表现、诊断和鉴别诊断标准及治疗和预防原则。

肉芽肿是由巨噬细胞及其演化的细胞（如上皮样细胞、多核巨细胞）聚集和增生所形成的境界清楚的结节状病灶，是一种特殊类型的慢性增生性炎症。根据病因不同，发生于口腔黏膜的肉芽肿性疾病可分为两大类，感染性肉芽肿和非感染性肉芽肿。感染性肉芽肿如结核肉芽肿、深部真菌性肉芽肿、梅毒肉芽肿、寄生虫性肉芽肿等。非感染性肉芽肿如肉芽肿性多血管炎（又称为韦格纳肉芽肿）、结节病、克罗恩病、口面部肉芽肿病等。口腔黏膜肉芽肿性疾病是一类较少见的口腔黏膜病，在这些肉芽肿性病变中，有的局限于口腔及/或面部，如口面部肉芽肿病等病损疗效和预后均好；有的病因明确，如梅毒、结核等感染性疾病，可以通过治疗控制；多数原因不明的肉芽肿性疾病不仅发生在口腔及面部，尚可累及全身其他系统，病程长，治疗困难，疗效和预后都比较差。

第一节　口面部肉芽肿病

口面部肉芽肿病（orofacial granulomatosis，OFG）是指一组少见的局限于口面部组织的特发性肉芽肿性疾病。包括梅-罗综合征（Melkersson-Rosenthal syndrome，MRS）和肉芽肿性唇炎（granulomatous cheilitis，GC），该病主要表现在口腔和面部，与结节病和克罗恩病的口面部表现相似，但除外了系统性肉芽肿性疾病（如克罗恩病、结节病、麻风病、结核病、深部真菌感染等）。

图片：ER7-1
肉芽肿性唇炎

【病因和发病机制】　本病的病因不明确，可能与遗传因素、感染、过敏等有关。

1. 遗传因素　遗传易感性的相关研究发现口面部肉芽肿病的发病具有家族聚集性，在口面部肉芽肿病患者中存在一些 HLA 抗原的频繁表达。

2. 感染因素　某些微生物感染可能在口面部肉芽肿病的发病机制中起作用，其中包括结核分枝杆菌、类结核分枝杆菌、金黄色葡萄球菌和螺旋体等。

3. 过敏因素　文献报道口面部肉芽肿病病人中多数有婴儿湿疹或哮喘等病史，也有人认为食物过敏或微生物引起的变态反应可能是发病原因。

【临床表现】　口腔表现主要为唇肿、颊肿、龈肿、舌肿等，口腔黏膜增厚、牙龈增生，黏膜下有结节形成。

1. 唇　常单独发生于上唇或下唇，亦可双唇发生，但少见。有时可一侧唇肿胀。唇肿胀弥漫，组织致密，触之韧感。有时肿胀使唇呈分叶状。唇及周围皮肤可呈红色或深红色。唇红部轻度脱屑，可见皲裂。

2. 口腔　颊黏膜肿胀增生，表现分叶状或增厚肿大，增厚黏膜易被咬伤而形成创伤性溃疡；舌或口底组织增生，"呈现双舌样"；牙龈组织可广泛增生肿胀，表面光滑或有小结节；口腔黏膜任何部位均可能有散在分布的小结节。

3. **面部**　肿胀多在下半部,少数可见眼睑、颊、鼻部的肿胀。肿胀处皮肤的颜色可正常或发红,肿胀可为单侧发生或双侧发生,肿胀可为持续性或暂时性(图7-1-1,图7-1-2)。

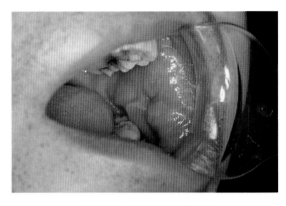

图 7-1-1　口面部肉芽肿病
左颊黏膜肿胀增生呈分叶状
(吉林大学口腔医学院)

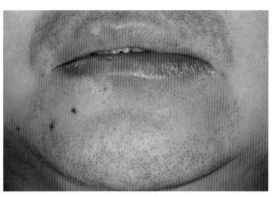

图 7-1-2　口面部肉芽肿病
左下唇皮肤呈红色
(吉林大学口腔医学院)

除神经系统症状外,很少有全身其他症状。面神经麻痹常先于口面部肿胀之前发生,单侧或双侧均可发生。有些患者无神经受损的症状及病史。

【组织病理学】表现为非干酪样坏死性肉芽肿,典型病损有组织细胞和淋巴细胞组成灶状结节,肉芽肿中心有血管通过;病损不典型时,组织水肿,淋巴细胞可弥散浸润。

【诊断】该病的诊断是一个排除性诊断,即需根据临床、放射学、内镜和血液学检查的结果,排除其他系统性肉芽肿性疾病之后方可诊断。诊断依据如下:

1. 根据病史及唇、面部肿胀的特点。
2. 病理表现出现非干酪样坏死肉芽肿结节。
3. 除外其他系统性肉芽肿性疾病。

【鉴别诊断】

1. **克罗恩病**　是以末端回肠及邻近结肠节段性肉芽肿性炎症为主要临床表现的疾病。可出现腹痛、腹泻、腹部包块、肛周脓肿、肛瘘等症状。口腔表现多样,好发于龈颊沟的线性溃疡具有诊断价值。

2. **结节病**　全身各系统均可受累,最常侵犯肺部,出现肺门淋巴结肿大,广泛肺实质纤维化。口腔表现是非特异性黏膜下结节或肿胀,累及颌骨表现为进行性骨缺失和牙齿松动。此病需依靠组织病理学检查明确诊断。

3. **结核病**　多有口腔以外的结核病史或结核接触史,口腔以深大溃疡多见。病理表现为有干酪样坏死的结核性肉芽肿。肺部最易受累,X线检查可见肺结核表现。结核菌素试验呈强阳性。

【疾病管理】仅有口腔组织肿胀时,常于病损局部注射糖皮质激素以改善病情。每次用曲安奈德10mg加2%利多卡因1mL注射于病变部黏膜下,每周1次,有一定疗效。

如有眼睑、鼻部、面部肿胀时,可口服糖皮质激素,泼尼松每日15~30mg,同时注意隔离可疑的过敏食物,配合用抗过敏药物。口服沙利度胺治疗本病有效,可参考。

第二节　克罗恩病

克罗恩病(Crohn's disease,CD)是Crohn于1932年首先报告的一种发生于消化道黏膜的慢性复发性肉芽肿性炎症,从口腔至肛门各段消化道均可受累,但以淋巴组织最为丰富的末端回肠与邻近结肠发病最多见,因有病变的肠段与正常的肠段相互间隔,常呈节段性分布,故又名局限性肠炎、节段性回肠炎。以腹痛、腹泻、肠梗阻为主要症状,且有发热、营养障碍等肠外表现。病程多迁延,常有反复,不易根治。

【流行病学】CD可发生于任何人种,有报道欧美人中该病的发病率为0.7~11.6/10万,日本

ER7-2

画廊:ER7-2
口面部肉芽肿病淋巴细胞组成灶状结节(HE染色)

学习笔记

人的发病率为每年 0.08/10 万。我国 CD 的患病率有逐年上升趋势。CD 最常发生于青春期后期和成人期早期，无性别差异。

【病因和发病机制】　本病病因迄今不明，目前认为 CD 可能是多种因素综合作用的结果。

1. **遗传因素**　遗传学研究表明 CD 出现多基因异常表达，可能患者出生时已具有遗传易感性，以后经历环境因素，微生物致病原的作用，免疫反应异常，引起病理的改变，直至出现临床症状。

2. **免疫因素**　食物过敏反应或结肠上皮细胞成分作为自身抗原作用于机体，引起异常免疫反应。

3. **感染因素**　有人认为病原微生物的感染可能成为致病因子，但至今未发现该病特定的致病原。

4. **其他**　精神因素可能导致淋巴组织增生的肉芽肿性病变，形成淋巴管阻塞、溃疡、瘢痕、瘘管等损害。腹部外伤也可能使淋巴组织受损，导致淋巴管堵塞或淋巴细胞聚集而诱发本病。环境因素也可能与 CD 发病有关。

【临床表现】　CD 起病缓慢，病情渐进性进展，病程一般可有数年。

1. **全身表现**　有午后低热、乏力、体重减轻等全身表现，还可由于消化道的病变和功能紊乱，使铁剂、维生素 B_{12} 和叶酸吸收不良而导致贫血。

2. **消化道表现**　患者有反复发作的腹胀、腹痛、腹部出现肿块，大便次数增多，右下腹出现阵发性绞痛、腹泻、脓血便。晚期可出现肠梗阻甚至肠穿孔，出现剧烈腹痛、腹胀、呕吐、便秘等。由于病变和邻近组织的粘连及贯通可形成腹腔内脓肿和瘘管。

3. **口腔表现**　约 10% 的病例出现口腔病损。口腔黏膜颊、唇、龈、腭、咽等部可受累，形成线状溃疡或阿弗他样溃疡，也可形成肉芽肿、小结节及牙龈增生。线状溃疡如刀切口，边缘高起，颇似牙托边缘刺激引起的溃疡。口腔黏膜还可发生条索状增生皱襞及颗粒、沙砾状结节样增生。唇可发生弥漫性的肿胀硬结。牙龈亦可表现为明显发红并表面呈颗粒状。

4. **其他肠外表现**　消化道以外的其他病变还可能有骶髂关节炎、脊椎炎、眼葡萄膜炎、皮肤红斑结节、坏疽性脓皮病等。肠道功能的紊乱也可能导致尿酸的代谢紊乱而形成肾结石。

【组织病理学】　镜下表现为非干酪化上皮样细胞肉芽肿，并有淋巴细胞、浆细胞浸润。肠病变为肠管水肿、肌层增厚及肉芽肿形成，并引起肠管狭窄。

【辅助检查】

1. **实验室检查**　红细胞降低、血红蛋白降低、血清铁降低、血清叶酸降低、维生素 B_{12} 降低、血沉加快、C 反应蛋白增高、大便隐血阳性等。

2. **肠道钡剂造影**　可见肠管狭窄呈"香肠状"，肠病变呈节段分布，可见息肉、肠瘘、肠黏膜皱襞消失，溃疡周围黏膜皱襞向中心集中，呈小息肉样或卵石样充盈缺损，此为典型的"卵石征"。

3. **CT 检查**　肠壁增厚改变，肠系膜纤维脂肪增生、血管增多、扩张、扭曲，肠系膜淋巴结肿大，肠壁明显血管强化；CT 可以显示克罗恩病的常见并发症，如腹腔内脓肿、瘘管、窦道及邻近脏器受累等。

4. **MRI 检查**　小肠病变 MRI 表现主要包括节段性肠壁增厚，严重者可见肠管狭窄，周围炎症浸润，肠系膜脂肪纤维增生和淋巴结肿大，同时 MRI 可以显示肠外并发的炎性肿块、脓肿、瘘管、骶髂关节炎、肾结石等。

5. **超声检查**　可以通过观察肠壁厚度、瘘管和腹腔脓肿等，判断患者是否处于本病活动期并进行分级。

6. **内镜检查**　迄今为止，内镜检查在本病的诊断中仍具有不可替代的价值，内镜下多表现为肠黏膜充血、水肿、糜烂，伴有形态不规则的深大、纵行的溃疡；肠腔局部狭窄，有卵石样或炎性息肉样表现；多节段肠段的跳跃性病变，可涉及小肠和结肠，病变肠段间的黏膜正常。

【诊断】　目前 CD 的诊断缺乏金标准，CD 诊断需结合临床、内镜、影像学和组织病理学表现进行综合分析并随访观察。中华医学会消化病学分会于 2012 年借鉴世界卫生组织建议的标准，并结合我国的研究成果和我国实际情况制定共识意见。其诊断要点为：

1. 具备上述临床表现者可临床疑诊，安排进一步检查。

图　片：ER7-3 克罗恩病 X 线表现卵石征

文　档：ER7-4 WHO 推荐的 CD 诊断标准

2. 同时具备上述结肠镜或小肠镜(病变局限在小肠者)特征以及影像学特征者,可临床拟诊。

3. 如再加上活检提示 CD 的特征性改变且能排除肠结核,可作出临床诊断。

4. 如有手术切除标本(包括切除肠段和病变附近淋巴结),可根据标准作出病理确诊。

5. 对无病理确诊的初诊病例,随访 6~12 个月以上,根据对治疗的反应和病情变化判断,符合 CD 自然病程者,可作出临床确诊。

【鉴别诊断】

1. **白塞病** 主要表现为口腔反复发作的圆形或近圆形溃疡、外生殖器反复溃疡、眼病、皮肤结节性红斑及针刺反应阳性等。详见第四章。

2. **结节病** 口腔病损以肿胀和结节为特点,很少出现溃疡;无肠管狭窄病变;肺门淋巴结肿大、结核菌素反应减弱、血沉加快等是其特点。

【疾病管理】 尚无彻底治愈方法,治疗目的是缓解患者的症状及控制黏膜炎症。在肠道症状发作期患者应卧床休息,进食富含营养、少渣的食物。

1. **药物治疗** 包括氨基水杨酸、糖皮质激素及免疫或生物疗法等。

(1) 水杨酸制剂:包括柳氮磺胺吡啶(SASP)、美沙拉嗪(5-ASA)和奥沙拉嗪等。柳氮磺胺吡啶主要用于结肠病变。

(2) 抗生素:甲硝唑和环丙沙星等仅适用于并发感染、细菌过度滋生引起症状或肛周病变的活动期患者。在使用时,需关注抗生素的不良反应。

(3) 糖皮质激素:一般推荐采用标准的逐渐撤减方案。应用激素时需注意其不良反应。

(4) 免疫抑制药:包括硫唑嘌呤、巯嘌呤(6-巯基嘌呤)和甲氨蝶呤,主要用于经糖皮质激素等治疗无效者或长期依赖此类药物或出现严重不良反应者。

(5) 生物治疗药物:包括英利昔单抗、依那西普、奥那西普等。用于常规治疗无效的中、重度活动期患者。

2. **手术治疗** 小肠或回结肠病变局限于回盲部病变并有梗阻症状时,应首选手术治疗。

3. **口腔治疗** 口腔局部可用氯己定溶液、促进溃疡愈合的局部外用药等。严重者,可局部注射曲安奈德或泼尼松龙以缓解症状。

4. **预后** CD 可自行缓解,或经治疗后缓解。但有复发倾向。

5. **预防** 可从生活起居、饮食、增强体质等几个方面进行预防。生活起居要有规律,禁食生、冷、不洁食物,适当进行体育锻炼。

第三节 结 节 病

结节病(sarcoidosis)又名类肉瘤病、肉样瘤病、Boeck 肉芽肿、Besnier-Boeck-Schaumann 病。

结节病是全身性的肉芽肿病,是一种多系统多器官受累的肉芽肿性疾病。临床上 90% 以上有肺的改变,常侵犯肺实质、双侧肺门淋巴结,其次是皮肤和眼的病变,浅表淋巴结、肝、脾、肾、骨髓、神经系统、心脏等几乎全身每个器官均可受累。本病为一种自限性疾病,大多预后良好,有自然缓解的趋势。但口腔颌面部常见局限性类肉瘤反应,也可能找不到合并的全身性病变。

【流行病学】 结节病多见于中青年人,儿童及老人亦可罹患。据统计,20~40 岁患者占总人数的 55.4%,19 岁以下占 12.9%,60 岁以上占 8.3%。我国平均发病年龄为 38.5 岁,30~49 岁占 55.6%。发病率女略多于男(女∶男为 7∶5)。

【病因和发病机制】 本病病因不明。可能和以下因素有关,但尚无定论。

1. **免疫因素** 本病属于细胞介导的 Ⅳ 型变态反应,特别是 T 细胞介导的免疫反应在本病发生中起着重要的作用。在大多数病例,病变局部的辅助 T 细胞以 Th1($CD4^+$)细胞为主;只有极少数病例以 Th2($CD8^+$)细胞为主;Th1/Th2 失衡可能与结节病的发病有关。

2. **遗传因素** 一部分结节病患者中有家族史,提示了遗传因素在发病中可能起一定作用。人类白细胞抗原(HLA)中的 HLA-A1、HLA-B8、HLA-DR3 与结节病的发病密切相关。

3. **环境因素** 金属铝、铍、锆、硅、滑石粉、黏土、松树花粉等物质可能与本病的发生有关。

4. 感染因素　人们曾认为本病与结核分枝杆菌、其他分枝杆菌、螺旋体、病毒、真菌、支原体等感染有关,但未得到证实。

【临床表现】结节病的发病情况,世界各地颇有不同,在寒冷的地区和国家较多,热带地区较少。

1. 口腔表现　口腔颌面部多发生于唇、颊、腭、牙龈、头颈部淋巴结、颌骨、唾液腺等。唇组织增厚、肿胀,形成巨唇,肿胀处皮肤呈暗红色,触诊可及结节样物,有硬韧感;颊部也可及结节样肿物,有时黏膜呈分叶状;舌、腭黏膜亦可发生无自觉症状的黏膜增生。牙龈由于类肉瘤反应亦可增生肿胀,牙槽骨发生肉芽肿性病变亦可使骨质破坏,牙齿发生松动。腮腺常为双侧受累,腮腺区肿胀,可触及硬结,无痛,伴有口干症状(图 7-3-1,图 7-3-2)。

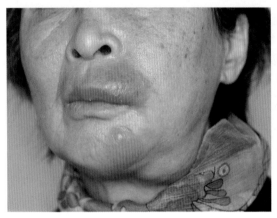

图 7-3-1　结节病
上唇及颏部皮肤暗红色结节,下颌下腺区肿大
(吉林大学口腔医学院)

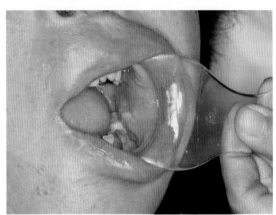

图 7-3-2　结节病
颊黏膜结节样增生、突起
(吉林大学口腔医学院)

2. 口腔外组织器官受累表现　全身各个系统均可受累,最常侵犯肺部,其次是眼、皮肤、淋巴结。患者可有咳嗽或无症状,严重时出现肺功能不全;眼病变为慢性虹膜睫状体炎、葡萄膜炎;肝、脾大,心、肾等器官亦受损;神经系统被侵犯则出现麻痹,多见于面神经。

皮肤病损常呈暗红色丘疹、结节或结节性红斑,分布在面部及四肢。结节一般不破溃,自觉症状不明显。病程缓慢,经数月或数年后可逐渐消退而遗留色素斑。

颈部淋巴结的慢性肿大是结节病常见的症状,肿大的淋巴结不粘连,无波动,亦无炎症史。

【组织病理学和免疫病理学】镜下可见上皮样细胞结节,其中上皮样细胞多,巨细胞少或无,淋巴细胞亦不多见。结节内有小血管,中心无干酪化,与结核结节不同。网状纤维染色可见大量嗜银的网状纤维网架。肉芽肿内偶见星状体,这是巨细胞内含有的似星形的包涵体;另可见舒曼体(Schaumann's bodies),为圆形或卵圆形小体,周缘有板层钙化,HE 染色呈深蓝色(图 7-3-3,图 7-3-4)。免疫荧光检查可见肉芽肿内有以 IgG 为主的免疫球蛋白沉积。

【辅助检查】

1. X 线检查　常以肺门及纵隔淋巴结肿大为肺部特征性的改变。肺纹理增粗,点状及结节状阴影。远端指(趾)骨可见囊肿样改变或海绵状空洞损害。

2. Kveim 试验　是一种诊断结节病的方法:在无菌操作下将病变淋巴结制成消毒混悬液,将该液作为抗原注入受试患者皮内。待 6~8 周后视注射部位是否产生病变,若产生病变,则取该病变进行组织病理检查,若可得到与结节病相同的病理表现,则为阳性反应。也有人认为注射后 2 周局部发生持久性红斑,2 个月后逐渐消退亦可定为阳性反应。对于有肺门淋巴结肿大的患者,其Kveim 试验阳性率高达 80%,但无肺门淋巴结肿大者阳性率很低。已应用糖皮质激素治疗者阳性率也很低。

3. 血管紧张素转化酶(angiotensin converting enzyme,ACE)　是一种存在于肺毛细血管内皮细胞的膜结合蛋白,以使血管紧张素 I 转化为有升压作用的血管紧张素 II,使血压升高。血中ACE 增加,对结节病的诊断尤其是病变活动状态的判断有一定的帮助。

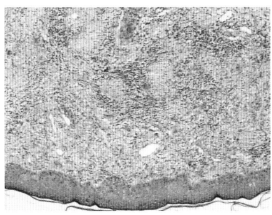

图 7-3-3　结节病（上唇）
肉芽肿样结构（HE，×40）
（吉林大学口腔医学院）

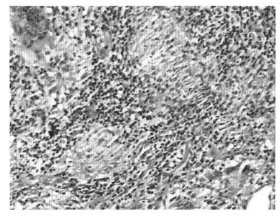

图 7-3-4　结节病（上唇）
肉芽肿样结构，结节中心无干酪化（HE，×100）
（吉林大学口腔医学院）

文　档：ER7-5
支气管肺泡灌
洗液采集方法

4. **支气管肺泡灌洗液（bronchoalveolar lavage fluid，BALF）检查**　结节病患者 BALF 检查在肺泡炎阶段淋巴细胞和多核白细胞计数明显升高，主要是 T 淋巴细胞增多，Th1/Th2 比值明显增高。

5. **金属内肽酶活性测定**　结节病患者该酶的活性明显增高，测定该酶对结节病的诊断及判断活动期有一定的意义。

6. **其他**　本病患者结核菌素试验大多数为阴性或弱阳性。血沉加快、嗜酸细胞增加、贫血、血钙升高、血清免疫球蛋白增高、碱性磷酸酶增高等对诊断亦有一定的意义。

【诊断】　根据本病特点：口面部的结节样肿大；肺门淋巴结肿大；全身性肉芽肿；结核菌素反应减弱；Kveim 反应阳性；血沉加快；非结核结节的病理表现可作出诊断。

【鉴别诊断】

1. **结核病**　口腔结核性溃疡多有口腔外部结核病史或结核接触史；口腔溃疡深大而有潜掘性，疼痛剧烈；病理表现有干酪样坏死的结核性肉芽肿结节；结核菌素试验呈阳性，可自病变处培养出结核分枝杆菌；胸部 X 线检查可见肺结核表现；抗结核治疗可取得疗效。

2. **梅-罗综合征**　本病在临床出现颌面部复发性肿胀，主要为肉芽肿性唇炎；可能同时出现面神经麻痹和沟纹舌；组织病理出现非干酪化肉芽肿结节。

3. **克罗恩病**　本病出现口腔黏膜线状溃疡，病理改变为非干酪化上皮样细胞肉芽肿，但回肠末端局限性肠炎、X 线检查肠管狭窄可作为鉴别诊断的依据。

【疾病管理】　目前本病尚无特效疗法，有些患者可以自愈。对于无症状的皮下黏膜下结节可不做处理。

1. **消除感染因素**　除去口腔内病灶。

2. **糖皮质激素类药物**　为首选药物，对于唇部肿胀可于病损基底部注射曲安奈德注射液 10mg 加 2% 利多卡因 1mL，每周 1 次，连续 2~4 次，有一定疗效。对于全身器官受到侵害的患者，可用糖皮质激素减轻炎症。一般情况每日可用泼尼松 15mg，严重情况下可用大剂量糖皮质激素控制，泼尼松开始剂量为每日 20~60mg，病情缓解后可逐渐减量，维持剂量为 5~10mg。

3. **羟氯喹**　通过调整免疫功能以达到治疗目的，开始量每日 200~400mg，症状减轻后可减量至每日 100~200mg。用药时间不宜过长以避免该药的副作用。

4. **细胞毒药物**　用于激素疗效不佳的患者，可单独应用，也可和激素联合应用。如氨甲蝶呤、硫唑嘌呤、环磷酰胺等。此类药物副作用较大，应严格掌握适应证。

5. **沙利度胺**　一般每日 50~200mg。应注意此药有致畸作用，对于育龄期患者禁用。

6. **生物制剂**　如肿瘤坏死因子受体拮抗剂，用于难治性结节病，疗效好，但价格昂贵。

7. **预后**　本病病程缓慢，持续数年，部分患者病损可逐渐消失或减轻。若严重侵犯全身各个系统，可致约 5%~8% 的患者死亡。

第四节　肉芽肿性多血管炎

肉芽肿性多血管炎（granulomatosis with polyangiitis，GPA），又称为韦格纳肉芽肿病（Wegener's granulomatosis）。1931 年 Klinger 首先描述了此病，1936 年 Wegener 全面地描述了这一疾病。GPA 以进行性坏死性肉芽肿和广泛的小血管炎为特征，开始为局限于上、下呼吸道黏膜的肉芽肿性炎症，但往往发展成全身坏死性肉芽肿性炎症、恶性脉管炎，最后导致肾衰竭而死亡。GPA 可能属于自身免疫性疾病。

【流行病学】　GPA 可以发生于任何年龄，从儿童到老年人均可发病，中年人多发。本病的高发年龄是 40~50 岁，平均年龄 41 岁。男性略多于女性。国外资料 GPA 的发病率为 3~6/10 万。我国的发病率情况尚无统计资料。

【病因和发病机制】　GPA 病因至今尚不清楚。虽然病程类似于感染过程，但尚未分离出感染因子。有人认为可能是链球菌伴过敏样紫癜导致脉管炎，也可能是药物变态反应。还有人推测抗原抗体复合物沉积于血管壁，影响了补体的趋化作用，从而吸引了大量多形核白细胞在溶酶体作用下分解血管壁。自身免疫病学说也是学者们的争论点之一。总之，根据目前的研究结果，尚不能明确发病机制，需进一步研究。

【临床表现】　GPA 发病缓慢，全身有发热、关节痛、体重下降、消瘦明显。

起初为呼吸道感染症状，出现鼻出血、脓性鼻涕、鼻孔痂皮与肉芽肿、鼻窦炎症状，咳嗽、咯血为肺部感染症状，约 50% 的患者在起病时即有肺部表现，总计 80% 以上的患者将在整个病程中出现肺部病变，可因鼻中隔、咽喉和气管处病变而有呼吸困难。数周或数月后病损可发展到全身各个器官，肾脏发生肾小球肾炎，出现蛋白尿、血尿等。最后形成尿毒症、肾衰竭致死。

眼部：受累的最高比例可至 50% 以上，其中约 15% 的患者为首发症状。病损可累及眼的任何区域，可表现为眼球突出、视神经及眼肌损伤、结膜炎、角膜溃疡、巩膜外层炎、虹膜炎、视网膜血管炎、视力障碍等。

口腔：黏膜出现坏死性肉芽肿性溃疡，好发于软腭及咽部，牙龈和其他部位也可发生。溃疡深大，扩展较快，有特异性口臭，无明显疼痛。溃疡坏死组织脱落后骨面暴露，并继续破坏骨组织使口鼻穿通，抵达颜面；破坏牙槽骨，使牙齿松动、拔牙创面不愈合（图 7-4-1）。

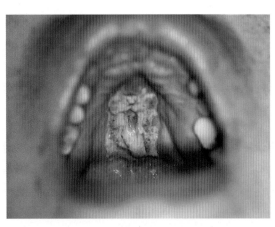

图 7-4-1　肉芽肿性多血管炎
腭部组织坏死、溃疡、假膜覆盖
（吉林大学口腔医学院）

皮肤：可有瘀点、红斑、坏死性结节、丘疹、浸润块及溃疡等。此外，还可以出现神经系统病变和关节病变。

【组织病理学和免疫病理学】　GPA 活检组织病理表现为坏死性肉芽肿。病损由中性粒细胞、单核细胞、淋巴细胞及上皮样细胞组成；血管呈现坏死为主的炎症，血管壁类纤维蛋白性变，基层及弹力纤维破坏，管腔中血栓形成。大片组织坏死。直接免疫荧光检查可见补体和免疫球蛋白 IgG 散在沉积，电镜下可见上皮基底膜处有上皮下沉积物存在。

【辅助检查】　患者出现低色素性贫血，白细胞计数高于 $1.5×10^9/L$，血沉加快，γ球蛋白升高，血中白蛋白与球蛋白比值逆转；血清补体水平正常或偏高，血清中有抗平滑肌及抗细胞质的自身抗体，C 反应性蛋白试验的反应性增强。镜下血尿、出现红细胞管型、尿蛋白升高。

头部 X 线检查可见骨组织破坏；胸部 X 线检查可见双肺广泛浸润，有时有空洞形成。

【诊断】　目前肉芽肿性多血管炎（韦格纳肉芽肿）的诊断标准采用 1990 年美国风湿病学会

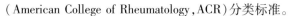

（American College of Rheumatology，ACR）分类标准。

分类标准：

1. 鼻或口腔炎症　痛性或无痛性口腔溃疡，脓性或血性鼻腔分泌物。

2. 胸部 X 线检查异常　胸部 X 线片示结节、固定浸润病灶或空洞。

3. 尿沉渣异常　镜下血尿（5 个以上红细胞/高倍镜视野）或出现红细胞管型。

4. 病理性肉芽肿性炎症改变　动脉壁或动脉周围，或血管（动脉或微动脉）外区域有中性粒细胞浸润。

诊断标准：符合 2 条或 2 条以上时可诊断为 GPA，诊断的灵敏度和特异性分别为 88.2% 和 92.0%。

GPA 在临床上常被误诊，为了能早期诊断，对有以下情况者应反复进行活体组织检查：不明原因的发热伴有呼吸道症状；慢性鼻炎及鼻窦炎，经检查有黏膜糜烂或肉芽组织增生；眼、口腔黏膜有溃疡、坏死或肉芽肿；肺内有可变性结节状阴影或空洞；皮肤有紫癜、结节、坏死和溃疡等。

【鉴别诊断】

1. 复发性坏死性黏膜腺周围炎　患者有反复发作口腔溃疡的病史；没有全身症状和身体其他系统病症；口腔溃疡发生在非角化黏膜，可同时伴有小溃疡发生；溃疡不侵犯骨组织，经 2~3 个月溃疡可愈合，愈后留下瘢痕。

2. 结核病　口腔结核性溃疡多有口腔外部结核病史或结核病接触史；口腔溃疡深大而有潜掘性，疼痛剧烈；病理表现有干酪样坏死的结核性肉芽肿结节；结核菌素试验呈阳性，可自病变处培养出结核分枝杆菌；有些患者胸部 X 线检查可见肺结核表现；抗结核治疗可取得疗效。

3. 结节病　口面部及全身多个系统出现的慢性肉芽肿性疾病，无坏死性血管炎性病变；口腔病损以肿胀和结节为特点，很少出现溃疡。病理变化为非干酪样坏死的肉芽肿结节；肺门淋巴结肿大、结核菌素反应减弱、Kveim 反应阳性、血沉加快等是本病的特点。

4. 淋巴瘤　淋巴瘤与肉芽肿性多血管炎临床表现相似，均可出现坏死性肉芽肿性溃疡，组织病理学检查有助于鉴别。

【疾病管理】近年来对 GPA 的早期诊断和及时治疗提高了治疗效果，通过早期用药尤其是糖皮质激素加环磷酰胺联合治疗和严密的随诊，能维持疾病长期的缓解。治疗可分为三期，即诱导期、维持以及控制复发。糖皮质激素加环磷酰胺联合治疗有显著疗效，特别是肾受累以及具有严重呼吸系统疾病的患者，应作为首选治疗方案。

1. 糖皮质激素　活动期用泼尼松 $1.0~1.5mg/(kg \cdot d)$，用 4~6 周，病情缓解后减量并以小剂量维持。

2. 免疫抑制剂

（1）环磷酰胺：通常给予每天口服环磷酰胺 $1.5~2.0mg/(kg \cdot d)$，也可用环磷酰胺 200mg，隔天 1 次。对病情平稳的患者可用 $1mg/(kg \cdot d)$ 维持。环磷酰胺是治疗 GPA 的基本药物，可使用 1 年或数年，撤药后患者能长期缓解。用药期间注意观察不良反应，如骨髓抑制等。循证医学显示，环磷酰胺能显著地改善 GPA 患者的生存期，但不能完全控制肾等器官损害的进展。

（2）硫唑嘌呤：有抗炎和免疫抑制双重作用，有时可替代环磷酰胺。一般用量为 $1.0~4.0mg/(kg \cdot d)$，总量不超过 200mg/d，但需根据病情及个体差异而定，用药期间应监测不良反应。

3. 口腔局部治疗　有口腔病损的需保持口腔卫生，用氯己定溶液含漱以减轻和消除炎症。在局部抗炎治疗的基础上，可给予各种剂型的局部促愈合药物进行治疗。

4. 预后　一般来说，本病预后较差，平均生存期是 5 个月，82% 的患者 1 年内死亡，90% 多的患者 2 年内死亡，死因通常是呼吸衰竭和/或肾衰竭。目前大部分患者在正确治疗下能维持长期缓解。

5. 预防

（1）一级预防

1）加强营养，增强体质。

2）预防和控制感染，提高自身免疫功能。

3）避免过度劳累,忌烟、酒,忌吃辛、辣食物。

4）室外活动时保护眼睛,用眼罩防护,以及鼻部的保护。

（2）二级预防:早期诊断,了解眼、鼻及口腔感染情况,做好临床观察,早期发现各个系统的损害,早期治疗,主要控制眼、鼻的感染。

（3）三级预防:注意肺、肾、心及皮肤病变,并注意继发金葡球菌感染的发生。

（魏秀峰）

参考文献与书目

1. 陈谦明.口腔黏膜病学.3版.北京:人民卫生出版社,2008.

2. 华红,刘宏伟.口腔黏膜病学.北京:北京大学出版社,2014.

3. 陈虹,林梅.口腔颌面部肉芽肿性疾病.国际口腔医学杂志,2017,44(3):310-314.

4. ALAWI F. An update on granulomatous diseases of the oral tissues. Dent Clin North Am,2013,57:657-671.

5. ARWA Al-Hamad,STEPHEN P,STEFANO F. Orofacial granulomatosis. Dermatol Clin,2015,33:433-446.

进一步阅读文献与书目

1. 陈谦明,曾昕.案析口腔黏膜病学.北京:人民卫生出版社,2014.

2. SCULLY C. 系统性疾病口腔颌面部表征.华红,郑立武,译.北京:人民卫生出版社,2012.

3. 李秉琦.李秉琦实用口腔黏膜病学.上海:科学技术文献出版社,2011.

第八章 # 唇 舌 疾 病

> **掌握**：各类唇炎的临床表现、诊断要点及治疗原则；口角炎的病因、分类、临床表现、诊断要点及治疗原则；地图舌、沟纹舌的临床表现、诊断要点及治疗原则；舌乳头炎、毛舌、正中菱形舌及舌扁桃体肥大的临床表现；舌淀粉样变的临床表现、诊断及鉴别诊断；萎缩性舌炎的病因、临床表现和对因治疗；灼口综合征的临床表现及诊断。
>
> **熟悉**：各类唇炎的病理及病因；舌疾病的鉴别诊断及局部处理；灼口综合征及治疗；味觉异常的临床表现；舌质舌苔的临床表现及其生理病理意义。
>
> **了解**：各类唇炎的中医辨证施治；其他舌疾病的病理；味觉异常的病因和治疗。

第一节 唇 炎

唇炎（cheilitis）是发生于唇部的炎症性疾病的总称。唇是口腔的门户，唇红是黏膜与皮肤的移行部分，独特的生理环境决定了唇部是口腔最易受到伤害的部位，也是皮肤和黏膜疾病最易出现病损的部位。其临床表现多种多样。除了某些全身性疾病和其他口腔黏膜病在唇部的表现外，唇炎是特发于唇部的疾病中发病率最高的疾病。目前对唇炎的分类尚不统一，根据病程分为急性唇炎和慢性唇炎；根据临床症状特征分为糜烂性唇炎、湿疹性唇炎和脱屑性唇炎；根据病因病理分为腺性唇炎、良性淋巴增生性唇炎、肉芽肿性唇炎、光化性唇炎、变态反应性唇炎和慢性非特异性唇炎等。

一、腺性唇炎

腺性唇炎（cheilitis glandularis）是以唇腺增生肥大、下唇肿胀或偶见上下唇同时肿胀为特征的唇炎，病损主要累及唇口缘及唇部内侧的小唾液腺，是唇炎中较少见的一种疾病。

【病因和发病机制】 尚不明了。先天性因素可能与常染色体显性遗传有关。后天性因素包括使用具有致敏物质的牙膏或漱口水、外伤、吸烟、口腔卫生不良、不良情绪、根尖病灶、紫外线过度照射等，还报道吹奏乐器者较多见。

【组织病理学】 以小腺体明显增生为特征。镜下可见到唇腺腺管肥厚扩张，导管内有嗜酸性物质，腺体及小叶内导管周围炎细胞浸润。黏膜上皮细胞有轻度胞内水肿，黏膜下层可见异位黏液腺。脓性腺性唇炎可见到上皮下结缔组织内小脓肿形成。

【临床表现】 好发于中年。可分为单纯型、浅表化脓型和深部化脓型3型。

1. **单纯型腺性唇炎** 是腺性唇炎中最常见的一型。唇部浸润性肥厚，可较正常人增厚数倍，有明显的肿胀感，并可扪及大小不等的小结节。唇部黏膜面可见针头大小如筛孔样排列的小唾液腺导管口，中央凹陷，中心扩张，有透明的黏液自导管口排出，挤压唇部则见更多黏液如露珠状。睡眠时因唾液分泌减少和黏稠度增加而致上下唇红粘连，清醒时又因干燥而黏结成浅白色薄痂（图8-1-1）。

2. **浅表化脓型腺性唇炎** 又称 Baelz 病，由单纯型继发感染所致。唇部有浅表溃疡、结痂，痂

图片：ER8-1 腺性唇炎病理学表现

121

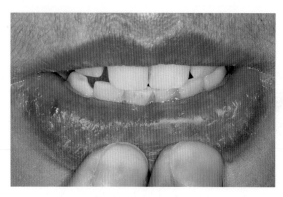

图 8-1-1　腺性唇炎
唇部浸润性肥厚,唇部黏膜面可见针头大小的
小唾液腺导管口,有透明的黏液自导管口排出
(上海交通大学口腔医学院)

皮下集聚脓性分泌物,去痂后露出红色潮湿基底部,挤压可见腺口处排出脓性液体。在慢性缓解期,唇黏膜失去正常红润,呈白斑样变化。

3. 深部化脓型腺性唇炎　此型为单纯型或浅表化脓型反复脓肿引起深部感染而致,深部黏液腺化脓并发生瘘管,长期不愈可发生癌变,是严重的腺性唇炎。唇红表面糜烂、结痂、瘢痕形成,呈慢性病程,此起彼伏,唇部逐渐弥漫性肥厚增大。

【诊断】　依据唇部腺体肿大硬韧,病损累及多个小腺体,唇部黏膜面可见针头大紫红色中央凹陷的导管开口,有黏液性或脓性分泌物溢出,扪诊有粟粒样结节等临床表现可诊断单纯型腺性唇炎。浅表化脓型还可见到表浅溃疡及痂皮;深部化脓型可见到唇部慢性肥厚增大及深部脓肿、瘘管形成与瘢痕,必要时应做病理检查以明确深部化脓型腺性唇炎是否癌变。

【鉴别诊断】　唇部肿胀、有结节状突起物应与肉芽肿性唇炎和良性淋巴组织增生性唇炎鉴别:后两者均可出现肿胀、颗粒状结节和继发感染时渗出结痂,但肉芽肿性唇炎常自唇的一侧发病后向另一侧进展,形成巨唇,且不易消退。良性淋巴组织增生性唇炎则以干燥出血、糜烂脱皮为主,且可同时发生于颊、腭等部位,又称"良性淋巴组织增生病"。可依靠切片作出鉴别。腺性唇炎结节状损害较大且数目较少时应与唇部黏液腺囊肿鉴别:后者常单发,肿块呈淡蓝色、柔软、周界清晰、基底部活动,有时突出于黏膜表面呈疱状,直径可达 0.5～1cm,进食后肿胀明显增加,能自行破裂后消失,但易复发。

【疾病管理】　局部治疗可注射泼尼松龙混悬液、曲安奈德注射液等皮质激素制剂或金霉素甘油、氟轻松软膏等局部涂布。对于唇肿胀明显,分泌物黏性较强者,在小心切除下唇增生的小唾液腺后,行唇红切除术及美容修复。对唇肿明显外翻,疑有癌变者,尽早活检明确诊断。

单纯型或化脓型腺性唇炎属于中医的"唇生核"或"唇生疔"范畴。由脾虚湿盛、气滞血瘀、脾胃蕴热所致。治宜健脾化痰、活血化瘀、清理胃热。方用健脾除湿汤、活血逐瘀汤合五味消毒饮,主药有苍术,厚朴,猪苓,茯苓,陈皮,赤芍,川芎,当归,苏梗,皂角刺,红花,石膏,茵陈,枳壳等。

二、良性淋巴组织增生性唇炎

良性淋巴组织增生性唇炎(cheilitis of benign lymphoplasis)是多见于下唇的良性黏膜淋巴组织增生病,是一种反应性增生病变,又名淋巴滤泡性唇炎(follicular cheilitis)。以淡黄色痂皮覆盖的局限性损害伴阵发性剧烈瘙痒为特征。

【病因和发病机制】　病因不明。可能与胚胎发育过程中残留的原始淋巴组织在光辐射下增生有关。

【组织病理学】　可分为滤泡型和弥漫型两型,滤泡型在上皮下结缔组织中有特征性的淋巴滤泡样结构,滤泡中央为组织细胞,周围为淋巴细胞,但少数病例可相反排列,并发现浆细胞和嗜酸性粒细胞;弥漫型淋巴滤泡不明显,可见大量淋巴细胞呈灶性聚集。故本病又称为淋巴滤泡性唇炎。本病可伴有上皮异常增生,并有恶变倾向。

【临床表现】　良性淋巴组织增生性唇炎以青壮年女性较多见,病损多见于下唇唇红部,尤以下唇正中部为好发区,多局限于 1cm 以内。损害与慢性糜烂性唇炎、腺性唇炎等相似:唇部损害初为干燥、脱屑或无皮,继之产生糜烂,以淡黄色痂皮覆盖,局限性肿胀,周围无明显充血现象,局部有阵发性剧烈瘙痒感,患者常用手揉搓或用牙咬唇部患处,随即有淡黄色渗出性分泌物自痂皮下溢出,约经数分钟,瘙痒暂缓,液体停止流出,复结黄痂。如此反复,每日 1～2 次,损害长期反复发作后,会造成下唇唇红部组织增生(图 8-1-2)。黏膜良性淋巴组织增生病除唇部外,还可发生于颊、

图片:ER8-2
良性淋巴组织
增生性唇炎病
理学表现

学习笔记

122

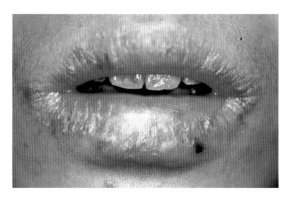

图 8-1-2　良性淋巴组织增生性唇炎
下唇唇红部干燥、脱屑
（中山大学光华口腔医学院）

腭、舌及龈颊沟等处黏膜,有的可为多部位发病。可同时伴有皮肤病变,常表现为头面部单个或多个局限性结节状损害。

【诊断】　依据局限性损害,反复发作的剧烈瘙痒,淡黄色黏液流出和结痂等临床特征,不难作出诊断。病理切片见到淋巴滤泡样结构有助于确诊。

【鉴别诊断】　良性淋巴组织增生性唇炎的下唇唇红部糜烂、红肿、结痂等损害应与慢性糜烂性唇炎、盘状红斑狼疮、唇部扁平苔藓等相鉴别。慢性糜烂性唇炎可有糜烂和渗出,但常常以黄白色的炎性假膜覆盖为主;盘状红斑狼疮好发于下唇唇红部,可有结痂,但多为血痂,并在痂皮周围有放射状白纹组成的弧线性损害;唇部扁平苔藓常见颊黏膜有斑纹损害,且唇部病变一般不超过唇红缘。

良性淋巴组织增生性唇炎的淡黄色液体流出应与腺性唇炎鉴别。后者常呈多发性散在小结节,位于下唇黏膜下,只有在翻转下唇并挤压时才见溢出,黄色痂皮常见于早晨起身时。

【疾病管理】　避免日光曝晒。由于本病对放射性敏感,可用核素^{32}P 贴敷治疗,每次放射剂量为 $(516\sim1\,032)\times10^{-4}C/kg(200\sim400R)$,每周 $1\sim2$ 次,$2\sim3$ 周为 1 个疗程。痂皮可用浸有 0.1% 依沙吖啶溶液、3% 硼酸溶液、5% 生理盐水等的纱布湿敷去除,局部涂布抗炎抗渗出软膏。

三、肉芽肿性唇炎

肉芽肿性唇炎(granulomatosa cheilitis),有人认为是梅-罗综合征的单症状型(monosymptomatic form of Melkersson-Rosenthal syndrome),或口面部肉芽肿病的亚型(subtype of orofacial granulomatosis)。又称米舍尔肉芽肿性唇炎(Miescher's cheilitis granulomatosa),以唇肥厚肿胀为主要特点。

【病因和发病机制】　病因不明。因病理有结核样或结节样改变,曾被认为可能是结核病或结节病;也有人提出与长期使用含矽的牙膏或创口被含矽的泥土污染有关。目前一般认为该病与链球菌、分歧杆菌、单纯疱疹病毒等细菌或病毒感染,对钴、桂皮、可可、香旱芹油精等的过敏反应,自主神经系统调节的血管舒缩紊乱,遗传因素等有关。亦有文献报道可能与感染性病灶如慢性根尖周病、鼻咽部炎症等有关,或对皮下脂肪变性的异物反应。女性患者可能与月经周期有关。有病例报道肉芽肿性唇炎与红斑狼疮并发,提示该病的发生可能与免疫因素相关。

【组织病理学】　以非干酪化类上皮细胞肉芽肿为特征,多位于固有层和黏膜下,有时可见于腺体及肌层内。镜下可见上皮下结缔组织内有弥漫性或灶性炎症细胞浸润,主要见于血管周围上皮样细胞、淋巴细胞、浆细胞呈结节样聚集。此外还有淋巴细胞、浆细胞等慢性炎细胞浸润至肌层黏膜腺、血管、淋巴管周围;胶原肿胀,基质水肿,血管扩张增厚等镜下表现。但有的标本可无特征性肉芽肿,而仅有间质和血管改变。

【临床表现】　无明显性别差异,多在青壮年发病。起病隐匿,进程缓慢,一般无唇部创伤或感染史。上下唇均可发病,但上唇较多,亦可同时发病。肿胀一般先从唇的一侧开始,逐步向唇的另侧蔓延。肿胀区以唇红黏膜颜色正常,局部柔软,无痛,无瘙痒,有垫褥感,压之无凹陷性水肿为特征。病初肿胀可能完全消退,但多次复发后则消退不完全或不消退。随病程发展唇肿可至正常的 $2\sim3$ 倍,形成巨唇,出现左右对称的瓦楞状纵行裂沟,有渗出液,唇红区呈紫红色,肿胀并可波及邻近皮肤区,初发时皮肤呈淡红色,复发后转为暗红色。该病累及唇部以外的部位,如颊、龈、鼻、颌、眶周组织等,则称局限性口面部肉芽肿病(图 8-1-3)。

若出现复发性口面部肿胀、复发性面瘫、裂舌症等三种症状时,则称梅-罗综合征。典型的三种症状可能同时发生或数月至数年中先后发生。多数表现为不完全的单症状型和不全型。单症状型最多见唇部肿胀,其基本表现与肉芽肿性唇炎相同,不全型包括经典三种症状中的任何二种。

图片:ER8-3
肉芽肿性唇炎
病理学表现

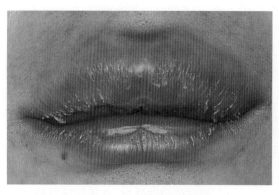

图 8-1-3 肉芽肿性唇炎
上唇肿胀至正常的 2~3 倍,出现左右对称的瓦楞状纵行裂沟
(上海交通大学口腔医学院)

患者多在青年时发病,男女比例接近或男性稍多。除常见的三种症状外,梅-罗综合征还可出现复发性颅面自主神经系的症状,包括:偏头痛、听觉过敏、唾液分泌过多或过少、面部感觉迟钝等。梅-罗综合征在口内的表现还有口腔黏膜肿胀,感觉异常等。

【诊断】依据口唇弥漫性反复肿胀,扪诊有垫褥感,反复发作的病史和肿胀病损不能恢复等典型症状,可以作出临床诊断,但确诊需要组织病理学依据。梅-罗综合征依靠其典型的三种主要症状,可以作出临床诊断。出现两项主症即可诊断为不全型梅-罗综合征,三项主症俱全可诊断为完全型梅-罗综合征。

【鉴别诊断】该病应与牙源性感染引起的唇部肿胀、唇血管神经性水肿、克罗恩病、Ascher 综合征等相鉴别。牙源性感染常有明显的病灶牙感染史;唇血管神经性水肿属超敏反应,发病迅速,唇红黏膜色正常或微红,有发热感,消除过敏原后唇部肿胀可完全消退;克罗恩病可发生弥漫性唇部肿胀,但伴有结节,并非柔软垫褥感,其主要症状为节段性局限性肠炎、肠梗阻及瘘管形成、消化道功能紊乱、关节炎、脊椎炎、眼色素层炎、结节性红斑等口腔外其他表现。Ascher 综合征以眼睑松弛和上唇进行性肥厚为特点,婴儿或儿童期发病,不少患者合并甲状腺肿大,但无甲亢症状,多发生于青春期。梅-罗综合征的面瘫应与贝尔面瘫鉴别,舌裂应与沟纹舌鉴别。

【疾病管理】

对因治疗:虽然该病的确切病因尚不明确,但去除牙源性感染及病灶非常必要。有文献报道有些患者在去除牙源性感染及与牙有关的病灶后,唇肿消退或消失。尽量避免再次接触可疑的过敏物,可减少因自主神经系统调节的血管舒缩紊乱引起的唇部肿胀。

本病主要采用病变部位皮质类激素局部封闭,并加上抗炎抗过敏等全身处理,肿胀明显者,必要时采用手术治疗,恢复唇部外形。

局部治疗:唇部肿胀区可采用肾上腺皮质激素类药物局部注射,目前临床应用的主要药物有:醋酸氢化可的松、泼尼松龙、曲安奈德等注射液。微波等物理疗法可控制唇部肿胀。

全身治疗:

1. 口服肾上腺皮质激素类药物具有众多不良反应,因而不用做治疗本病的首选方案,但局部应用效果不佳者,可服用泼尼松,采用小剂量、短疗程方案,每日 25mg 晨起顿服,1~3 周。

2. 对糖皮质激素疗效不佳或为避免长期应用糖皮质激素引起的副作用,可选用抗微生物类药物。

(1)氯法齐明(clofazimine),是一种抗麻风病药。具有抗微生物和抗炎的双重作用,用于治疗麻风、结核、盘状红斑狼疮、坏疽性脓皮病以及合并分歧杆菌感染的 HIV 患者。每丸 50mg,每日 1 次,每次 2 丸口服,10 天后减量为每周 100~200mg,持续 2 个月后停药。

(2)甲硝唑(metronidazole):每片 200mg,每日 3 次口服,每次 2 片,连服 5~7 日。不良反应有厌食、恶心、呕吐。偶见头痛、失眠、白细胞下降、排尿困难等。服药期间应禁酒。

(3)米诺环素(minocycline):每片 100mg,口服首次剂量 200mg,以后每次 100mg,每日 1~2 次。

3. **抗组胺药** 主要控制速发超敏反应,减少毛细血管扩张引起的局部肿胀。常用的药物为特非那定、氯苯那敏、氯雷他定等。该类药物都有一定的中枢镇静作用,适用于有自主神经系统调节紊乱的患者,服用后可有乏力、嗜睡等副作用。

4. **其他药物** 如沙利度胺,国外有报道连续用药 6 个月后唇部肿胀消失;继续使用 2 个月能减少复发。

5. **中医中药治疗** 中医认为唇部肿胀与湿阻、血淤、风邪、痰结有关,因此以健脾化湿、活血化瘀、软坚散结、清热解毒为治则,可服有此类功效的中药。

手术治疗:反复发作形成巨唇后,患者有强烈的美观要求时,可考虑唇部整形术修复外形,但不能去除病因,因而唇部肿胀复发率较高,术后仍须采用其他治疗措施防止复发。

四、光化性唇炎

光化性唇炎(actinic cheilitis)又称日光性唇炎(solar cheilitis),是过度日光照射引起的唇炎,分急性和慢性两种。急性光化性唇炎以水肿、水疱、糜烂、结痂和剧烈瘙痒为主要临床特征;慢性光化性唇炎以黏膜增厚、干燥、秕糠样白色鳞屑为主要临床特征。

【病因和发病机制】该病为日光中紫外线过敏所致。症状轻重与个体对光线的敏感程度以及日光光线强弱、照射时间长短、光照范围大小有关。正常人体经日晒后会产生黑色素沉积反应,出现的皮肤变黑能自行消退。而日光敏感者,在超过一定剂量的日光照射后,除黑色素生成外还会发生细胞内和细胞外水肿、胶原纤维变性、细胞增殖活跃等变化,从而引发该病。研究表明卟啉对紫外线具有高度的敏感性,肝疾病能引起体内卟啉代谢障碍;某些药物如磺胺、四环素、金霉素、灰黄霉素、氯丙嗪、异烟肼、甲苯磺丁脲(D860)、依沙吖啶(利凡诺)、当归、荆芥、仙鹤草、补骨脂以及某些植物如芥菜、芹菜、胡萝卜、无花果、橙、茴香等也可影响卟啉代谢而诱发该病。此外,吸烟、唇部慢性刺激因素对该病亦有诱发作用。有些患者可有家族史。

【组织病理学】黏膜上皮角化层增厚,表层角化不全,细胞内与细胞间水肿和水疱形成,棘层增厚,基底细胞空泡变性,血管周围及黏膜下层有炎细胞浸润。上皮下胶原纤维嗜碱性变,地衣红染色呈弹性纤维状结构,称日光变性。少数慢性光化性唇炎标本可出现上皮异常增生的癌前病变构象。

【临床表现】该病有明显的季节性,往往春末起病,夏季加重,秋季减轻或消退。多见于农民、渔民及户外工作者。以50岁以上男性多发。

根据起病的快慢及临床症状的轻重,临床上分为急性和慢性两类。

1. **急性光化性唇炎** 此型起病急,发作前常有曝晒史。表现为唇红区广泛水肿、充血、糜烂,表面覆以黄棕色血痂或形成溃疡,灼热感明显,伴有剧烈的瘙痒。往往累及整个下唇,影响进食和说话,如有继发感染则可出现脓性分泌物,结成脓痂,疼痛加重,较深的病损愈后留有瘢痕。一般全身症状较轻,2~4周内可能自愈,也可转成亚急性或慢性。

2. **慢性光化性唇炎** 又称脱屑性唇炎。隐匿发病或由急性演变而来。早期下唇干燥无分泌物,不断出现白色细小秕糠样鳞屑,厚薄不等,易剥去,鳞屑脱落后又生新屑,病程迁延日久可至唇部组织失去弹性,形成皱褶和皲裂。长期不愈者,可出现局限性唇红黏膜增厚,角化过度,继而发生浸润性乳白斑片,称为光化性白斑病,最终发展成疣状结节,易演变成鳞癌,因而该病被视为口腔潜在恶性病损。患者瘙痒感不明显,但常因干燥不适而用舌舔唇,引起口周1~2cm宽的口周带状皮炎,致使口周皮肤脱色变浅,伴灰白色角化条纹和肿胀。此外,尚可并发皮肤的日光性湿疹。

【诊断】依据明确的日光曝晒史和湿疹糜烂样或干燥脱屑样临床表现可作出临床诊断。根据病程再进一步诊断为急性或慢性光化性唇炎。组织学检查有助于明确病变的程度。

【鉴别诊断】该病湿疹糜烂样病损应与盘状红斑狼疮、扁平苔藓、唇疱疹等鉴别。前两者在继发感染时除糜烂结痂外,尚能见到白色放射状条纹形成的围线或口腔黏膜的珠光白色条纹。唇疱疹则常有病毒感染史,水疱成簇,易破,有自愈倾向。

该病干燥脱屑样病损应与非特异性慢性唇炎鉴别,后者无日光曝晒史,好发于寒冷大风季节,有瘙痒。

该病急性期瘙痒明显,应与良性淋巴组织增生性唇炎鉴别,后者病损局限、很少超过1cm,以黄色痂皮为主。

【疾病管理】因该病可能发生癌变,故应尽早期诊断和治疗。一旦诊断明确,应立即减少紫外线照射,停用可疑的药物及食物,治疗影响卟啉代谢的其他疾病。

局部治疗:可用具有吸收、反射和遮蔽光线作用的防晒剂,例如3%羟氯喹软膏、5%二氧化钛软膏等,减少紫外线对唇部黏膜皮肤的损伤。唇部有渗出糜烂结痂时用抗感染溶液或漱口液湿敷,去除痂膜,保持干燥清洁。干燥脱屑型可局部涂布维A酸、激素类或抗生素类软膏。

全身治疗：硫酸羟氯喹，口服，成人每日 0.2~0.4g，分 1~2 次服用，根据患者的反应，持续数周后可用较小的剂量，每日 0.1~0.2g 即可。烟酰胺，有扩张毛细血管的作用，可改善末梢血液循环障碍。每次 50~100mg 次，每日 3 次，口服。对氨基苯甲酸，有防光作用，每次 0.3g，每日 3 次，口服。复合维生素 B，参与体内代谢，能减轻皮肤炎症，促进皮肤黏膜生长。每次 1~3 片，每日 3 次。

物理疗法：可使用二氧化碳激光照射、冷冻疗法、光动力疗法等。

手术治疗：对怀疑癌变或已经癌变的患者应抓紧手术，但应注意对唇红切除缘的修补。

预防：尽可能避免日光曝晒。户外活动时要采取防护措施，例如戴遮光帽或戴口罩，唇部涂布 5% 奎宁避光软膏等。

五、变态反应性唇炎

变态反应性唇炎（allergic cheilitis）是因接触变应原后引起的唇炎。包括唇血管神经性水肿（angioneurotic edema）和接触性唇炎（contact cheilitis）等。其病因、病理、临床表现以及诊断治疗均可参见第三章。

六、慢性非特异性唇炎

慢性非特异性唇炎又称慢性唇炎（chronic cheilitis），是不能归入前述各种有特殊病理变化或病因的唇炎，病程迁延，反复发作。

【病因和发病机制】 病因不明。可能与温度、化学、机械性因素的长期持续性刺激有关，例如气候干燥、风吹、身处高原寒冷地区、烟酒和烫食的刺激、舔唇咬唇的不良习惯等。也可能与精神因素有关，例如郁闷、烦躁、愤怒、多虑等。患者一般无全身性疾病。

【组织病理学】 为非特异性炎症表现：上皮内细胞排列正常或有水肿，固有层淋巴细胞，浆细胞等浸润，血管扩张充血。黏膜上皮可有角化不全或过角化，也可有剥脱性缺损。

【临床表现】 按临床表现特点可分为以脱屑为主的慢性脱屑性唇炎和以渗出糜烂为主的慢性糜烂性唇炎。

1. **慢性脱屑性唇炎** 多见于 30 岁以前的女性，常累及上下唇红部，但以下唇为重。唇红部干燥、开裂，有黄白色或褐色脱屑。轻者有单层散在性脱屑，重者鳞屑重重叠叠、密集成片，可无痛地轻易撕下皮屑，暴露鳞屑下方鲜红的"无皮"样组织。邻近的皮肤及颊黏膜常不累及。有继发感染时呈轻度水肿充血，局部干胀、发痒、刺痛或灼痛。病情反反复复，可持续数月甚至数年不愈。

2. **慢性糜烂性唇炎** 上下唇红部反复糜烂，渗出明显，结痂剥脱。有炎性渗出物时会形成黄色薄痂，有出血时会凝结血痂，有继发感染时会结为脓痂。痂皮脱落后形成出血性创面，灼热疼痛，或发胀发痒，患者常不自觉咬唇、舔舌或用手揉擦，以致病损部位皲裂、疼痛加重，渗出愈加明显，继之又结痂，造成痂上叠痂，唇红部肿胀或慢性轻度增生，下颌下淋巴结肿大。患部可有暂时愈合，但常复发（图 8-1-4，图 8-1-5）。

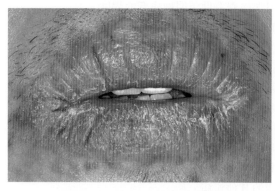

图 8-1-4 慢性脱屑性唇炎
唇红部干燥、开裂，有黄白色或褐色脱屑
（上海交通大学口腔医学院）

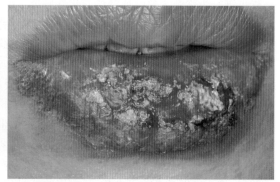

图 8-1-5 慢性糜烂性唇炎
下唇红部糜烂，渗出，结痂剥脱，痂皮脱落后形成出血性创面
（上海交通大学口腔医学院）

【诊断】根据病程反复,时轻时重,寒冷干燥季节好发,唇红反复干燥、脱屑、痛胀痒、渗出结痂等临床特点,并排除前述各种特异性唇炎后,可作出诊断。

【鉴别诊断】慢性脱屑性唇炎应与干燥综合征、糖尿病引起的唇炎、慢性光化性唇炎、念珠菌感染性唇炎相鉴别。干燥综合征患者也可出现唇红干燥、皲裂及不同程度脱屑、唇红部呈暗红色等症状,但有口干、眼干、合并结缔组织病等其他 SS 典型症状。部分糖尿病患者也发生口燥、唇红干燥、开裂、脱屑等症状,但有血糖升高和"三多一少"等糖尿病典型症状。慢性光化性唇炎好发于日照强烈的夏季,与暴晒程度有关,脱屑呈秕糠状,痒感不明显。念珠菌感染性唇炎有时表现为唇部干燥脱屑,而不出现假膜红斑糜烂等特征性表现,但常伴有念珠菌口炎和口角炎,实验室检查可发现白色念珠菌。

慢性糜烂性唇炎应与盘状红斑狼疮、扁平苔藓、多形红斑等鉴别,后三者除了易出现唇红部糜烂性损害外,同时能见到相应的特征性口腔内及皮肤损害。

【疾病管理】避免刺激因素是首要的治疗措施,例如改变咬唇、舔唇等不良习惯,戒除烟酒,忌食辛辣食物,避免风吹、寒冷刺激,保持唇部湿润等。

慢性脱屑性唇炎以唇部保湿为主,合并感染时可用抗生素软膏或激素类软膏,如金霉素眼膏、氟轻松软膏、曲安奈德乳膏等局部涂布。

慢性糜烂性唇炎应以唇部湿敷为主要治疗手段。用浸有消毒抗炎液体(如浸有 0.1% 依沙吖啶溶液、3% 硼酸溶液、生理盐水等)的纱布湿敷于患处,每日 1~2 次,每次 15~20 分钟,直至结痂消除,渗出停止,皲裂愈合,然后涂布软膏类药物。唇部湿敷联合毫米波、微波、氦氖激光等物理疗法有助于增强局部的血液运行、加快药物的吸收、提高疗效。

局部注射曲安奈德(确炎舒松)液,泼尼松龙混悬液等有助于促进愈合,减少渗出,但反复频繁注射可能引起唇部硬结,故以每周 1 次,每次 0.5mL 为宜,一旦病情好转,即应停止。此外,维生素 A 每片 2.5 万 U,每日口服 1 片,可改善上皮代谢,减少鳞屑。病症较轻者,可仅以医用甘油或用金霉素甘油局部涂布治疗。

中医中药治疗:中医将唇炎归于"唇风"范畴,认为与风火外邪或血虚生燥、湿热内蕴有关。治疗强调祛风清热、补血润燥、淡渗利湿的原则。

局部治疗:使用有清热解毒功效的中药药液(例如五白液、双花液等)的消毒纱布湿敷于患处,每日 1~2 次,每次 15~20 分钟,待痂皮脱落后撒布皮质散、珍珠粉等。

全身治疗:

1. 脾胃湿热型证见口唇皲裂、糜烂、口渴不欲饮,舌质红苔黄厚腻,脉滑数。治宜淡渗利湿,清利胃火。方用五苓散、三仁汤、清胃散或清脾除湿饮随证加减,主药为:茯苓,猪苓,白术,泽泻,生苡仁,白蔻仁,杏仁,滑石,厚朴,青果,黄芩等。

2. 风火上乘型证见唇红肿发痒,兼有口干、口苦、便秘诸证,舌苔黄,脉洪数。治宜祛风清热。方用双解通圣散,或紫正散,或四物消风饮,或薏苡仁汤加减,主药为:荆芥,防风,蝉蜕,薄荷,柴胡,细辛,薏苡仁等。

3. 血虚化燥型证见口唇皲裂、燥痒、脱屑,面白无华,纳呆,舌质淡,脉细无力。治宜补血润燥。方用养荣汤或生血润肤饮或四物汤加味,主药为:熟地黄,生地黄,当归,川芎,五加皮,牡丹皮,天冬,麦冬,升麻,桃仁,红花等。

第二节　口　角　炎

口角炎(angular cheilitis)是发生于上下唇两侧联合处口角区的炎症总称,以皲裂、口角糜烂和结痂为主要症状,故又称口角唇炎、口角糜烂(perleche)。根据发病原因可分为感染性口角炎、创伤性口角炎和营养不良性口角炎。

一、感染性口角炎

【病因和发病机制】由真菌、细菌、病毒等病原微生物引起。白色念珠菌、链球菌和金黄色葡

ER8-4

视频:ER8-4
微波治疗的原理

ER8-5

图片:ER8-5
各型口角炎的比较

萄球菌是最常见的感染病原微生物。在牙齿缺失过多或因全口牙重度磨耗所造成颌间垂直距离缩短、口角区皱褶加深的情况下,唾液易浸渍口角,为白色念珠菌、链球菌或葡萄球菌感染提供了有利条件;患长期慢性病,或放疗、化疗后体质衰弱的患者,其口角区易感染念珠菌;小儿患猩红热时口角区易感染链球菌;此外,还有疱疹病毒感染、梅毒螺旋体感染、HIV 感染等,可引起疱疹性口角炎、球菌性口角炎、艾滋病非特异性口角炎等。

【临床表现】感染性口角炎急性期呈现口角区充血、红肿、有血性或脓性分泌物渗出、层层叠起呈污秽状的血痂或脓痂,疼痛明显。慢性期口角区皮肤黏膜增厚呈灰白色,伴细小横纹或放射状裂纹,唇红干裂,但疼痛不明显。此外,尚有猩红热、疱疹、梅毒、艾滋病等原发病的其他相应症状。

【诊断】根据口角区炎症的临床表现和细菌培养、念珠菌直接镜检等微生物学检查结果可以明确诊断。真菌性口角炎常同时发生真菌性唇炎。

【疾病管理】针对引起感染性口角炎的不同病原微生物,以局部治疗为主,局部治疗控制不佳可加用全身治疗。真菌性口角炎可用 2% 碳酸氢钠溶液湿敷,或涂布咪康唑软膏或克霉唑软膏。对细菌感染性口角炎可用氯己定液湿敷,或涂布 0.5% 氯霉素或金霉素软膏;对疱疹性口角炎局部可用氯己定液或 α-干扰素 10 万单位加入 5mL 生理盐水中湿敷;或涂布 0.5% 碘苷眼膏或 3% 阿昔洛韦软膏。针对引起感染性口角炎的不良环境,应采取措施加以消除。例如,纠正过短的颌间距离,修改不良修复体,增加𬌗垫,制作符合生理颌间距离的义齿,减少口角区皱褶,保持口角区干燥等。

二、创伤性口角炎

【病因和发病机制】由口角区医源性创伤、严重的物理刺激或某些不良习惯引起。例如:口腔治疗时使用粗糙的一次性口镜,口角牵拉时间过长造成口角破损;用手机制备牙体时不慎碰伤口角等;或由于搏击、运动、工作时不慎撞击口角区引起创伤,处理不当则在创伤区继发感染造成创伤性口角炎;或用舌舔口角,或用手指、铅笔等异物摩擦口角等不良习惯引起口角炎。

【临床表现】创伤性口角炎临床并不多见。常常为单侧性口角区损害,为长短不一的新鲜创口,裂口常有渗血、血痂。陈旧创口则有痂皮、水肿、糜烂。外伤引起者可伴局部组织水肿、皮下淤血。

【诊断】可依据明确的外伤史或操作时间过长的口腔治疗经历、发病突然、常单侧发生而作出诊断。

【疾病管理】以局部处理为主。可用复方硼酸液、过氧化氢溶液、生理盐水、依沙吖啶溶液、氯己定液等消炎溶液局部冲洗或湿敷,冲洗湿敷后,局部涂布聚维酮碘。因外伤而致创口过大过深不易愈合者,可于清创后行手术缝合。

三、营养不良性口角炎

【病因和发病机制】由营养不良、维生素缺乏引起,或继发于糖尿病、贫血、免疫功能异常等全身疾病引起的营养不良。尤其是维生素 B_2(核黄素)缺乏达 1 年之久者,可因体内生物氧化过程长期不正常或脂肪代谢障碍发生口角炎、眼部球结膜炎、阴囊对称性红斑。铁、蛋白质供给不足也可出现口角炎、脱发等症状。

【临床表现】可单侧或双侧同时发病。表现为口角处水平状浅表皲裂,常呈底在外,尖在内的楔形损害(图 8-2-1)。裂口由黏膜连至皮肤,大小、深浅、长短不等,多数为单条,亦可有 2 条或以上。稍大的皲裂区可有渗出和渗血,结有黄色痂皮或血痂。口角区皮肤受长期溢出的唾液浸渍而发白,伴有糜烂。无继发感染时疼痛不明显,

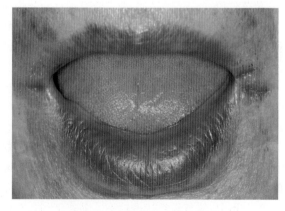

图 8-2-1 营养不良性口角炎
口角处水平状浅表皲裂,呈底在外,尖在内的楔形损害
(上海交通大学口腔医学院)

但张口稍大时皲裂受牵拉而疼痛加重。因维生素 B₂ 缺乏引起的口角炎还伴发唇炎、舌炎和内外眦、鼻翼、鼻唇沟等处的脂溢性皮炎等。随病情发展，可先后发生球结膜炎、角膜睫状充血，视力减退等眼部症状和阴囊对称性红斑等生殖器症状。由糖尿病、贫血、免疫功能低下等全身因素引起口角炎者，除口角症状外还会有相应的全身症状。

【诊断】根据口角区非特异性炎症的临床表现结合其他症状如舌部、唇部损害和全身症状可以作出临床诊断。但确诊需有对维生素水平的实验室检查依据。

【疾病管理】局部治疗：口角区病损用 0.1% 依沙吖啶（利凡诺）溶液或 0.02%~0.2% 的氯己定液湿敷，去除痂皮后，涂布聚维酮碘，保持清洁干燥。在渗出不多无结痂时，可用抗生素软膏局部涂布，但勿入口内。

全身治疗：补充维生素，叶酸等。可用维生素 B₂，烟酰胺，维生素 B₁₂，复合维生素 B，叶酸等口服。

对于由糖尿病、贫血、免疫功能异常等全身疾病引起的营养不良性口角炎，应强调治疗全身性疾病，以纠正病因为主。

（王智）

第三节　舌疾病

一、舌乳头炎

舌黏膜是特殊黏膜，其表面有丝状乳头、菌状乳头、轮廓乳头和叶状乳头。这些乳头发生炎症，称为舌乳头炎（lingual papillitis），分别称为丝状乳头炎、菌状乳头炎、轮廓乳头炎和叶状乳头炎。除丝状乳头炎以萎缩性损害为主外，其他乳头炎均以充血、红肿、疼痛为主。

【病因和发病机制】局部因素包括锐利牙尖、牙结石、不良修复体、进食辛辣或过烫食物等刺激及咽部感染。全身因素包括营养不良、贫血、血液性疾病、真菌感染、滥用抗生素、内分泌失调、维生素缺乏等。

【临床表现】

1. 丝状乳头炎　丝状乳头遍布于舌背，外观呈白色丝绒状。发生炎症时主要表现为丝状乳头发生萎缩性损害，严重时可出现上皮萎缩变薄，黏膜充血。

2. 菌状乳头炎　菌状乳头分布于舌前部和舌尖部，散在于丝状乳头间，数目较少。炎症时乳头肿胀、充血、灼热、疼痛不适感。如果菌状乳头肿胀明显，上皮薄而呈深红，舌背前部形似"草莓"，称为"草莓舌"或"杨梅舌"。"杨梅舌"有时可见于猩红热患者或黏膜皮肤淋巴结综合征的患者。

3. 轮廓乳头炎　轮廓乳头位于舌后 1/3 处，人字沟前方，一般为 7~9 个，呈弧形排列，其侧壁上皮内含味蕾。很少发生炎症，炎症时乳头肿大突起，轮廓清晰，发红。疼痛感不明显，少数患者有味觉迟钝。也有患者无意间发现并将其误认为肿瘤而感到恐惧。

4. 叶状乳头炎　叶状乳头位于双侧舌缘后部，为 5~8 条纵形并列皱襞，富含淋巴样组织。炎症时乳头红肿，乳头间皱褶更显凹陷，患者常有明显的刺激痛或不适感，常因担心其发展为肿瘤而导致不适感加重。

【组织病理学】除丝状乳头炎表现为黏膜上皮萎缩变薄外，其他乳头炎为非特异性炎症表现，上皮下结缔组织炎细胞浸润，毛细血管扩张。

【诊断】丝状乳头炎表现为丝状乳头萎缩性损害，主要根据此临床表现进行诊断；其他各种舌乳头炎均根据舌乳头的位置和乳头红肿的临床表现进行诊断。

【鉴别诊断】轮廓乳头炎易被误认为是肿瘤，叶状乳头炎位于舌肿瘤好发区，两者均需与肿瘤鉴别。若有潜在恶性疾患史或长期慢性不良刺激史，常伴发溃疡和疼痛，触诊局部病损有浸润发硬，且经久不愈，需行组织病理检查。若病理切片有典型的肿瘤表现应诊断为肿瘤。

【疾病管理】

1. 消除患者思想顾虑，要求患者戒除频繁伸舌自检的不良习惯。

图片：ER8-6
舌丝状乳头炎

图片：ER8-7
舌轮廓乳头炎

图片：ER8-8
舌叶状乳头炎

2. 去除局部刺激因素，包括调磨锐利牙尖，清除牙结石，去除不良修复体，减少进食辛辣烫等刺激性食物。

3. 局部可用抗菌含漱液，如 0.1% 西吡氯铵、氯己定溶液等。

4. 预防舌乳头炎的发生，应少吃酸、辣、烫等刺激性食物，调磨过锐牙尖，清除牙结石、去除不良修复体，保持口腔清洁，戒除频繁伸舌自检的不良习惯。

二、地图舌

地图舌（geographic glossitis）又称地图样舌，是一种浅表性非感染性的舌部炎症。因其表现类似地图上标示的蜿蜒国界而得名。其病损的形态和位置多变，又被称为游走性舌炎（migratory glossitis）。好发于儿童，尤以 6 个月至 3 岁多见，也可发生于中青年。成人中女性多于男性，常伴沟纹舌。有报道该病患病率达 0.1%~14.1%。

【病因和发病机制】确切病因尚不明了，可能与下列因素有关：免疫因素、遗传因素、过敏体质、精神压力、吸烟、内分泌因素以及缺锌等。可伴发于其他疾病如沟纹舌、银屑病、糖尿病、胃肠紊乱、灼口综合征或唐氏综合征等。

【临床表现】地图舌好发于舌背、舌尖、舌缘部，病损多在舌前 2/3，一般不越过人字沟。病损由周边区和中央区组成。中央区表现为丝状乳头萎缩呈剥脱样，黏膜表面光滑、充血发红且微凹。周边区表现为丝状乳头增厚、呈黄白色条带状或弧线状分布，宽约数毫米，与周围正常黏膜形成明晰的分界。

病损多突然出现，初起为小点状，逐渐扩大为地图样，持续 1 周或数周内消退，同时又有新病损出现。因病损的这种萎缩与修复同时发生的特点，使病变位置及形态不断变化，似在舌背"游走"。可昼夜间发生明显的位置移动。地图舌往往有自限性，发作一段时间后可有间歇缓解期，此时黏膜恢复如常，间歇期后会再次复发（图 8-3-1）。

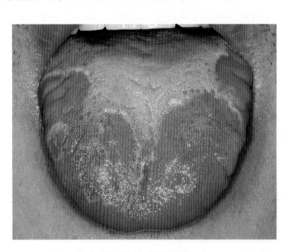

图 8-3-1 地图舌

中央区表现为丝状乳头萎缩微凹、黏膜充血发红、表面光滑的剥脱样红斑。周边区表现为丝状乳头增厚、呈黄白色条带状或弧线状分布，宽约数毫米，与周围正常黏膜形成明晰的分界

（上海交通大学口腔医学院）

地图舌常与沟纹舌伴发。地图舌患者口腔的其他部位黏膜也可发生类似地图舌样的病损。

患者一般无疼痛等不适感觉，但若合并真菌或细菌感染，食用刺激性食物或饮料时则会有烧灼样疼痛或钝痛。

【组织病理学】为非特异性炎症表现，分为萎缩区与边缘区。边缘区呈上皮过度角化或过度不全角化，棘层增厚，基底层完整。固有层血管扩张，伴淋巴细胞、浆细胞和组织细胞等炎细胞浸润。中央萎缩区乳头消失，上皮表层剥脱，棘层变薄，上皮内棘层细胞变性、水肿，有类似于银屑病的微脓肿形成。

【诊断】根据舌背、舌尖、舌缘等部位的典型地图样改变及其不断变化的游走特征进行诊断。一般不需要进行病理检查。

【鉴别诊断】

1. 舌部扁平苔藓 地图舌病损中央萎缩区不明显而周边区条带状损害较宽时需与舌部扁平苔藓鉴别。舌部扁平苔藓以白色斑块或条纹损害为主，呈珠光白色，位置较固定，无昼夜间游走变化的特征。

2. 红斑型念珠菌病 地图舌舌乳头萎缩区较大而周边区条带状损害不明显时需与红斑型念珠菌病鉴别。红斑型念珠菌病初始发生的舌乳头萎缩多在舌背中后份，逐渐发展到整个舌背，周边无明显高起的舌乳头。急性红斑型念珠菌病在舌背可有斑片状乳头萎缩，周边舌苔较厚。慢性红斑型念珠菌病，常发生于老年无牙患者全口义齿覆盖的黏膜区。病损区涂片可见念珠菌菌丝。

【疾病管理】该病预后良好。对患者进行病情解释说明和心理疏导,帮助其克服恐惧,是主要的治疗目标。若无明显不适,一般不需治疗。若有症状则对症治疗并保持口腔清洁。合并真菌感染者可用2%~4%碳酸氢钠溶液含漱。

预防地图舌的措施包括:①积极纠正与地图舌有关的发病因素,如调节情绪、避免紧张、劳累和恼怒;②积极治疗全身疾病和口腔内病灶;③注意饮食卫生、营养均衡;④与变态反应有关者应避免食用可能引起变态反应的食物如海鲜、鱼虾、刺激性调味品等。

三、沟纹舌

沟纹舌(fissured tongue),表现为舌背一条或长或短的中心深沟和多条不规则的副沟。因沟纹的形状或排列方向不同,又称脑回舌(cerebriform tongue)或皱褶舌(rugae tongue)。发病率低于10%,无性别差异。

【病因和发病机制】病因不明确,可能与年龄、病毒感染、迟发型变态反应、全身疾病、遗传等因素有关。

【临床表现】沟纹舌以舌背不同形态、不同排列、不同深浅长短、不同数目的沟纹或裂纹为特征,形状似脑回、叶脉或树枝样,也可发生在舌侧缘(图8-3-2)。以舌尖抵于下前牙舌面将舌拱起,或用前牙轻咬舌体,可清晰见到张开的沟裂样损害。但沟底黏膜连续完整,无渗血。沟底丝状乳头缺如,沟侧壁丝状乳头稀少。

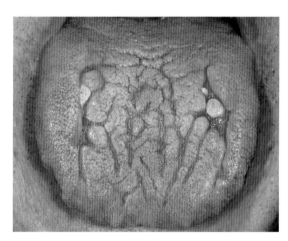

图 8-3-2　沟纹舌
舌背不同形态、不同深浅长短的沟纹,形状似脑回或树枝样
(上海交通大学口腔医学院)

沟纹舌的部分沟纹可随年龄增长而加重,但进展缓慢。沟纹舌多伴地图舌。沟纹舌伴有巨唇(肉芽肿唇炎)、面瘫者称梅-罗综合征,详见本章第一节。

患者常无自觉症状,舌的色泽、质地和活动均正常。但当沟内食物残渣沉积导致继发真菌或细菌感染时,会出现口臭和疼痛。少数患者可因食物刺激致舌痛、干、苦等。

【组织病理学】光镜下见沟纹底部上皮明显变薄,无角化层。丝状乳头变大,上皮钉突增长。上皮内微小脓肿形成。上皮下结缔组织增厚,大量淋巴细胞、浆细胞浸润。裂纹可深及黏膜下层或肌层。

【诊断】根据舌背沟纹特征可作出诊断。

图片:ER8-9
沟纹舌伴地图舌

【鉴别诊断】深沟纹舌应与舌开裂性创伤鉴别。后者常有创伤史、疼痛明显,舌黏膜连续性中断,有出血。

【疾病管理】无症状者一般不需治疗。但应向患者解释该病为良性,舌体不会因沟纹的加深而裂穿,以消除患者恐惧心理。

为了防止食物残渣和细菌在沟内的积聚而产生口臭,可在饭后睡前用软毛牙刷轻刷舌部。炎症时,用消炎防腐止痛含漱剂、软膏或散剂,如可用氯己定溶液、2%~4%碳酸氢钠等含漱。含漱时应将舌背拱起,以去除沟中食物并使沟纹张开"浸泡"在漱口液中,起到局部清洗和消炎作用。合并念珠菌感染时,可用制霉菌素片含化。

中医辨证施治:火毒炎上者用清热解毒剂:白虎汤、清胃散;阴虚内热者用滋阴清热方剂:知柏地黄汤、麦门冬汤。

四、萎缩性舌炎

萎缩性舌炎(atrophic glossitis)是指舌黏膜的萎缩性改变。除黏膜表面的舌乳头萎缩消失外,舌上皮全层以至舌肌都萎缩变薄,全舌色泽红,光滑如镜面,也可呈现苍白,故又称光滑舌或镜面舌。可由多种全身性疾病引起。好发于有系统疾病背景的中老年妇女。

【病因和发病机制】

1. **贫血** 各型贫血均可引起萎缩性舌炎。若因缺乏内因子所致的恶性贫血,其舌炎称亨特(Hunter)或穆勒(Moeller)舌炎。铁质缺乏引起的低色素性小细胞贫血,若同时伴有吞咽困难和指甲扁平脆化时,称"柏-文综合征"(Plummer-Vinson syndrome)。

2. **营养物质缺乏** 烟酸、维生素 B_2、维生素 E 等缺乏可引起萎缩性舌炎。

3. **干燥综合征** 或称舍格伦综合征(Sjögren syndrome),一种主要累及外分泌腺体的慢性炎症性自身免疫病,可累及多个系统。临床除有唾液腺和泪腺受损功能下降而出现口干、眼干外,尚有其他外分泌腺及腺体外其他器官的受累而出现多系统损害的症状。该病患者常出现萎缩性舌炎。

4. **念珠菌感染** 急性红斑型念珠菌病主要表现为舌背乳头团块状萎缩及黏膜的充血。

【临床表现】舌背丝状乳头先出现萎缩,伴有或不伴有口干、烧灼感等非特异性症状。继而菌状乳头萎缩,红肿,舌背光滑色红或苍白无舌苔,口腔其他部位黏膜也可出现萎缩,进烫食、辛辣食物时烧灼感明显。严重时因舌肌变薄而呈现舌体干瘦,甚至累及食管,出现咽下困难的症状。有的患者出现味觉异常或味觉丧失。

贫血引起者伴有皮肤黏膜苍白,头晕耳鸣,食欲减退,畏寒乏力等全身不适症状。烟酸缺乏引起者在萎缩性损害基础上有类似疱疹样型复发性阿弗他溃疡的浅表溃疡,同时伴有腹泻和糙皮病,亦可出现记忆力减退、肢端感觉异常等精神和神经综合征。干燥综合征引起者同时有口干、眼干或者伴发结缔组织病症。念珠菌引起者表现为周界弥漫不清的红斑样损害,可同时发生颊、腭、口角区的类似红斑样损害,有口干、烧灼感或疼痛、发木感等,病损区涂片镜检可见菌丝(图8-3-3)。

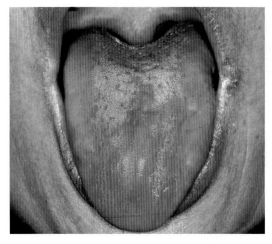

图 8-3-3 萎缩性舌炎
舌乳头萎缩,舌背光滑色红绛,无舌苔
(上海交通大学口腔医学院)

【组织病理学】舌乳头萎缩或消失,黏膜上皮层变薄,上皮下结缔组织萎缩,肌层变薄,毛细血管祥接近上皮层,伴有少量炎症细胞浸润。

【诊断】根据舌乳头萎缩引起的舌背光滑色红似镜面的特征进行诊断。全身性疾病具有的其他系统表现和进一步的血清铁浓度、总铁结合力、自身抗体检查、念珠菌检测等有助于明确病因和进行针对性治疗。

【疾病管理】

1. **对症治疗** 局部抗菌含漱液漱口,保持口腔清洁。尽量避免服用引起口干的药物如阿托品等。

2. **对因治疗** 针对不同类型的贫血给予相应的治疗,详见第十一章第一节。患干燥综合征的萎缩性舌炎患者应积极治疗,缓解口干,详见第十一章第三节。烟酸缺乏者可口服烟酰胺片,每次 $50\sim100mg$,每日 3 次。有念珠菌感染者应给予抗真菌治疗。

3. **中医** 可用益气养阴和滋阴降火法。药物有生地、石斛、玉竹、麦冬、龟板、知母、黄芪、党参、沙参等。

4. **预防** 应积极治疗各种系统性疾病;注意口腔卫生;有义齿者应注意清洗,保持清洁。

五、毛舌

毛舌(hairy tongue 或 coated tongue)是舌背丝状乳头过度伸长和延缓脱落形成的毛发状损害。可呈黑、褐、白、黄、绿等多种颜色,分别称为黑毛舌、白毛舌、黄毛舌、绿毛舌等。多见于 30 岁后成人,也可见于婴幼儿。性别差异不大。

【病因和发病机制】　一般认为与吸烟、饮浓茶、口腔卫生不良、长期使用某些抗生素或含漱剂、全身虚弱等有关。引起毛舌的真菌感染以毛霉菌属的黑根霉菌最常见,黑根霉菌产生黑色素将丝状乳头染成黑色,使舌背成黑色绒毛状。

【临床表现】　毛舌好发于舌背前 2/3 正中部,丝状乳头增生伸长呈毛发状,毛长由数毫米到 1cm 以上,表面可有食物残渣停留而显污秽。乳头伸长显著者会发生倒伏,可随探针拨向一边而不回复(图 8-3-4,图 8-3-5)。临床以黑毛舌为最多。

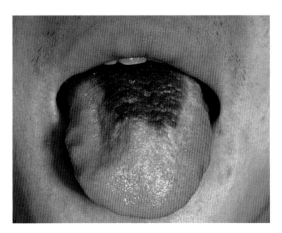

图 8-3-4　黑毛舌
舌背前 2/3 正中部,丝状乳头增生伸长呈黑色毛发状
(中山大学光华口腔医学院)

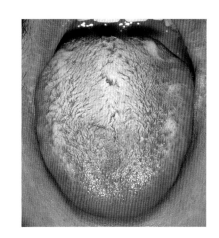

图 8-3-5　白毛舌
舌背前 2/3 正中部,丝状乳头增生伸长呈
白色毛发状
(上海交通大学口腔医学院)

患者口臭明显,无其他不适感。过长的丝状乳头会刺激软腭引起反射性恶心。许多微生物可长入伸长的丝状乳头之间,引起各种症状,如舌灼痛。

【组织病理学】　表现为非特异性炎症反应。舌背黏膜丝状乳头角化层显著伸长变宽,乳头间夹杂有细菌、食物残渣、脱落的角化物等。上皮钉突延长,固有层可见淋巴细胞和浆细胞浸润。

【诊断】　根据舌背特征性的毛发状病损特征进行诊断,通常当丝状乳头伸长超过 3mm 时诊断为毛舌。还可依照"毛发"颜色的不同而分别冠以不同颜色的毛舌,如黑毛舌、白毛舌等。一般不必做活组织检查。

【鉴别诊断】　应与黑苔鉴别。黑苔无舌丝状乳头增生。除中医辨证为脾胃湿热,食积化热,热极生黑的黑苔外,一般常见于因某些食物或药物而染色。

【疾病管理】

1. 对因治疗　对明确病因或诱因加以纠正。例如停用可疑药物和食物,积极治疗全身性疾病,纠正口腔酸性环境等。

2. 局部处理　可用牙刷轻洗舌背;消毒剪刀仔细修剪过度伸长的丝状乳头,以减少其对腭部的不良刺激,但不能修剪太深,以免伤及黏膜表面。用 2%~4% 碳酸氢钠液含漱,或用制霉菌素片 50 万 U 含服,每日 3 次,每次 1 片。

3. 预防　该病应保持口腔卫生,勿滥用抗生素,少吃酸性食物,戒烟酒和浓茶。

六、正中菱形舌炎

正中菱形舌炎(median rhomboid glossitis)是发生在舌背人字沟前方呈菱形的炎症性损害。

【病因和发病机制】　尚不清楚,可能与念珠菌感染有关。

【临床表现】　损害区位于轮廓乳头前方,舌背正中后 1/3 处。一般呈前后为长轴的菱形,或近似菱形的长椭圆形,色红,舌乳头缺如。表面光滑,扪诊柔软的称为"光滑型"(图 8-3-6)。表面呈结节状突起,扪诊有坚硬感,但基底柔软的称"结节型"。患者常无自觉症状,无功能障碍。部分患者可出现干燥综合征的表现,如口干、舌背烧灼样疼痛,遇刺激性食物疼痛加重等。有时可为艾滋病患者的口腔表征。

图片:ER8-10
正中菱形舌炎

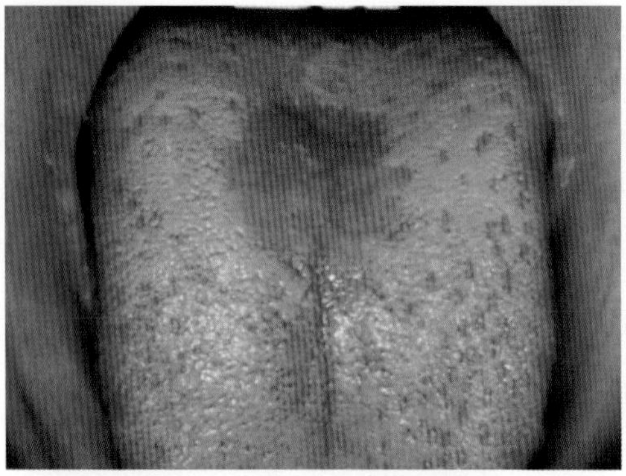

图 8-3-6　正中菱形舌炎

舌背正中后 1/3 处呈前后为长轴的菱形,色红,舌乳头缺如

(中山大学光华口腔医学院)

【组织病理学】一般表现为不同程度的上皮萎缩,棘层变薄,但上皮层细胞形态无改变,固有层少量炎性细胞浸润;有时也可表现为上皮增生,上皮表面不全角化,棘层增厚,上皮钉突伸长等改变。

【诊断】根据病损的特定部位和菱形的乳头缺失的特殊表现进行诊断。对于结节型者应密切观察,必要时切取活检排除恶变。

【鉴别诊断】结节型正中菱形舌炎应与慢性增殖型念珠菌病鉴别。主要通过病损部位进行鉴别。

【疾病管理】一般不需治疗,但详细和耐心的解释有助于患者消除恐惧感。有真菌感染者可使用 2%~4% 碳酸氢钠液含漱,制霉菌素片含化等治疗。如发现基底变硬,需进行活检明确是否有恶变。

七、舌扁桃体肥大

舌扁桃体(lingual tonsil)是舌侧缘后部至咽喉部的呈环带状分布的滤泡样淋巴组织,有丰富的黏液腺,其前界为轮廓乳头,后界为会厌,侧缘紧邻叶状乳头。舌扁桃体肥大(lingual tonsil hypertrophy,LTH)是一种良性增生性改变。女性的发病率高于男性。

【病因和发病机制】尚不清楚,可能与局部刺激因素、上呼吸道感染、吸烟、过敏体质等有关。

【临床表现】在舌根的单侧或双侧侧缘出现结节状隆起,暗红色或淡红色,质软。多数患者无症状,有的患者常有咽部异物感、咽干燥疼痛等。过度肥大者可伴有打鼾、吞咽不畅、呼吸不畅等症状。患者常频繁伸舌自检,四处就医,情绪焦虑。

【组织病理学】黏膜固有层和黏膜下层有数个淋巴滤泡形成。

【诊断】根据特有的发病部位和临床表现进行诊断。

【鉴别诊断】

1. **舌侧缘后部舌癌**　舌侧缘后部为舌癌的好发部位,应注意予以鉴别。舌癌包块质地较硬,表面出现溃疡时,其边缘隆起且不规则,组织病理学检查可确诊。

2. **异位甲状腺**　是指在甲状腺正常位置以外出现的甲状腺组织,是由于胚胎时期部分或者全部甲状腺胚基离开原位发育而成,通常位于中线部位。位于舌根部的异位甲状腺,除引起一些压迫性症状和气道阻塞症状外,常伴有甲状腺功能异常,^{131}I 或 ^{99m}Tc 放射性核素甲状腺扫描可特异性诊断异位甲状腺。

【疾病管理】

1. 去除局部刺激因素,保持口腔卫生。

2. 一般无明显症状者可不必治疗,但要做好病情解释,消除患者疑虑。有继发感染者可局部应用氯己定溶液、西瓜霜含片等药物。

3. 对于可能诱发其他疾病如阻塞性睡眠呼吸暂停低通气综合征(obstructive sleep apnea-hypopnea syndrome,OSAHS)者,应尽早考虑外科手术治疗,还可用 CO_2 激光、YAG 激光、液氮冷冻或微波凝固术等进行治疗,效果较好。怀疑肿瘤者应及时活检,明确诊断。

第四节　灼口综合征

灼口综合征(burning mouth syndrome,BMS)是以舌部为主要发病部位,以烧灼样疼痛为主要表现的一组综合征,又称舌痛症(glossdynia)、舌感觉异常、口腔黏膜感觉异常等。常不伴有明显的临床损害体征,无特征性的组织病理变化,但常有明显的精神因素,在更年期或绝经前后期妇女中发病率高。因此有人倾向该病属心理疾病或更年期综合征症状之一。

【病因和发病机制】 病因复杂,精神因素起重要作用。

1. **精神因素** 包括:①人格因素:采用明尼苏达多相人格测试(MMPI)、艾森克个性问卷(EPQ~RC)等进行测试,测试结果显示灼口综合征患者多属焦虑型、抑郁型性格,情绪不稳定;②恐癌心理:有调查报告显示高于75%的BMS患者担心得了癌症,80%患者辗转就医,17%患者因家人得过舌癌、37%患者偶尔发现舌侧缘和舌根部"疙疙瘩瘩"的叶状乳头和轮廓乳头而频繁对镜自检,陷入了"自检-恐慌-再自检-更恐慌-舌痛加重"的恶性循环。失业和受教育程度较低的患者BMS患病率较高,而紧张的生活事件是最常见的诱因。

2. **局部因素** 包括牙石、残根残冠、不良修复体刺激;对义齿材料(如甲基丙烯酸甲酯、丙烯酸丁酯、过氧化苯甲酰)、口腔充填材料或药物过敏;口腔内术后瘢痕刺激;过度饮酒(尤其是烈性酒),大量吸烟,长期咀嚼含大量薄荷油的口香糖等理化刺激;舌部微循环障碍;唾液成分 Na^+、Cl^-、Ca^{2+}、Mg^{2+}、磷酸盐、蛋白质等改变;口腔内金属修复体形成微电流;频繁地伸舌自检,过度运动造成的舌肌筋膜紧张或拉伤引起的疼痛等。此外,尚有局部真菌与细菌感染因素,如念珠菌亚临床感染或早期感染。

3. **系统因素** 包括:①更年期综合征:更年期综合征患者中,有20%~90%的患者发生灼口综合征;②系统性疾病,如糖尿病、甲状腺功能异常、免疫性疾病等;③维生素和矿物质的缺乏:维生素 B_1、B_2、B_6、B_{12}、叶酸、锌等缺乏;④医源性因素:长期滥用抗生素引起菌群失调、口腔念珠菌感染,长期使用某些药物(相关性大的药物有抗焦虑药、利尿剂、影响肾素-血管紧张素系统的降压药等)。

4. **神经系统病变** 目前有较多研究显示神经病变的参与,疼痛感可能涉及中枢与周围神经系统。有报道称对特定疼痛刺激有异常感受的灼口综合征患者,通常伴有三叉神经传感器小C型神经纤维的改变以及唾液中神经肽的异常检出。另有研究显示,灼口综合征患者存在眼睑反射的过度兴奋,这一症状常与锥体外束改变导致基底神经节中多巴胺抑制调控失败有关。此外,中枢神经系统内味觉和疼痛的交互作用机制提示灼口综合征患者可能在鼓索及舌咽神经水平发生了病理性改变。

【临床表现】 舌烧灼样疼痛为最常见的临床症状,但也可表现为麻木感、刺痛感、无皮感、味觉迟钝、钝痛不适等感觉异常。疼痛部位多发于舌根部,约占BMS的70%,其次为舌缘、舌背和舌尖。其他部位如颊、唇、腭、咽等部位也可发生。以单个部位发病多见,也可累及2个以上部位。舌痛呈现晨轻晚重的时间节律性改变。过度言语或食干燥性食物后、空闲静息时加重,但在工作、吃饭、熟睡、饮酒、饮食、注意力分散时无疼痛加重,或反而疼痛减轻甚至消失。

病程长短不一,多数患者病程较长,逐渐加重,常连续发生数月或者数年,可无间歇期。

临床检查无明显阳性体征。舌运动自如,舌体柔软,触诊反应正常。舌黏膜正常或有轻度舌乳头炎(包括叶状乳头炎、轮廓乳头炎、菌状乳头炎等),但临床症状与体征明显不符合。

有时伴有口干等。患者常精神紧张、抑郁、忧心忡忡。有口腔局部理化刺激因素存在时,可出现局部黏膜损伤、炎症、溃疡等。若有系统性疾病如糖尿病、贫血时,可伴有这些疾病的其他全身症状。若有更年期综合征,则可能有失眠、头痛、疲乏、潮热、易怒、多汗、注意力不集中、性欲降低、阴道灼热感等症状。

【组织病理学】 口腔黏膜无明显异常改变。

【诊断】 一般根据舌或口腔其他部位的烧灼样疼痛等异常感觉,以及临床症状和体征明显不符合的特征进行诊断。但必须首先排除三叉神经痛、舌癌、舌部溃疡、舌淀粉样物质沉积等其他所有可能的器质性病变。在询问病史时应注意详细询问发病经过、既往史、服药史、有无社会心理影响因素和频繁伸舌自检不良习惯等。局部检查应注意牙齿情况、残根残冠、唾液腺功能。血糖、性激素水平等检查有助于发现系统性发病因素。

【鉴别诊断】

1. **三叉神经痛** 三叉神经痛发病为骤发、骤停,呈闪电样、刀割样的难以忍受的剧烈性疼痛,历时数秒或数分钟。可通过上述疼痛特点与灼口综合征鉴别。

2. 其他疾病 需要与灼口综合征进行鉴别诊断的疾病还有舌部溃疡、舌癌、舌淀粉样变性、舌乳头炎、舍格伦综合征等，一般根据各自与临床症状相符的临床特征来进行鉴别。

【疾病管理】 缺乏特殊有效疗法，但心理治疗的作用不可忽视，建议采用多学科联合治疗。

1. 对因处理 消除局部刺激因素，停用可疑药物。并且要纠正患者频繁伸舌自检不良习惯。积极治疗糖尿病等系统性疾病。更年期症状明显者可建议于妇科就诊。维生素缺乏或营养状况不佳可补充复合维生素 B 或维生素 B_1、B_{12}、叶酸及维生素 E 等，必要时采用维生素 B_1、B_{12} 行舌神经封闭治疗。

2. 对症处理 伴有失眠、抑郁等精神症状者可建议于精神科会诊，酌情服用抗焦虑药物、抗精神病药物、抗癫痫药物和镇痛药物等。常用的有谷维素、艾司唑仑（舒乐安定）、阿普唑仑等。疼痛明显者可用 2%利多卡因稀释后含漱。口干唾液黏稠者可口服盐酸溴己新片，8mg，每日 3 次。α-硫辛酸是一种有效的神经保护剂，具有抗氧化能力，通过产生抗氧化的维生素 C 和 E，增加细胞内谷胱甘肽以有效阻止自由基对神经细胞的损伤。可减轻伴有先天性味觉障碍的患者的症状，也能减轻糖尿病患者外周神经系统的症状。很多研究认为 α-硫辛酸能有效缓解灼口综合征患者的症状，与抗精神病类药物联合使用效果更佳。

3. 心理治疗 又称精神治疗，就是应用心理学的原则和技巧，通过治疗者的言语或非言语的沟通方式对患者施加影响，帮助患者学习建立新的、有效的适应反应，去除旧的、失败的反应方式，从而减轻症状，达到改善患者的心理状态和行为方式的目的。具体内容包括：①心理疏导与释疑解虑，耐心听取患者主诉并进行详尽的体检，讲解灼口综合征有关知识，帮助其纠正不良认识。详尽的体征检查过程以及耐心的解释能起到良好的心理治疗效果；②采取放松训练和音乐疗法松弛负性情绪和心态；③言语暗示疗法；④对明显存在心理障碍的患者进行随访复查，定期复查有助于消除患者对口腔癌的恐惧疑虑。酌情给予抗焦虑及抗抑郁药。

认知疗法是近年来发展较快的心理治疗，根据认知过程影响情感和行为的理论，通过认知和行为干预技术，从而改变人们的不合理想法和看法，调整不良情绪和不适应行为，克服心理障碍，使心身健康的一类心理治疗方法。它对灼口综合征患者的症状有所改善。

生物反馈疗法是利用现代生理科学仪器，通过人体内生理或病理信息的自身反馈，了解这些信息与自身心理变化过程的关系，使患者进行有意识的"意念"控制和心理训练，最终达到脱离仪器及医生的指导也能够自如地掌控自己的心身关系，恢复身心健康。该法被认为是认知疗法的一种，对改善灼口综合征患者的症状有一定疗效。

（聂敏海）

参考文献与书目

1. 陈瑞扬. 唇炎的分类与诊断. 中国实用口腔科杂志，2017,9(10):522-525.

2. 于世凤. 口腔组织病理学. 7 版. 北京：人民卫生出版社，2012.

3. BADSHAH M B, WALAYAT S, AHMED U, et al. Treatment of orofacial granulomatosis: a case report. J Med Case Rep, 2017, 11(1):300.

4. JAJAM M, BOZZOLO P, NIKLANDER S. Oral manifestations of gastrointestinal disorders. J Clin Exp Dent, 2017, 9(10):e1242-1248.

5. 吴丽娟，胡靖宇，杨欣. 0.1%他克莫司软膏联合毫米波治疗慢性非特异性唇炎的疗效评价及护理方法. 临床口腔医学杂志，2016,32(10):616-619.

6. 徐治鸿. 中西医结合口腔黏膜病学. 北京：人民卫生出版社，2008.

7. GOREGEN M, MELIKOGLU M, MILOGLU O, et al. Predisposition of allergy in patients with benign migratory glossitis. Oral Surg Oral Med Oral Pathol Oral Radiol Endod, 2010, 110(4):470-474.

8. PICCIANI B L, CARNEIRO S, SAMPAIO A L, et al. A possible relationship of human leucocyte antigens with psoriasis vulgaris and geographic tongue. J Eur Acad Dermatol Venereol, 2015, 29(5):865-874.

9. 周红梅，周刚，周威. 口腔黏膜病药物治疗精解. 北京：人民卫生出版社，2010.

10. TERAI H, SHIMAHARA M. Atrophic tongue associated with Candida. J Oral Pathol Med, 2005, 34(7):397-400.

11. YILMAZ Z, RENTON T, YIANGOU Y, et al. Burning mouth syndrome as a trigeminal small fibre neuropathy: Increased heat and capsaicin receptor TRPV1 in nerve fibres correlates with pain score. J Clin Neurosci, 2007, 14

（9）:864-871.

12. ADAMO D,CELENTANO A,RUOPPO E,et al. The Relationship Between Sociodemographic Characteristics and Clinical Features in Burning Mouth Syndrome. Pain Med,2015,16(11):2171-2179.

进一步阅读文献与书目

1. 周刚. 口腔黏膜病临床病例精解. 2 版. 北京:人民卫生出版社,2016.

2. 陈谦明,曾昕. 案析口腔黏膜病学. 北京:人民卫生出版社,2019.

3. 李秉琦. 李秉琦实用口腔黏膜病学. 北京:科学技术文献出版社,2011.

4. GREENBERG M S,GLICK M. Burket's Oral medicine:diagnosis and treatment. 11th ed. Hamilton,Ont.:B. C. Decker Inc. ,2008.

第一节　梅　　毒

梅毒（syphilis）是由梅毒螺旋体（treponema pallidum）引起的一种慢性、系统性的性传播疾病，梅毒螺旋体可侵犯人体几乎所有器官，因此梅毒的临床表现复杂多样。

【流行病学】　20世纪80年代初，梅毒在我国重新出现。全世界每年有500多万个新诊梅毒病例。我国梅毒流行呈上升趋势，发病率由2000年6.43/10万增至2013年32.86/10万，年均增长13.37%，2016年梅毒发病率为31.97/10万。2009年至今梅毒报告病例数在我国甲乙类传染病中一直居第三位。

【病因】　梅毒螺旋体又称苍白密螺旋体苍白亚种，长6~15μm，宽0.1~0.2μm，有8~14个致密而规则的螺旋，可以旋转、蛇行、伸缩三种方式运动。由于梅毒螺旋体透明，不易染色，折光力强，故普通显微镜下难以见到。用Fontana镀银染色法染成棕褐色，可用暗视野显微镜观察。梅毒螺旋体人工培养难以成功，但可在猿猴、荷兰猪、家兔体内繁殖，一般多使用家兔睾丸接种，以保存菌株及传代。

梅毒螺旋体繁殖缓慢，需30~33小时才能分裂一次，属厌氧微生物，离开人体不易生存。梅毒螺旋体的抵抗力极弱，对温度和干燥特别敏感。离体后干燥1~2小时或50℃加热5分钟即死亡，100℃立即死亡，但耐寒力强，0℃可存活48小时，−78℃存活数年。梅毒螺旋体对化学消毒剂敏感，如0.1%升汞液、0.1%苯酚液、1∶20甲醛液、2%的盐酸、过氧化氢及乙醇等均可在短期内将其杀灭。对青霉素、四环素、红霉素、砷剂敏感。

梅毒患者是梅毒的唯一传染源。后天梅毒约95%以上通过性接触传染，先天梅毒通过胎盘传染。少数患者可因接触带有梅毒螺旋体的内衣、被褥、毛巾、剃刀、文具、医疗器械以及哺乳、输血而间接被感染。

【临床表现】　根据传染途径的不同，梅毒可分为获得性（后天）梅毒和胎传性（先天）梅毒。根据病程的长短，分为早期梅毒和晚期梅毒（图9-1-1）。

（一）获得性梅毒（后天梅毒）

1. 一期梅毒（primary syphilis）　主要表现为硬下疳和淋巴结肿大，一般无全身症状。

（1）硬下疳（chancre）：是梅毒螺旋体在

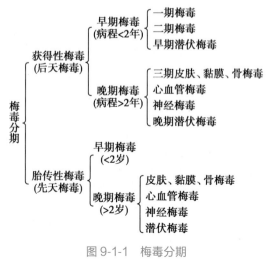

图9-1-1　梅毒分期

侵入部位引起的无痛性炎症反应。潜伏期1周~2个月,平均2~4周。硬下疳的好发部位主要在外生殖器,男性多见于阴茎的冠状沟、龟头、包皮,女性多见于大小阴唇、阴唇系带、子宫颈。同性恋男性常见于肛门、直肠。其他好发部位有唇、舌、咽、面部、乳房、手指等处。硬下疳常为单发,也可多发。初起为小片红斑,以后发展为丘疹或结节,表面发生坏死,发展成圆形或椭圆形的浅在性溃疡,直径约1~2cm,界限清楚,边缘略隆起,基底平坦,触诊呈软骨样硬度,无明显疼痛或轻度触痛。表面有浆液性分泌物,内含大量梅毒螺旋体,传染性极强。硬下疳约经3~8周可不治自愈,不留痕迹或遗留暗红色表浅性瘢痕或色素沉着。

ER9-3

图片:ER9-3
生殖器硬下疳

1)唇硬下疳:一期梅毒常见的口腔损害,多由口交引起。上下唇都可发生,但同时发病者少见。唇硬下疳表现为圆形或椭圆形的单个斑块,表面有黄色薄痂或为光滑面,可形成溃疡,边界清楚,周边微隆起,触之较硬,无痛,下颌下淋巴结肿大(图9-1-2)。

2)舌硬下疳:病变多位于舌前份,表面光滑呈粉红色,覆以灰白色假膜,触之稍硬,无痛,颏下及下颌下淋巴结肿大。

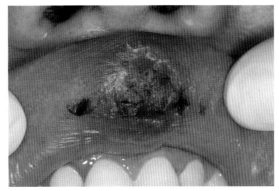

图9-1-2　唇硬下疳
上唇圆形溃疡,表面黄色厚痂,周边微隆起,触之较硬
(武汉大学口腔医学院)

(2)淋巴结肿大(lymphadenopathy):硬下疳发生后1~2周,腹股沟或患处附近淋巴结可肿大,可为单侧或双侧,常为数个,大小不等,质中,不粘连,无疼痛。淋巴结穿刺检查有大量的梅毒螺旋体。肿大的淋巴结消退较硬下疳晚,约1~2个月。硬下疳发生后1~2周梅毒血清试验开始转阳,7~8周全部阳性。血清试验阴性并不能排除一期梅毒,特别是病情不足两周者。

2. 二期梅毒(secondary syphilis)　一期梅毒未经治疗或治疗不彻底,梅毒螺旋体由淋巴系统进入血液循环形成菌血症,播散全身,引起皮肤、黏膜、骨骼、眼、内脏、心血管及神经损害,称二期梅毒,常发生于硬下疳消退后3~4周。

二期梅毒皮损出现之前,由于发生螺旋体菌血症,可出现轻重不等的前驱症状,如发热、头痛、头晕、全身关节痛、食欲缺乏、全身淋巴结肿大等。皮肤损害为二期梅毒的主要表现,皮损类型多样化,包括斑疹、斑丘疹、丘疹、鳞屑性皮损、毛囊疹及脓疱疹等,分布于躯体和四肢等部位,常泛发对称。掌跖部暗红斑及脱屑性斑丘疹(图9-1-3),外阴及肛周的湿丘疹或扁平湿疣为其特征性损害。皮损和分泌物中含有大量的梅毒螺旋体,传染性强。皮疹一般无自觉症状,不经治疗一般持续数周可自行消退。

黏膜损害较一期梅毒多见,常见于口腔、咽、喉或生殖器黏膜,常表现为黏膜斑和黏膜炎。还可见斑丘疹病损及其他多种非特异性的表现。

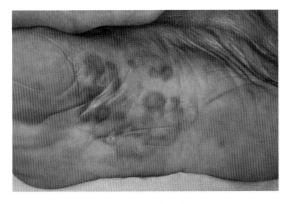

图9-1-3　梅毒疹
脚掌斑疹性梅毒疹
(武汉大学口腔医学院)

(1)黏膜斑(mucous patches):是二期梅毒最常见的口腔损害。可发生在口腔黏膜的任何部位,常见于舌、腭部、扁桃体、唇、口角、颊、牙龈和咽部,损害呈灰白色、光亮而微隆的斑块,圆形或椭圆形,直径约3~10mm,边界清楚。一般无自觉症状,若发生糜烂或浅表溃疡则有疼痛(图9-1-4)。黏膜斑常为多个,含有大量梅毒螺旋体。

(2)黏膜炎:好发于颊、舌、腭、扁桃体、咽及喉部,表现为黏膜充血、弥漫性潮红,可有糜烂。舌背有大小不一的光滑区,舌乳头消失。扁桃体红肿,咽后壁淋巴滤泡充血突出,喉部损害如果累及声带,可有

ER9-4

图片:ER9-4
腭部梅毒黏膜斑

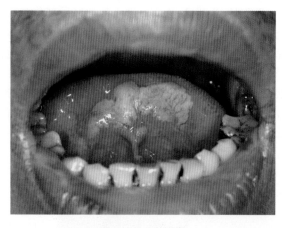

图 9-1-4 黏膜斑
舌腹白色、光亮而微隆的斑块,边界清楚
(武汉大学口腔医学院)

声音嘶哑或失声。

3. 三期梅毒(tertiary syphilis) 也称晚期梅毒(late syphilis)。早期梅毒未经治疗或治疗不充分,经过一定潜伏期,一般为3~4年,最长可达20年,约40%梅毒患者发生三期梅毒。除皮肤黏膜、骨出现损害外,还侵犯内脏,特别是心血管及中枢神经系统等重要器官,危及生命。三期梅毒的特点为:损害发生时间晚,病程长;症状复杂;组织破坏性大。损害内梅毒螺旋体少,传染性弱或无传染性。梅毒血清阳性率低。

三期梅毒的皮肤损害主要为结节性梅毒疹和树胶肿。

(1)结节性梅毒疹(nodular syphilid):好发于头面部、背部及四肢伸侧,皮损直径约为0.2~1.0cm簇集、坚硬的铜红色结节,表面可脱屑。

(2)树胶肿(gumma):又称梅毒瘤,是三期梅毒的标志,也是破坏性最大的一种损害。初起为皮下无痛性结节,逐渐增大,表面呈暗红色的浸润斑块,之后中央逐渐软化、破溃呈穿凿状溃疡,直径为2~10cm,呈肾形或马蹄形,边界清楚,边缘锐利,基底暗红,表面有黏稠树胶状分泌物,外观酷似阿拉伯树胶,故名树胶肿。损害迁延数月、数年,愈后留下萎缩性瘢痕,可发生于全身各处,以小腿多见,常单发。

三期梅毒的口腔黏膜损害主要是树胶肿、舌炎和舌白斑。

(1)树胶肿:三期梅毒常见的口腔表现,主要发生在硬腭,其次为舌、唇、软腭。腭树胶肿可发生于硬腭、软硬腭交界处或舌腭弓附近。开始仅有咽下不适而无疼痛,故患者不易察觉。初起黏膜表面有结节,以后结节逐渐肿大、中心软化、破溃,形成溃疡,可造成组织破坏及缺损。硬腭树胶肿可造成腭穿孔,使口腔与鼻腔穿通,患者出现发音和吞咽功能的障碍。

(2)梅毒性舌炎:舌背出现舌乳头消失区,损害区光滑发红,范围逐渐扩大,表现为萎缩性舌炎。舌部有时呈分叶状,表面光滑,伴沟裂,表现为间质性舌炎。

(3)梅毒性白斑:舌背可发生白斑,且容易恶变为鳞癌。

(二)胎传性梅毒(先天梅毒)

根据发病时间不同,先天梅毒分为早期先天梅毒、晚期先天梅毒和先天潜伏梅毒。其经过与后天梅毒相似,但不发生硬下疳。晚期先天梅毒多在2岁以后发病,到13~14岁才有多种症状相继出现,绝大部分为无症状感染,其中以角膜炎、骨损害和神经系统损害常见,心血管梅毒罕见。

标志性损害:哈钦森牙(Hutchinson teeth):切牙的切缘比牙颈部狭窄,切缘中央有半月形缺陷,切牙之间有较大空隙。桑葚牙(mulberry molars):第一恒磨牙的牙尖皱缩,牙尖向中央偏斜,牙釉质呈多个颗粒状结节和坑窝凹陷,形似桑葚。如果有哈钦森牙、神经性耳聋和间质性角膜炎,则合称哈钦森三联症(Hutchinson's triad)。

(三)潜伏梅毒

凡有梅毒感染史,无临床表现或临床表现已消失,除梅毒血清学阳性外无任何阳性体征,并且脑脊液检查正常者称为潜伏梅毒(latent syphilis),其发生与机体免疫力较强或经治疗暂时抑制梅毒螺旋体有关。

【组织病理学】 梅毒的基本病变主要有:血管内膜炎和血管周围炎,表现为血管内皮细胞肿胀、增生,血管周围有大量淋巴细胞、浆细胞浸润。晚期梅毒除血管内膜炎和血管周围炎的组织病理学特征外,还有上皮样细胞和多核巨细胞肉芽肿性浸润,有时可见坏死组织。

【辅助检查】

1. 梅毒螺旋体检查 适用于早期梅毒皮肤黏膜损害,如硬下疳、黏膜斑等,包括暗视野显微镜检查、镀银染色显微镜检查法。

2. 梅毒血清学试验　为诊断梅毒必需的检查方法,对潜伏梅毒血清学诊断尤为重要。梅毒螺旋体感染人体后产生两种抗体,即非特异性的抗心磷脂抗体和特异性的抗梅毒螺旋体抗体。

（1）非梅毒螺旋体抗原血清实验:检测患者血清非螺旋体特异性抗体,操作简便,用于病例筛查,阳性结果须用螺旋体试验确证。包括性病研究实验室试验(VDRL)、不加热血清反应素试验(USR)、快速血浆反应素环状卡片试验(RPR)以及甲苯胺红不加热血清试验(TRUST)。

（2）梅毒螺旋体抗原血清试验:敏感性和特异性较高,用做证实试验,包括荧光螺旋体抗体吸收试验(FTA-ABS)、梅毒螺旋体血凝试验(TPHA)和梅毒螺旋体明胶凝集试验(TPPA)。

3. 脑脊液检查　包括细胞计数、蛋白含量、VDRL、FTA-ABS 试验等。

【诊断】　根据详细而确切的病史、全身各系统的检查及实验室检查结果进行综合分析,慎重作出诊断。

【鉴别诊断】　发生在唇、舌部的硬下疳应与口腔鳞癌相鉴别,可从病史、梅毒血清学反应及活体组织检查等方面进行区分。二期梅毒黏膜斑应与口腔白角化症、口腔白斑病、盘状红斑狼疮、药疹、口腔扁平苔藓等疾病相鉴别,可从病史、皮肤和黏膜的临床表现、梅毒血清学检查、抗生素治疗效果等方面进行区分。腭部梅毒树胶肿应与牙源性脓肿、恶性肉芽肿相鉴别。

【疾病管理】

治疗原则:①及早发现,及时正规治疗,愈早治疗效果愈好;②剂量足够,疗程规则。不规则治疗可增多复发及促使晚期损害提前发生;③治疗后要经过足够时间的追踪观察;④对所有性伴同时进行检查和治疗。

早期梅毒:普鲁卡因青霉素 G 80 万 U/d,肌内注射,连续 15 日;或苄星青霉素 240 万 U,分为双侧臀部肌内注射,每周 1 次,共 2 次。替代方案:头孢曲松 0.5~1g,每日 1 次,肌内注射或静脉给药,连续 10 日。对青霉素过敏用以下药物:多西环素 100mg,每日 2 次,连服 15 日;或盐酸四环素 500mg,每日 4 次,连服 15 日(肝、肾功能不全者禁用)。

晚期梅毒:普鲁卡因青霉素 G,80 万 U/d,肌内注射,连续 20 日为 1 个疗程,也可考虑给第 2 个疗程,疗程间停药 2 周;或苄星青霉素 240 万单位,分为双侧臀部肌内注射,每周 1 次,共 3 次。对青霉素过敏用以下药物:多西环素 100mg,每日 2 次,连服 30 日;或盐酸四环素 500mg,每日 4 次,连服 30 日(肝、肾功能不全者禁用)。

文档:ER9-7
一、二、三期梅毒的诊断分类

第二节　淋　病

淋病(gonorrhea)是由淋病奈瑟菌(Neisseria gonorrhoeae)所致的泌尿生殖系统感染,潜伏期短,传染性强。

【病因】　淋病奈瑟菌,简称淋球菌,是一种革兰氏阴性双球菌,卵圆形或圆形,常成双排列,直径 0.6~0.8μm。淋病奈瑟菌常位于中性粒细胞内,慢性期则在细胞外。最适生长温度为 35~36℃,最适 pH 为 7.5。不耐干热,干燥环境中 1~2 小时死亡,55℃ 5 分钟即死亡,一般消毒剂很易将它杀灭。

人是淋病奈瑟菌的唯一天然宿主,淋病奈瑟菌主要侵犯黏膜。淋病主要通过性接触传播,也可因接触含淋病奈瑟菌的分泌物或被污染的用具如衣裤、被褥、毛巾、浴盆、座便器等而间接被传染。产道感染可引起新生儿淋菌性结膜炎,妊娠期患者可导致胎儿感染。

【临床表现】　潜伏期一般为 2~10 日,平均 3~5 日,主要发生在性活跃的中青年。

男性淋病主要表现为淋菌性尿道炎,90%的感染者有症状。初起尿道口充血,肿胀,轻微刺痛及发痒,并有稀薄黏液流出。数日后,分泌物变得黏稠,尿道口溢脓,为深黄色或黄绿色脓液,并有尿痛、排尿困难等刺激症状。淋病奈瑟菌侵犯后尿道表现为尿频、尿痛、急性尿潴留。慢性淋病多为前、后尿道炎联合发生。

女性淋病最常受累的部位是宫颈内膜、尿道,症状较轻。常见的症状是阴道分泌物增多,尿痛,非经期子宫出血等。常见淋菌性宫颈炎、急性尿道炎、前庭大腺炎、肛周炎等。

图片:ER9-8
淋病奈瑟菌直接涂片革兰氏染色

图片:ER9-9
淋菌性尿道炎(男性)

图片:ER9-10
淋菌性尿道炎(女性)

淋菌性口炎(gonococcal stomatitis):主要发生在有口交史的患者。表现为口腔黏膜充血、发红、可有糜烂或浅表溃疡,并覆有黄白色假膜,假膜易于擦去,呈现出血性创面。

淋菌性咽炎(gonococcal pharyngitis):多见于口交行为者。90%以上感染者无明显症状,少数患者有咽干、咽部不适、灼热或疼痛感。检查可见咽部黏膜充血、咽后壁有黏液或脓性分泌物。

【辅助检查】

1. 直接涂片 取男性尿道分泌物涂片,革兰氏染色,镜下见大量多形核白细胞,细胞内可见革兰氏阴性双球菌。适用于男性无合并症淋病的诊断,不推荐用于咽部、直肠和女性宫颈感染的诊断。

2. 细菌培养 是目前确诊淋病的唯一推荐方法。适用于男、女性及所有临床标本的淋球菌检查;可出现典型菌落,氧化酶试验阳性。镜检可见到革兰氏阴性双球菌,必要时可做糖发酵及荧光抗体检查加以确诊。

3. 核酸检测 用 PCR 等技术检测各类临床标本中淋球菌核酸阳性。核酸检测应在相关机构认定的实验室开展。

【诊断】 依据病史、临床表现和实验室检查进行综合分析,慎重作出诊断。

【鉴别诊断】 淋菌性口炎应与以下疾病鉴别:

1. 急性球菌性口炎 由金黄色葡萄球菌、溶血性链球菌、肺炎双球菌等为主的球菌感染所引起的急性炎症。临床上以形成假膜为特征,也称膜性口炎。可发生于口腔黏膜任何部位,患区充血,水肿,有灰黄色或灰白色假膜覆盖,假膜较厚,易拭去,而遗留溢血糜烂面。局部疼痛明显,区域淋巴结肿大,可伴有全身症状。通过涂片检查和细菌培养可明确诊断。

2. 急性假膜型念珠菌性口炎 可发生于任何年龄,以新生儿和婴儿最为多见。本病可发生在口腔黏膜的任何部位,但以颊、舌、软腭、唇多见。其特征是黏膜上有白色凝乳状斑点或膜状物,稍用力可擦掉。全身反应一般较轻。通过念珠菌涂片培养可明确诊断。

3. 急性坏死性龈口炎 本病可发生于营养不良或免疫力明显低下的儿童和成年人。早期龈缘组织坏死,形成溃疡,上覆灰白色假膜,疼痛,易出血,口臭。急性期如未能控制病情,坏死可蔓延到深层牙周组织或邻近的黏膜,而形成坏死性龈口炎。坏死区涂片和革兰氏染色可见大量螺旋体和梭形杆菌。

【疾病管理】

1. 治疗原则 应遵循及时、足量、规则用药的原则;根据不同的病情采用不同的治疗方案;治疗后应进行随访;性伴应同时进行检查和治疗。在治疗时还要注意有无其他性病及支原体、衣原体感染等。

2. 对于无并发症淋病 头孢曲松 250mg,单次肌内注射;或大观霉素 2g,单次肌内注射。如果衣原体感染不能排除,加抗沙眼衣原体感染药物。替代方案:头孢噻肟 1g,单次肌内注射;或其他第 3 代头孢菌素类,如已证明其疗效较好,亦可选作替代药物。如果衣原体感染不能排除,加抗沙眼衣原体感染药物。口腔局部可选用消炎防腐含漱剂、擦剂等。

第三节 尖锐湿疣

尖锐湿疣(condyloma accuminatum)是由人乳头瘤病毒(human papillomavirus,HPV)感染引起的以疣状病变为主的性传播疾病。该病传染性强,容易复发。

【病因】 HPV 呈球形,直径 52～55nm,衣壳 20 面体立体对称,由 72 个壳微粒组成,无包膜,病毒基因组为一双链环状 DNA,约 7.8～8.0kb,可分为 100 多种亚型。尖锐湿疣主要由 HPV6、HPV11 引起,属低危性 HPV。HPV 主要侵犯人的皮肤和黏膜,导致不同程度的增生性病变。人是唯一自然宿主。主要通过性接触传染,少数通过间接接触传染。

【临床表现】 潜伏期约为 3 周至 8 个月,平均 3 个月。好发部位在外生殖器及肛门周围的皮肤黏膜湿润区,男性好发于包皮、龟头、冠状沟、系带、阴茎、尿道口、肛周和阴囊等,女性为大小阴唇、尿道口、阴道口、会阴、肛周、阴道壁、宫颈等,被动肛交者可发生于肛周、肛管和直肠,口交者可出现

图片:ER9-11
人乳头瘤病毒

画廊:ER9-12
外生殖器及肛周尖锐湿疣

学习笔记

142

在口腔。

初期表现为局部细小丘疹,针头至绿豆大小,逐渐增大或增多,向周围扩散、蔓延,渐发展为乳头状、鸡冠状、菜花状或团块状赘生物。损害可单发或多发。色泽可从粉红至深红、灰白或棕黑。少数患者因免疫功能低下或妊娠而发生大体积疣,可累及整个外阴、肛周以及臀沟,称巨大型尖锐湿疣。

患者一般无自觉症状,少数患者可自觉痒感、异物感、压迫感或灼痛感,可因皮损脆性增加、摩擦而发生破溃、浸渍、糜烂、出血或继发感染。女性患者可有阴道分泌物增多。

亚临床感染和潜伏感染:亚临床感染的皮肤黏膜表面外观正常,如涂布5%醋酸溶液(醋酸白试验),可出现境界清楚的发白区域。潜伏感染是指组织或细胞中含有HPV而皮肤黏膜外观正常,病变增生角化不明显,醋酸白试验阴性。

口腔尖锐湿疣多由口交感染引起,好发于舌背、唇、牙龈、颊、腭等。表现为单个或多个小的结节,有蒂或无蒂,可逐渐增大或融合,形成菜花状、乳头状赘生物,颜色呈肉色或苍白色(图9-3-1)。

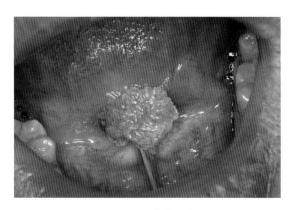

图9-3-1 尖锐湿疣
口底菜花状赘生物,有蒂,质地柔软
(武汉大学口腔医学院)

【组织病理学】乳头瘤或疣状增生、角化过度、片状角化不全、表皮棘层肥厚、基底细胞增生、真皮浅层血管扩张,并有淋巴细胞为主的炎症细胞浸润。在表皮浅层(颗粒层和棘层上部)可见呈灶状、片状及散在分布的空泡化细胞;有时可在角质形成细胞内见到大小不等浓染的颗粒样物质,即病毒包涵体。

【辅助检查】

1. 病理学检查。

2. **核酸扩增试验** 扩增 HPV 特异性基因(L1、E6、E7 区基因)。目前有多种核酸检测方法,包括荧光实时 PCR、核酸探针杂交试验等。应在相关机构认定的实验室开展。

【诊断】依据病史、临床表现和实验室检查进行诊断。

【鉴别诊断】应与以下疾病相鉴别。

(一)HPV 相关性其他口腔黏膜疾病

1. **局灶性上皮增生** 又称为 Heck 病,好发于唇颊、牙龈黏膜,表现为数个软而界限清楚、无蒂的结节状突起,多由 HPV13 或 HPV32 引起。组织学可见凹空细胞。

2. **乳头状瘤** 好发于唇、舌、腭、龈及颊,为外突的带蒂的肿块,外观如同乳头状或菜花状,边界清楚,大多为孤立的单个病损,常见于 HPV6 或 HPV11 感染。组织学可见棘细胞增生成乳头状,表层过度角化。

3. **寻常疣** 可累及唇、上腭、牙龈等部位,表现为单个或多个坚实、发白、无蒂、界限清楚的外生型病损,常见于 HPV2 和 HPV4 感染。组织学可见上皮表层角化过度和棘层增厚。

(二)其他疾病

1. **迷脂症** 是发育性的皮脂腺异位,表现为口腔黏膜浅黄色或黄白色粟粒状微隆的颗粒,数目多时可形成黄色斑块,常左右对称,好发于咬合线附近的颊黏膜及唇红、口角区。无自觉症状。组织学检查为成熟的皮脂腺小体。

2. **乳头状增生** 也称炎性乳头状增生,患者常有不良修复体和口腔卫生不良。病损表现为多个红色乳头状增生。最常发生于腭部和义齿边缘的龈颊沟内。组织学上为多个乳头状突起,每个乳头的中心为结缔组织,表面覆以复层鳞状上皮,上皮呈不全角化或正角化。

3. **疣状黄瘤** 病损常为单个,呈疣状、乳头状、扁平状外观,一般无蒂,多为淡黄色。组织学可见黏膜固有层大量泡沫细胞聚集。

4. **鳞状细胞癌** 溃疡可为菜花状,基底硬结,边缘不齐。淋巴结转移表现为固定、坚硬、粘连。

通过活体组织检查可明确诊断。

【疾病管理】目前还没有根除 HPV 感染的方法,治疗主要以去除外生性疣为主。去除外生疣可用激光、冷冻、微波、光动力、手术切除等方法。局部药物治疗主要为 0.5% 鬼臼毒素酊(或 0.15% 鬼臼毒素乳膏)、5% 咪喹莫特乳膏、30% ~ 50% 三氯醋酸溶液。全身可选用干扰素和抗病毒药物。

(周刚)

参考文献与书目

1. 李凡,徐志凯. 医学微生物学. 8 版. 北京:人民卫生出版社,2013.

2. 李兰娟,任红. 传染病学. 8 版. 北京:人民卫生出版社,2013.

3. 张学军. 皮肤性病学. 8 版. 北京:人民卫生出版社,2013.

4. WHO Guidelines Approved by the Guidelines Review Committee. WHO Guidelines for the Treatment of Treponema pallidum(Syphilis). Geneva:World Health Organization,2016.

5. 樊尚荣. 2015 年美国疾病控制中心性传播疾病诊断和治疗指南更新内容和解读. 中国全科医学,2015(27):3260-3264.

6. 中华医学会皮肤性病学分会性病学组. 尖锐湿疣诊疗指南(2014). 中华皮肤科杂志,2014,47(8):598-599.

7. CLARKSON E, MASHKOOR F, ABDULATEEF S. Oral Viral Infections:Diagnosis and Management. Dent Clin North Am,2017,61(2):351-363.

8. 中国疾病预防控制中心性病控制中心,中华医学会皮肤性病学分会性病学组,中国医师协会皮肤科医师分会性病亚专业委员会. 梅毒、淋病、生殖器疱疹、生殖道沙眼衣原体感染诊疗指南(2014). 中华皮肤科杂志,2014,47(5):365-372.

进一步阅读文献与书目

1. 薛如君,张锡宝. 中外最新梅毒指南的解读、比较及更新内容. 皮肤性病诊疗学杂志,2017,24(1):52-56.

2. 龚向东,岳晓丽,滕菲,等. 2000—2013 年中国梅毒流行特征与趋势分析. 中华皮肤科杂志,2014,47(5):310-315.

3. FATAHZADEH M. Oral Manifestations of Viral Infections. Atlas Oral Maxillofac Surg Clin North Am,2017,25(2):163-170.

4. REGEZIJ A,SCIUBBA J J,JORDAN R C K. Oral pathology:clinical pathologic correlations. Elsevier Health Sciences,2016.

5. HOOK E W. SYPHILIS. The Lancet,2017,389(10078):1550-1557.

第十章 艾滋病

掌握：艾滋病的病因、传染途径、口腔表现。

熟悉：艾滋病的发病机制、临床表现、治疗及其预防。

了解：艾滋病的实验室检查。

艾滋病是获得性免疫缺陷综合征（acquired immune deficiency syndrome，AIDS）的简称，是由人类免疫缺陷病毒（human immunodeficiency virus，HIV）感染引起的以 CD4$^+$T 淋巴细胞减少为特征的进行性免疫功能缺陷，并继发各种机会性感染、恶性肿瘤和中枢神经系统病变。AIDS 具有传播速度快、波及范围广及死亡率高等特点。

HIV 感染者在发展为 AIDS 之前的很长一段时期内可无明显的全身症状，但大多数感染者出现各种口腔损害，有些还是早期出现。此外，有些口腔病损能预示 HIV 感染后的病情进展。HIV 感染者可能首先就诊于口腔科，因此，AIDS 的防治已成为口腔医生的一项重要任务，口腔医务人员必须具备这方面的知识，以便早发现、早诊断、早治疗，以利于疾病的控制，减少传播，提高患者的生存质量。

【**流行病学**】 自 1981 年首次报道该病以来，根据世界卫生组织、联合国艾滋病规划署所公布数据，目前全球 HIV 感染病例报告人数累计约 7 610 万，已造成 3 500 多万人死亡。截止 2016 年底全球现存 HIV 感染者 3 670 万，约 180 万例新感染者，约 100 万人死于艾滋病相关疾病。1985 年我国发现首例 HIV 患者，截至 2017 年 8 月 31 日，我国报告现存活 HIV 感染者/AIDS 患者 73.8 万例，死亡 22.6 万例。

目前 HIV/AIDS 在中国的流行特点是：①总体处于低流行，新发感染人数稳定在相对较低水平，但在特定人群和局部地区则依然呈高流行态势；②性传播为主要传播方式，其中男男传播感染增加显著，青年及老年感染者增多；③既往 HIV 感染者陆续进入发病期，AIDS 患者数量逐年增加，死亡人数也呈现上升趋势。

【**病因及发病机制**】

1. 病因 HIV 属于反转录病毒科慢病毒属中的人类慢病毒组，为直径 100～120nm 球形颗粒，由核心和包膜两部分组成。核心内含两条相同的单股正链 RNA 及包裹其外的 p7 核衣壳蛋白，并携带反转录酶、整合酶、蛋白酶和 RNA 酶 H。包膜内为病毒衣壳蛋白 p24、内膜蛋白 p17。病毒最外层的包膜中镶嵌有由外膜糖蛋白 gp120 和跨膜蛋白 gp41 三聚体构成的刺突。

图片：ER10-1
HIV 结构图

HIV 分 HIV-1 和 HIV-2 两型，两型氨基酸序列的同源性为 40%～60%，我国以 HIV-1 为主要流行株。HIV 在外界环境中的生存能力较弱，对理化因素抵抗力较低，对热敏感，56℃处理 30 分钟能使 HIV 在体外对人的 T 淋巴细胞失去感染性，但不能完全灭活血清中的 HIV；100℃处理 20 分钟可将 HIV 完全灭活。一般的消毒剂如 70%乙醇、0.2%次氯酸钠、1%戊二醛、20%乙醛等均可使 HIV 灭活，但 HIV 对紫外线、γ 射线处理则不敏感。

2. 传染途径 AIDS 患人、HIV 携带者是本病的传染源，特别是后者因病情隐匿，具有更大的传播危险性。病毒可存在于患者的血液、精液、子宫和阴道分泌物、唾液、泪液、乳汁、尿液、脑脊液、羊水中，但日常生活的一般接触如握手、礼节性接吻、共同进餐，在同一房间生活、办公，接触电话、

145

便具,被蚊虫叮咬不造成传播,但在口腔黏膜有炎症、出血、破溃状态下的接吻具有危险性。

(1)性接触传播:是本病的主要传染途径。在我国性传播已成为主要传播途径,男性同性性传播上升速度明显。

(2)血液传播:接受含 HIV 的血液、血液制品、器官或组织移植物,或使用被 HIV 污染的注射器、针头及医疗器械,用含 HIV 的精液进行人工授精,均会发生 HIV 感染。

(3)母婴传播:包括经胎盘、产道或哺乳等方式传播。

3. 高危人群 所有人群对 HIV 都易感。高危人群是指男性同性恋者、静脉注射吸毒者、血友病和多次接受输血、血制品患者,HIV 感染者的配偶或性伴。

4. 发病机制

(1)CD4$^+$T 淋巴细胞:HIV 感染最重要的特点是 CD4$^+$T 辅助细胞的损耗。HIV 通过多种机制破坏 CD4$^+$T 细胞:①细胞表面的 HIV 抗原激活 CTL 的直接杀伤作用,由抗 HIV 抗体介导的 ADCC 作用,破坏携带 HIV 的 CD4$^+$T 细胞;②嗜 T 淋巴细胞性 HIV 毒株感染 CD4$^+$T 细胞后诱导细胞融合,形成多核巨细胞,导致细胞死亡;③HIV 复制以及非整合的病毒 DNA 在细胞内大量的积累,抑制细胞正常的生物合成;④镶嵌于细胞膜的 gp120 与 CD4 分子发生自融合,破坏细胞膜的完整性和通透性。病毒出芽释放也导致细胞膜大量丢失;⑤诱导 CD4$^+$T 细胞凋亡;⑥gp41 与细胞膜上 MHC Ⅱ类分子有同源性,诱导产生具有交叉反应的自身抗体,导致 T 细胞损伤。

(2)单核-巨噬细胞:HIV 还能感染表达 CD4 分子的其他细胞,如单核-巨噬细胞、树突状细胞、神经胶质细胞(主要为小胶质细胞)、肠道黏膜的杯状、柱状上皮细胞及嗜铬细胞。单核-巨噬细胞表面的辅助受体是 CCR5,不同于 CD4$^+$T 细胞,单核-巨噬细胞对 HIV 的细胞病变效应的抵抗力强,HIV 可潜伏于这些细胞,随之散播至全身,并长期产毒,因此,单核-巨噬细胞是体内另一个 HIV 病毒库,且在 HIV 致病中起重要作用。

(3)淋巴器官:人体 98% 淋巴细胞聚集在淋巴器官,特异免疫应答也是在淋巴器官中形成。淋巴结的微环境很适合 HIV 感染和播散,淋巴结有大量 CD4$^+$T 细胞激活,这些激活的 T 细胞对 HIV 高度易感。当 HIV 感染发展到晚期,淋巴结的组织结构也被破坏。

(4)机体对 HIV 的免疫应答:机体细胞免疫和体液免疫均对 HIV 产生应答,CTL、NK 的清除作用以及 ADCC 等是机体抗 HIV 的主要机制。

【临床表现】 从感染 HIV 到发展成 AIDS 要经历漫长复杂的过程,在此过程的不同阶段,与 HIV 相关的临床表现多种多样。

(一)急性期

HIV 感染可能是无症状,或者仅引起短暂非特异性症状(急性反转录病毒综合征)。通常发生在初次感染 HIV 后 2~4 周。大多数患者临床症状轻微,持续 1~3 周后缓解。临床表现以发热最为常见,可伴有咽痛、盗汗、恶心、呕吐、腹泻、皮疹、关节疼痛、淋巴结肿大及神经系统症状。

(二)无症状期

可从急性期进入此期,或无明显的急性期症状而直接进入此期。此期持续时间一般为 6~8 年。时间长短与感染病毒的数量、型别、感染途径以及机体免疫状况的个体差异、营养条件及生活习惯等因素有关。在无症状期,由于 HIV 在感染者体内不断复制,免疫系统受损,CD4$^+$T 细胞计数逐渐下降,同时具有传染性。

(三)艾滋病期

此期为感染 HIV 后的最终阶段。患者 CD4$^+$T 细胞计数明显下降,多<200 个/μL,血浆 HIV 病毒载量明显升高。此期主要临床表现为 HIV 相关症状、各种机会性感染及肿瘤。

HIV 相关症状:主要表现为持续 1 个月以上的发热、盗汗、腹泻;体重减轻 10% 以上。部分患者表现为神经精神症状,如记忆力减退、精神淡漠、性格改变、头痛、癫痫及痴呆等。另外还可出现持续性全身性淋巴结肿大,其特点为:①除腹股沟以外有 2 个或者 2 个以上部位的淋巴结肿大;②淋巴结直径≥1cm,无压痛,无粘连;③持续时间 3 个月以上。

各系统常见的机会性感染及肿瘤如下:呼吸系统有肺孢子菌肺炎、肺结核,复发性细菌、真菌性肺炎。中枢神经系统有隐球菌脑膜炎、结核性脑膜炎、弓形虫脑病、各种病毒性脑膜脑炎。消化系统有白念珠菌食管炎、巨细胞病毒性食管炎、肠炎以及沙门菌、痢疾杆菌、空肠弯曲菌及隐孢子虫性肠炎。口腔有急性假膜型口腔念珠菌病、毛状白斑、复发性口腔溃疡、龈炎。皮肤有带状疱疹、传染性软疣、尖锐湿疣、真菌性皮炎、甲癣。眼部有巨细胞病毒性及弓形虫性视网膜炎。肿瘤一般为恶性淋巴瘤、卡波西肉瘤。

【HIV 感染的口腔表现】

1. 真菌感染

（1）口腔念珠菌病：在 HIV 感染者的口腔损害中最为常见，且常在疾病早期就表现出来，是免疫抑制的早期征象。其特点：①发生于无任何诱因的健康年轻人或成人（指无放疗、化疗史，无长期应用激素、抗生素史以及无其他免疫功能低下疾病史）；②常表现为假膜型、红斑型口腔念珠菌病和口角炎，以假膜型最常见，病情反复或严重；③假膜型表现为黏膜上白色的膜状物，可擦去，常累及咽部、软腭、腭垂、舌、口底等部位（图 10-1-1）。红斑型多发生于舌背和上腭，颊黏膜也见，表现为弥散的红斑，严重时伴有舌乳头萎缩。

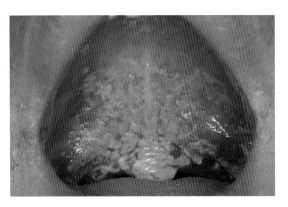

图片：ER10-2
红斑型口腔念珠菌病

图 10-1-1 口腔念珠菌病
硬腭、软腭、腭垂、咽部白色膜状物，可擦去，伴充血发红

（武汉大学口腔医学院）

（2）组织胞浆菌病：由荚膜组织胞浆菌引起的一种真菌病，其特点：①发生于舌、腭、颊部的慢性肉芽肿或较大的溃疡、坏死；②病理改变为肉芽炎性增生，溃疡渗出液涂片、染色镜检，可查见在单核细胞、多形核细胞内、外存在酵母型荚膜孢子（菌体周围不着色），沙保葡萄糖琼脂斜面培养、菌落镜检表现为分隔菌丝及圆形、厚壁、有棘突的齿轮状孢子。

2. 病毒感染

（1）毛状白斑：被认为是患者全身免疫严重抑制的征象之一，主要见于 HIV 感染者，少数可见于骨髓或器官移植后的患者，其发生与 Epstein-Barr 病毒感染有关，最初多见于男性同性恋者。双侧舌缘呈白色或灰白斑块，有的可蔓延至舌背和舌腹，在舌缘呈垂直皱褶外观，如过度增生则成毛茸状，不能被擦去（图 10-1-2）。毛状白斑的组织学表现出上皮增生，过角化或不全角化，细胞空泡样变，上皮下缺乏淋巴细胞浸润。

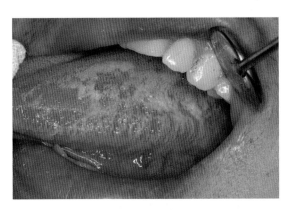

图 10-1-2 毛状白斑
左舌缘白色斑块
（武汉大学口腔医学院）

（2）单纯疱疹：为 HIV 感染者常见的疱疹病毒损害，往往病情重，范围广，病程长，反复发作，病损可持续一个月以上，主要由Ⅰ型单纯疱疹病毒引起，也可有Ⅰ型和Ⅱ型的混合感染。

图片：ER10-3
唇疱疹

（3）带状疱疹：疱疹沿三叉神经分布，发生年龄多在 40 岁以内，病情严重，持续时间长，甚至为播散型，预后不良。

（4）巨细胞病毒感染：口腔黏膜表现为溃疡。

图片：ER10-4
带状疱疹

（5）乳头状瘤、局灶性上皮增生：属口腔疣状损害，其发生与人乳头瘤病毒（HPV）感染有关。前者表现为口腔黏膜局部的外生性乳头状新生物，后者表现为多发性丘疹，呈颗粒状外观，有成团趋势，边缘不规则。

3. 卡波西肉瘤（Kaposi sarcoma） 最早在 1872 年由匈牙利皮肤病医生 Moritz Kaposi 报道。

本病是一种罕见的恶性肿瘤,其发生与卡波西肉瘤相关疱疹病毒(KSHV)有关,该病毒也称为人类疱疹病毒8型(HHV-8)。Kaposi肉瘤是HIV感染中最常见的口腔恶性肿瘤,是艾滋病的临床诊断指征之一,在非洲和欧洲人群中有更高的患病率。在口腔中好发于腭部和牙龈,其发展阶段分为斑块期和结节期,呈单个或多个褐色或紫色的斑块或结节,初期病变平伏,逐渐发展高出黏膜,可有分叶、溃烂或出血(图10-1-3)。组织病理学表现为交织在一起的丛状、梭形细胞,血管增生,有淋巴细胞、浆细胞浸润。

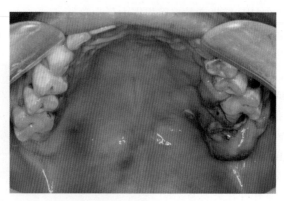

图 10-1-3　卡波西肉瘤
硬腭及牙龈紫色结节
(武汉大学口腔医学院)

4. HIV 相关性牙周病

(1) 牙龈线形红斑:表现为游离龈界限清楚火红色的充血带,宽约2~3mm。无牙周袋及牙周附着丧失,常规治疗疗效不佳,其发生与口腔卫生状况关系不大,可能与念珠菌感染有关。

(2) HIV 相关性牙周炎:牙周附着丧失,进展快,但牙周袋不深,主要是由于牙周硬软组织破坏所致,牙松动甚至脱落。

(3) 急性坏死性溃疡性龈炎:口腔恶臭,牙龈红肿,龈缘及龈乳头有灰黄色坏死组织,极易出血。

(4) 坏死性牙周炎:以牙周软组织的坏死和缺损为特点,疼痛明显,牙槽骨破坏,牙齿松动。

5. 坏死性口炎　表现为广泛的组织坏死,严重者与走马牙疳相似。

6. 溃疡性损害　发生复发性阿弗他溃疡,口腔黏膜出现单个或多个反复发作的圆形或椭圆形疼痛性溃疡。患者免疫系统的状况与溃疡严重性有关,疱疹型、重型复发性阿弗他溃疡患者的细胞免疫破坏更为严重。此外,可发生无明确原因的非特异性口腔溃疡,病损范围较大,不易愈合(图10-1-4)。

7. 唾液腺疾病　多累及腮腺,其次为下颌下腺。表现为单侧或双侧大唾液腺的弥漫性肿胀,

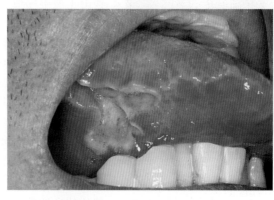

图 10-1-4　非特异性口腔溃疡
右舌缘溃疡,表面覆盖黄色假膜,周围红肿
(武汉大学口腔医学院)

质地柔软,常伴有口干症状。抗核抗体、类风湿因子阴性。随着高效抗反转录病毒治疗的开展,该病的发病率有所上升。

8. 非霍奇金淋巴瘤 是第二大常见的 HIV 相关性肿瘤,常以无痛性颈、锁骨上淋巴结肿大为首要表现,病情发展迅速,易发生远处扩散。口内好发于软腭、牙龈、舌根等部位,表现为固定而有弹性的红色或紫色肿块、伴有或不伴有溃疡。

9. 儿童 HIV 患者的口腔表现以口腔念珠菌病、口角炎、腮腺肿大、单纯疱疹多见,口腔 Kaposi 肉瘤、毛状白斑罕见。

【**辅助检查**】本病的诊断以实验室检测为依据,结合临床表现和流行病学史进行综合分析。

1. HIV 检测 包括 HIV 抗体检测、抗原检测、病毒核酸检测、病毒载量检测、病毒分离培养、HIV 基因型耐药检测。

HIV 抗体检测是 HIV 感染诊断的金标准;HIV 核酸定量(病毒载量)和 CD4$^+$T 淋巴细胞计数是判断疾病进展、临床用药、疗效和预后的两项重要指标;HIV 基因型耐药检测可为高效抗反转录病毒治疗(HAART)方案的选择和更换提供指导。其中 HIV 抗体检测包括筛查试验和补充试验。筛查试验包括酶联免疫吸附试验(ELISA)、化学发光或免疫荧光法、快速检测(斑点 ELISA 和斑点免疫胶体或胶体硒快速试验、明胶颗粒凝集试验、免疫层析试验)等。补充试验常用蛋白印迹法。

2. 免疫功能检查

(1) 外周血淋巴细胞计数:作为 HIV 感染进展的标志之一,淋巴细胞绝对值减少。

(2) CD4$^+$ 细胞计数:是诊断、判断疗效和预后的主要免疫学指标,分绝对计数和相对计数。

(3) CD4$^+$/CD8$^+$T 细胞比值<1,主要由 CD4$^+$T 淋巴细胞减少所致。

3. 条件致病菌的病原微生物检查。

【**诊断**】诊断原则:HIV/AIDS 的诊断需结合流行病学史、临床表现和实验室检查等进行综合分析,慎重作出诊断。

成人及 18 个月龄以上儿童,符合下列一项者即可诊断:①HIV 抗体筛查试验阳性和补充试验阳性;②分离出 HIV。18 个月龄及以下儿童,符合下列一项者,即可诊断:①为 HIV 感染母亲所生和 HIV 分离试验结果阳性;②为 HIV 感染母亲所生和两次 HIV 核酸检测均为阳性(第二次检测需在出生 4 周后进行)。

1. 急性期的诊断标准 患者近期内有流行病史和临床表现,结合实验室 HIV 抗体由阴性转为阳性即可诊断,或仅根据实验室检查 HIV 抗体由阴性转为阳性即可诊断。

2. 无症状期的诊断标准 有流行病史,结合实验室 HIV 抗体阳性即可诊断,或仅实验室检查 HIV 抗体阳性即可诊断。

3. 艾滋病期的诊断标准 有流行病史、实验室 HIV 抗体阳性,且具有下述任何一项,即可诊断为艾滋病。或者 HIV 抗体阳性,而 CD4$^+$T 淋巴细胞<200 个/μL,也可诊断为艾滋病。

(1) 不明原因的持续不规则发热38℃以上,>1 个月;

(2) 持续腹泻(每日粪便次数多于 3 次),>1 个月;

(3) 6 个月之内体重减轻 10%以上;

(4) 反复发作的口腔真菌感染;

(5) 反复发作的单纯疱疹病毒感染或带状疱疹病毒感染;

(6) 肺孢子菌肺炎(PCP);

(7) 反复发生的细菌性肺炎;

(8) 活动性结核或非结核分枝杆菌病;

(9) 深部真菌感染

(10) 中枢神经系统占位性病变;

(11) 中青年人出现痴呆;

(12) 活动性巨细胞病毒感染;

(13) 弓形虫脑病;

（14）马尼尔菲青霉病；

（15）反复发生的败血症

（16）皮肤黏膜或内脏的卡波西肉瘤、淋巴瘤。

【鉴别诊断】

1. **龈炎** 龈缘的充血由牙菌斑和牙结石引起，去除牙菌斑和牙结石后充血消退，而 HIV 感染者的牙龈线形红斑对局部洁治常无效，HIV 抗体检测阳性。

2. **口腔白斑、斑块型扁平苔藓** 白斑好发于颊部、软腭、口底或舌腹，临床表现为皱褶型、疣状、结节型及颗粒型白色斑块，病理检查有时伴有不同程度的上皮异常增生。舌背斑块型扁平苔藓表现为灰白色，通常不高出黏膜表面，常伴舌乳头萎缩，病理检查可见固有层内淋巴细胞带状浸润、基底细胞液化变性等特征性病理表现。而毛状白斑好发于舌缘，双侧发生，病理检查很少看到上皮异常增生。毛状白斑须通过药物治疗才能消退，且容易复发。

3. **口腔念珠菌病** 普通人群口腔念珠菌病一般多见于老人和婴幼儿，有一定诱因。而 HIV 感染者发生的口腔念珠菌病多见于中青年人，无明显诱因，病情常严重而反复，累及附着龈、咽部、软腭、腭垂的假膜型和累及颊、舌的红斑型口腔念珠菌病具有高度提示性。

4. **单纯疱疹、三叉神经带状疱疹** 在免疫力无缺陷的患者，两病具有自限性，病程约 2 周左右。HIV 感染者发生的疱疹损害往往病情严重，病程长达 1 个月以上。

5. **慢性牙周炎** 病情一般发展较慢，经牙周系统治疗后疗效较好，而 HIV 相关性牙周病病情发展迅速，短时间内发生严重而广泛的牙周软硬组织破坏，骨吸收和附着丧失，牙齿呈进行性松动。

【疾病管理】

（一）治疗

本病目前尚无特效疗法，常用治疗方法有：

1. **抗 HIV 治疗** 包括：①核苷类反转录酶抑制剂（NRTIs）：包括齐多夫定（AZT）、拉米夫定（3TC）、阿巴卡韦（ABC）、替诺福韦（TDF）、曲恩他滨（FTC）等；②非核苷类反转录酶抑制剂（NNRTIs）：奈韦拉平（NVP）、依非韦伦（EFV）、依曲韦林（ETV）等；③蛋白酶抑制剂（PIs）：利托那韦（RTV）、替拉那韦（TPV）、阿扎那韦（ATV）等；④整合酶抑制剂：拉替拉韦（RAL）等；⑤融合抑制剂；⑥CCR5 抑制剂。

由于 HIV 频繁基因突变，其反转录酶、蛋白酶容易变异，临床上常联合应用多种药物高效抗反转录病毒治疗（highly active antiretroviral therapy，HAART，又称鸡尾酒疗法）。

2. **免疫调节治疗** 如 IFN-α 和 IL-2 等。

3. **支持与对症治疗** 输血、静脉高营养及多种维生素等。

4. **心理治疗** 常见的心理精神症状有抑郁、焦虑、睡眠障碍及偏执等，应尽早提供专业的心理关怀和情感支持，主要手段包括：①心理咨询；②小组心理治疗；③同伴教育等。

5. **HIV 感染口腔疾病的治疗**

（1）口腔念珠菌病：局部和全身使用抗真菌药物。如制霉菌素局部涂抹，碳酸氢钠溶液含漱。氟康唑每次 50~100mg，口服，每日 1 次，疗程 1~2 周。对氟康唑或其他唑类药物耐受的患者，可用两性霉素 B 混悬液 1~5mL，每日 4 次，含漱后吞服，也可用伊曲康唑 200mg/d。口角炎可用咪康唑软膏涂擦。对重症患者，可增加氟康唑的剂量和延长疗程，注意对患者的肝功能进行监测。

（2）毛状白斑：若无症状，可不需治疗。严重者用阿昔洛韦每日 2~3g，疗程 2~3 周。停药后易复发，可用大剂量阿昔洛韦维持治疗。还可选用更昔洛韦等。

（3）卡波西肉瘤：轻度或中度卡波西肉瘤，采用高效抗反转录病毒治疗；严重的卡波西肉瘤可进行抗反转录病毒治疗和化疗的联合应用，化疗药物包括长春新碱+博来霉素+多柔比星、博来霉素+长春新碱，或单一使用脂质体蒽环霉素（如多柔比星、柔红霉素）或紫杉醇。局部治疗包括放疗、激光、手术切除、烧灼刮除和冷冻治疗。

（4）单纯疱疹和水痘带状疱疹：口唇单纯疱疹可用阿昔洛韦 400mg，每日 3 次，口服，或伐昔洛韦 500mg，每日 2 次，口服，疗程 5~10 日。阿昔洛韦耐药者改用膦甲酸 20~80mg/kg，静脉滴注，分 3 次给药，直到治愈。带状疱疹可用泛昔洛韦 500mg，每日 3 次，口服，或伐昔洛韦 1g，每日 3 次，口服,疗程7~10日。

（5）HIV 相关牙周病:按常规进行牙周治疗,如局部清除牙石和菌斑,注意操作时动作宜轻柔。术后用0.1%氯己定溶液或聚烯吡酮碘冲洗或含漱。若病情严重,口服甲销唑200~300mg,每日4次,阿莫西林/克拉维酸钾500mg,每日2次,疗程7~14日。

（6）复发性阿弗他溃疡:局部使用糖皮质激素制剂、消炎防腐含漱液。可选用沙利度胺。

（7）口干症:使用唾液分泌刺激剂如毛果芸香碱。改换引起或加重口干的药物。局部可使用含氟漱口液或凝胶以防止龋齿。

（8）乳头状瘤:可采用手术切除、激光等治疗,有复发的可能。

（二）预防

目前尚无临床有效的 HIV 疫苗,预防 HIV 感染应采取综合预防措施,开展宣传教育,实施控制艾滋病的全球战略。

1. 控制传染源　对 HIV 感染者的血液、体液及分泌物进行消毒;加强环境检疫及对高危人群的监测。

2. 切断传播途径

（1）采取安全的性行为,正确使用安全套。

（2）拒绝毒品,不共用针具。

（3）推行无偿献血,对献血人群进行 HIV 筛查。

（4）加强医院管理,严格执行消毒制度,控制医院交叉感染;预防职业暴露与感染。

（5）控制母婴传播,实行人工喂养。

3. 保护易感人群

（1）在婚前、孕前健康检查中开展 HIV 检测和咨询服务。

（2）加强对老年人、流动人口和青年学生预防艾滋病的教育。

4. 口腔医护人员的防护措施　口腔医生应有高度的责任心及良好的职业习惯,注意自我保护,避免在操作过程中与含 HIV 的血液或体液无保护性的直接接触,要佩戴乳胶手套、眼罩、面罩、穿隔离衣,注意器械、工作台消毒,严格执行各项消毒灭菌程序。医务人员的职业感染多数由针具刺伤所致,少数从黏膜感染。使用后的锐器应当直接放入不能刺穿的利器盒内,或毁型器内进行安全处置;抽血时建议使用真空采血器,并应用蝶型采血针;禁止对使用后的一次性针头复帽;禁止用手直接接触使用过的针头、刀片等锐器。

5. HIV 职业暴露后处理

（1）HIV 职业暴露后处理原则:应立即用肥皂水和流动的清水清洗被污染局部;用大量等渗氯化钠溶液反复冲洗黏膜;存在伤口时,应轻柔挤压伤处,尽可能挤出损伤处的血液,再用肥皂液和流动的清水冲洗伤口,用75%乙醇或0.5%碘伏对伤口局部进行消毒、包扎处理。

（2）HIV 暴露后的治疗方案:推荐方案为:替诺福韦+恩曲他滨(拉米夫定)+洛匹那韦/利托那韦或拉替维拉,即 TDF+FTC(3TC)+LPV/r 或 RAL,连续服用28天。应在发生 HIV 暴露后尽可能短的时间内(尽可能在2小时内)进行预防性治疗,最好不超过24小时,即使超过24小时,也建议实施预防性用药。

（3）HIV 暴露后的监测:发生 HIV 暴露后立即、4周、8周、12周和6月后监测 HIV 抗体。

（周刚）

参考文献与书目

1. 李凡,徐志凯. 医学微生物学. 8 版. 北京:人民卫生出版社,2013.

2. 李兰娟,任红. 传染病学. 8 版. 北京:人民卫生出版社,2013.

3. 张学军. 皮肤性病学. 8 版. 北京:人民卫生出版社,2013.

4. 中华医学会感染病学分会艾滋病学组. 艾滋病诊疗指南(第 3 版). 中华传染病杂志,2015,10;577-593.

5. WHO Guidelines Approved by the Guidelines Review Committee. Guidelines on the treatment of skin and oral HIV-associated conditions in children and adults. Geneva:World Health Organization,2014.

6. ZHANG X,REICHART P A,SONG Y. Oral manifestations of HIV/AIDS in China:a review. Oral Maxillofac Surg,2009,13(2):63-68.

进一步阅读文献与书目

1. WILSON E,TANZOSH T,MALDARELLI F. HIV diagnosis and testing：what every healthcare professional can do （and why they should）. Oral Dis,2013,19（5）:431-439.

2. 王丽艳,秦倩倩,丁正伟,等.中国艾滋病全国疫情数据分析.中国艾滋病性病,2017,4:330-333.

| 第十一章 | 系统疾病的口腔表征 |

学习笔记

掌握:各类血液系统疾病的临床表现;缺铁性贫血及巨幼细胞贫血的疾病管理。糖尿病的临床表现、诊断及疾病管理。

熟悉:各类血液系统疾病的病因及诊断。溃疡性结肠炎的临床表现、诊断要点。干燥综合征、川崎病的临床表现、诊断要点;干燥综合征的疾病管理。库欣综合征、维生素缺乏症及淀粉样变性的口腔表现。猩红热、麻疹、白喉的口腔表现。

了解:其他血液系统疾病的疾病管理。溃疡性结肠炎的病因、疾病管理。干燥综合征的病因;川崎病的病因、疾病管理。库欣综合征、维生素缺乏症及淀粉样变性的病因、诊断及疾病管理。猩红热、麻疹、白喉的病因、诊断及疾病管理。

第一节　血液系统疾病

血液系统主要由造血组织和血液组成。血液系统疾病指原发(如白血病)或主要累及血液和造血器官的疾病(如缺铁性贫血)。血液系统疾病分类如下:红细胞疾病、粒细胞疾病、单核细胞和巨噬细胞疾病、淋巴细胞和浆细胞疾病、造血干细胞疾病、脾功能亢进、出血性及血栓性疾病。

一、缺铁性贫血

贫血(anemia)是指人体外周血红细胞容量减少,低于正常范围下限,不能运输足够的氧至组织而产生的综合征。临床上常以血红蛋白(Hb)浓度来代替。我国血液病专家认为在我国海平面地区,成年男性 Hb<120g/L,成年女性 Hb<110g/L,孕妇 Hb<100g/L 为贫血。

当机体对铁的需求与供给失衡,导致体内贮存铁耗尽(ID),继之红细胞内铁缺乏(IDE),最终引起缺铁性贫血(iron deficiency anemia,IDA)。IDA 是铁缺乏症(包括 ID、IDE 和 IDA)的最终阶段,表现为缺铁引起的小细胞低色素性贫血及其他异常。缺铁和铁的利用障碍影响血红素合成,故有学者称该类贫血为血红素合成异常性贫血。

【病因】

1. 需铁量增加而铁摄入不足。

2. 铁吸收障碍。

3. 铁丢失过多。

【临床表现】

1. **全身表现**　常见乏力、易倦、头晕、头痛、眼花、耳鸣、心悸、气短、食欲减退等。组织缺铁常表现为精神行为异常,如烦躁、易怒、注意力不集中、异食癖;体力、耐力下降;易感染;皮肤和黏膜苍白,毛发干枯、脱落,皮肤干燥、皱褶;指(趾)甲扁平、脆薄易裂,重者指(趾)甲变平,甚至凹下呈勺状(匙状甲);儿童生长发育迟缓,智力低下。缺铁原发病的表现。

2. **口腔表现**　口腔黏膜苍白,以唇、舌、牙龈尤为明显;黏膜对外界刺激的敏感性增高,常有异物感、口干、舌灼痛等,有的患者可反复出现口腔溃疡;舌背丝状乳头和菌状乳头萎缩消失,导致舌

ER11-1

画廊:ER11-1
缺铁性贫血的
舌表现

背光滑苍白（图11-1-1）。还可出现口角炎，严重者口咽黏膜萎缩，造成吞咽困难。

Plummer-Vinson 综合征或普-文综合征，又称缺铁性吞咽困难综合征（sideropenic dysphagia syndrome），为缺铁性贫血的特殊类型，以缺铁性贫血、吞咽困难和舌炎为主要表现，好发于中年白种女性。该病是一种潜在恶性疾患，与上消化道鳞状细胞癌的高风险有关，应定期随访复查。

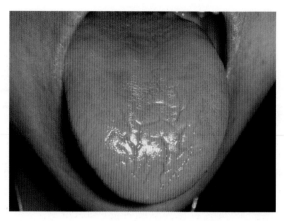

图 11-1-1　缺铁性贫血的口腔表征
舌乳头萎缩，舌背光滑，色苍白
（山东大学口腔医学院）

【辅助检查】

1. **血象**　呈小细胞低色素性贫血。平均红细胞体积（MCV）低于 80fL，平均红细胞血红蛋白量（MCH）小于 27pg，平均红细胞血红蛋白浓度（MCHC）小于 32%。

2. 骨髓象、铁代谢、红细胞内卟啉代谢、血清转铁蛋白受体的检测等。

3. 病因学检查。

【诊断】　根据病史、临床表现、典型的小细胞低色素性贫血以及缺铁指标的检查进行诊断。

【疾病管理】

1. **治疗**

（1）缺铁性贫血的病因诊断是治疗的前提，应尽可能地去除导致缺铁的病因。

（2）补铁治疗：首选口服铁剂，如硫酸亚铁片，每片 0.3g（含铁 60mg），成人每次 1 片，每日 3 次；鱼、肉、维生素 C 可增加铁剂吸收，而谷类、乳类和茶等会抑制铁剂的吸收。铁剂治疗在血红蛋白恢复正常后至少持续 4~6 个月，待铁蛋白正常后方可停药。

（3）口腔损害以局部对症治疗为主，防止继发感染。对于有真菌感染的患者，采用 2%~4% 碳酸氢钠含漱。

2. **预防**　对婴幼儿及时添加富含铁的食品；对青少年纠正偏食，定期查、治寄生虫感染；对孕期、哺乳期妇女可补充铁剂；对月经期妇女应防治月经过多。做好肿瘤性疾病和慢性出血性疾病人群的防治。

二、巨幼细胞贫血

叶酸或维生素 B_{12}（Vit B_{12}）缺乏或某些影响核苷酸代谢的药物导致细胞核脱氧核糖核酸（DNA）合成障碍所致的贫血称为巨幼细胞贫血（megaloblastic anemia，MA）。本病的特点是呈大红细胞性贫血，骨髓内出现巨幼红细胞、粒细胞及巨核细胞系列。该病在经济不发达的地区或进食新鲜蔬菜、肉类较少的人群多见。在我国，叶酸缺乏者多见于陕西、山西、河南等地。而在欧美，维生素 B_{12} 缺乏或有内因子抗体者多见。

【病因】

1. **食物营养不够**　叶酸或维生素 B_{12} 摄入不足。

2. **吸收不良**　胃肠道疾病、药物干扰和内因子抗体形成（恶性贫血）。

3. **代谢异常**　肝病、某些抗肿瘤药物的影响。

4. **需要量增加**　哺乳期、孕妇。

5. **利用障碍**　嘌呤、嘧啶自身合成异常或化疗药物影响等。

【临床表现】

1. **全身表现**　起病缓慢，常有面色苍白、乏力、耐力下降、头晕、心悸等一般贫血的症状，重者全血细胞减少，反复感染和出血。具有消化道症状如食欲减退、腹胀、腹泻等。神经系统表现和精神症状如：对称性远端肢体麻木、深感觉障碍、共济失调或步态不稳、行走困难等；嗅觉降低、视力下降、锥体束征阳性。叶酸缺乏可引起易怒、妄想等精神症状。维生素 B_{12} 缺乏者有抑郁、失眠、记忆力下降、幻想、妄想甚至精神错乱等。

2. **口腔表现**　以萎缩性舌炎为最常见的口腔表现。在急性发作时,舌尖、舌缘或舌背广泛发红,伴有疼痛或烧灼感,且容易受创伤而出现小血疱、糜烂或浅溃疡。急性期后,舌背丝状乳头和菌状乳头萎缩消失,舌面光滑,舌质红,俗称牛肉舌。可伴有味觉功能迟钝或丧失、吞咽困难。唇、颊黏膜可出现红斑样改变。因内因子缺乏所致的维生素 B_{12} 吸收障碍而引起的贫血,称为恶性贫血,其舌炎称为默勒舌炎(Moeller glossitis)或亨特舌炎(Hunter glossitis)(图11-1-2)。

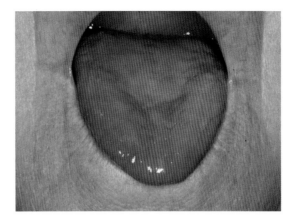

图 11-1-2　巨幼细胞贫血的口腔表征
舌乳头萎缩消失,舌面光滑,舌质亮红
(山东大学口腔医学院)

画廊:ER11-2
巨幼细胞贫血
的口腔表现

【辅助检查】

1. **血象**　呈大细胞性贫血,MCV 常大于 100fL,MCH 大于 32pg。

2. **血清维生素 B_{12}、叶酸的检测。**

3. **其他**,如骨髓象、内因子抗体的检测等。

【诊断】根据病史(营养史或特殊用药史)、临床表现、结合特征性血象和骨髓象,血清维生素 B_{12} 或叶酸水平测定等可作出诊断。还可给予诊断性治疗。

【疾病管理】

1. **治疗**

(1)病因治疗。

(2)补充缺乏的营养物质:叶酸缺乏,口服叶酸每次 5~10mg,每日 3 次,直至贫血症状消失。维生素 B_{12} 缺乏,维生素 B_{12} 500μg,肌注,每周 2 次,连续 2~3 周至症状消失,无维生素 B_{12} 吸收障碍的可口服片剂 500μg,每日 1 次;如有神经系统症状表现,治疗维持半年到 1 年;恶性贫血患者,治疗维持终生。

(3)口腔以局部对症治疗为主。对于有真菌感染的患者,采用 2%~4% 碳酸氢钠含漱。

2. **预防**　纠正偏食及不良的烹调习惯。对高危人群可给予适当的干预措施,如为婴幼儿及时添加辅食;青少年及妊娠妇女多补充新鲜蔬菜;应用干扰核苷酸合成药物治疗的患者,应同时补充叶酸和维生素 B_{12}。

三、再生障碍性贫血

再生障碍性贫血(aplastic anemia,AA)简称再障,是一种可能由不同病因和机制引起的骨髓造血功能衰竭症。主要表现为骨髓造血功能低下、全血细胞减少及所致的贫血、出血、感染综合征。

【病因】该病病因不明,可能与病毒感染、化学因素、长期接触 X 射线、镭及其他放射性核素等因素有关。

【临床表现】

1. **全身表现**　起病急,进展快,病情重。主要表现为贫血、出血和感染。面色苍白、乏力、头昏、心悸等症状进行性加重;皮肤黏膜瘀点、瘀斑,鼻出血,月经过多,严重者可有呕血、咯血、便血、血尿、眼底出血及颅内出血等。多数患者有发热,体温在 39℃ 以上,呼吸道感染最常见。

2. **口腔表现**　口腔黏膜苍白,可出现瘀点、瘀斑或血疱。牙龈易出血,特别是再生障碍性贫血发生之前已患有牙周病的患者。黏膜对感染的易感性增加,尤其是在容易受到刺激或创伤的部位,常发生反复感染,出现坏死性溃疡(图11-1-3)。

【辅助检查】

1. **血象**　呈重度全血细胞减少。

2. **骨髓象**　多部位骨髓增生重度减低。

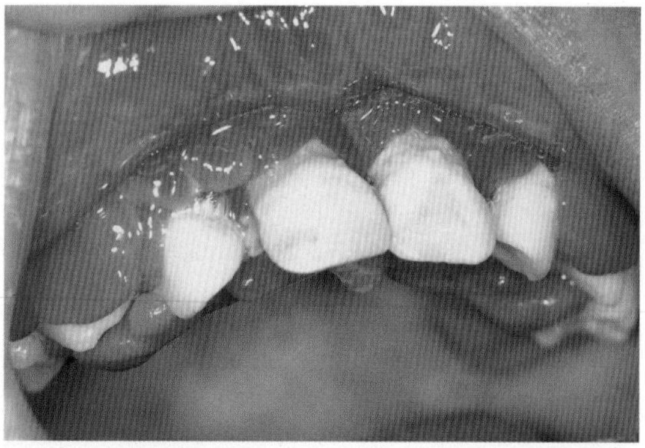

图 11-1-3　再生障碍性贫血（粒细胞系）的口腔表征
附着龈和游离龈广泛地肥大、肿胀、充血，伴有牙槽骨吸收和牙齿松动表现
（上海交通大学口腔医学院）

【诊断】根据病史、临床表现以及实验室检查进行诊断。

【疾病管理】

1. 治疗

（1）由血液病科主持治疗。

（2）注意口腔卫生，避免局部损伤，防治继发感染。局部止血，可用牙周塞治剂、吸收性明胶海绵、淀粉酶纱布压迫止血，也可应用肾上腺素、止血粉、云南白药等止血药物。

2. 预防　加强劳动和生活环境保护，避免暴露于各类射线，不过量接触有毒化学物质，尽量少用、不用可能损伤骨髓的药物。

四、白细胞减少和粒细胞缺乏症

白细胞减少（leukopenia）指外周血白细胞总数持续低于 $4.0\times10^9/L$。中性粒细胞减少（neutropenia）指外周血中性粒细胞绝对计数，在成人低于 $2.0\times10^9/L$、儿童≥10 岁低于 $1.8\times10^9/L$ 或<10 岁低于 $1.5\times10^9/L$；严重者低于 $0.5\times10^9/L$ 时，称为粒细胞缺乏症（agranulocytosis）。

【病因】

1. 中性粒细胞生成减少。

2. 中性粒细胞破坏或消耗过多。

3. 中性粒细胞分布异常。

【临床表现】

学习笔记

ER11-3

图片：ER11-3 粒细胞缺乏症肛周脓肿

ER11-4

图片：ER11-4 粒细胞缺乏症的口腔表现

1. 全身表现　根据中性粒细胞减少的程度可分为轻度 $\geq1.0\times10^9/L$、中度 $(0.5\sim1.0)\times10^9/L$ 和重度 $<0.5\times10^9/L$，重度减少者即为粒细胞缺乏症。轻度减少的患者临床上不出现特殊症状，多表现为原发病症状。中度和重度减少者易发生感染和出现疲乏、无力、头晕、食欲减退等非特异性症状。常见的感染部位是皮肤、呼吸道、消化道及泌尿生殖道，可出现高热、黏膜坏死性溃疡及严重的败血症、脓毒血症或感染性休克。

2. 口腔表现　牙龈出现坏死性溃疡，严重者其坏死表面可呈现灰黑色坏疽的外观。牙龈、颊、软腭等处黏膜容易继发感染，发生坏死性龈口炎，出现特征性的腐败性口臭，可伴有疼痛、流涎、淋巴结肿大等。

【诊断】根据病史、临床表现、血象和骨髓象检查结果进行诊断。粒细胞缺乏症的早期损害常发生在口腔，故早期发现本症的口腔损害尤为重要。

【疾病管理】

1. 治疗

（1）病因治疗：对可疑药物或其他致病因素，立即停止接触。

（2）防治感染：轻度减少者不需特别的预防措施。中度减少者感染概率增加，应减少出入公共场所，注意皮肤及口腔卫生，去除慢性感染病灶。重症者应根据病原学检查和药敏试验结果，积极采用抗生素治疗。

（3）促进粒细胞生成：重组人粒细胞集落刺激因子和重组人粒细胞-巨噬细胞集落刺激因子疗效明确，可应用 B 族维生素（Vit B_4、B_6）、利血生、鲨肝醇等药物，但疗效不确切。

（4）免疫抑制剂：自身免疫性粒细胞减少和免疫机制所致的粒细胞缺乏可采用糖皮质激素等免疫抑制剂治疗。

（5）加强口腔护理，防止感染。对已感染者，局部消炎、防腐、止痛、促进愈合。

2. 预防　放射线及苯等化学毒物接触者和使用了易引起粒细胞减少药物的患者，须定期检查

血象。有药物过敏史或发生过用药后粒细胞减少的患者,应避免服用同类药物。

五、白血病

白血病(leukemia)是一类造血干祖细胞的恶性克隆性疾病,因白血病细胞自我更新增加、增殖失控、分化障碍、凋亡受阻,而停滞在细胞发育的不同阶段。在骨髓和其他造血组织中,白血病细胞大量增生累积,使正常造血受抑制并浸润其他组织、器官。根据白血病细胞的分化成熟程度和自然病程,将白血病分为急性和慢性两大类。

【病因】 病因不明,可能与生物因素、物理因素、化学因素、遗传因素、其他血液病有关。

【临床表现】 急性白血病起病急缓不一。急性患者可以突然高热,类似"感冒",也可以是严重的出血。慢性患者常因为脸色苍白、皮肤紫癜,月经过多或拔牙后出血不止就诊时被发现。

1. **全身表现** 急性白血病患者贫血呈进行性发展。半数患者以发热为早期表现,高热往往提示有继发感染,感染可发生于任何部位。以出血为早期表现者近40%,可发生在全身各部位,以皮肤瘀点、瘀斑、鼻出血、牙龈出血、月经过多为多见。由于白血病细胞增殖浸润,导致全身淋巴结和肝、脾大,胸骨下端局部压痛;中枢神经系统是白血病最常见的髓外浸润部位,表现为头痛、头晕,重者有呕吐、颈项强直,甚至抽搐、昏迷。慢性白血病,起病缓慢,患者常有低热、多汗、体重减轻、贫血、出血、脾大等症状。

2. **口腔表现** 各型白血病都可以出现口腔表现,最容易受侵犯的部位是牙龈,尤以急性型最为明显。牙龈出血常为自发性,且不易止血,这种不能找到其他原因的出血,可能是白血病的早期症状。由于异常的白细胞在牙龈组织内大量浸润,牙龈明显增生肿大,病变波及边缘龈、牙间乳头和附着龈,外形不规则,呈结节状,表面光亮,呈中等硬度。还可出现牙龈坏死、牙周炎、牙齿松动、牙痛等。口腔黏膜可出现瘀点、瘀斑或血肿,口腔黏膜和牙龈颜色苍白,有时出现不规则的溃疡,常不易愈合,易继发感染,发生黏膜坏死(图11-1-4)。

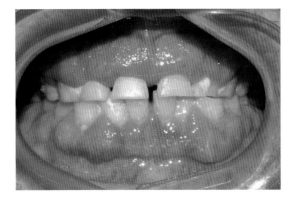

图 11-1-4 白血病口腔表征
牙龈明显增生肿大,波及边缘龈、牙间乳头和附着龈
(山东大学口腔医学院)

ER11-5
图片:ER11-5
白血病的口腔表现

【诊断】 根据临床表现、血象、骨髓象特点进行诊断。但应与坏死性龈炎、肥大性龈炎、再生障碍性贫血等鉴别。应特别注意的是:白血病患者常于早期出现口腔表征,或在疾病的发展过程中出现顽固性口腔损害,对常规治疗效果欠佳,口腔医师应特别警惕。

【疾病管理】

1. 由血液病科主持治疗。

2. 对白血病患者进行口腔治疗时,必须十分谨慎,以保守治疗为主,尽量避免在操作时引起出血和继发感染,切忌手术和活检;禁用具有刺激性或腐蚀性的药物,否则给患者带来更大痛苦,甚至可致命。

3. 对牙龈出血的患者,可采用局部或全身应用止血药物。

4. 注意口腔、鼻咽部软组织及肛周皮肤卫生,防止黏膜溃疡及继发感染。加强口腔卫生宣教。

六、淋巴瘤

淋巴瘤(lymphoma)是起源于淋巴结和淋巴组织的恶性肿瘤,其发生大多与免疫应答过程中淋巴细胞增殖分化产生的某种免疫细胞恶变有关。按组织病理学改变,淋巴瘤可分为霍奇金淋巴瘤(Hodgkin lymphoma,HL)和非霍奇金淋巴瘤(non-Hodgkin lymphoma,NHL)两大类。以结外型非霍奇金淋巴瘤口腔表现较为多见。

【病因】 一般认为感染及免疫因素起重要作用,理化因素及遗传因素等也有不可忽视的作用。病毒学说颇受重视。

【临床表现】

1. **全身表现** 无痛性进行性淋巴结肿大或局部肿块是淋巴瘤的共同临床表现。HL多见于青年,儿童少见。首发症状常是无痛性颈部或锁骨上淋巴结进行性肿大,其次为腋下淋巴结肿大。全身有发热、盗汗、瘙痒、消瘦等症状。淋巴结外器官受累少见。NHL表现有以下特点:①全身性:可发生在身体的任何部位,其中淋巴结、扁桃体、脾及骨髓是最容易受到累及的部位。常伴有全身症状。②多样性:组织器官不同,受压迫和浸润的范围和程度不同,引起的症状也不同。③随着年龄的增长而发病增多,男较女为多;除惰性淋巴瘤外,一般发展迅速。④NHL对各器官的压迫和浸润较HL多见,常以高热或各器官、系统症状为主要临床表现。

2. **口腔表现** 口腔淋巴瘤绝大多数为结外型,早期常常是单发性病灶,可发生于牙龈、腭部、舌根部、鼻咽部、扁桃体、颊部、腮腺、颌骨、上颌窦等处。临床表现呈多样性,发生于牙龈、腭部者常表现为炎症、溃疡、坏死(图11-1-5);咽腔附近常表现为弥漫性肿胀,边界不清,多个解剖区域被侵犯,出现咽痛、吞咽受阻;颊部、腮腺可出现肿块等;头、颈部多个不明原因的表浅淋巴结肿大,可活动,质地坚实有弹性,无急性炎症和结核表现,经抗炎治疗无效后应高度怀疑为本病。

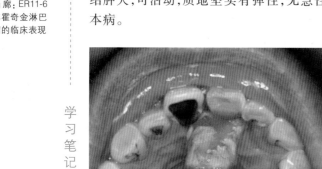
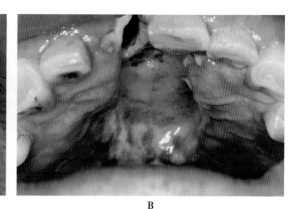

A B

图11-1-5 淋巴瘤的口腔表征
A.腭皱襞溃疡,组织坏死(初诊) B.腭皱襞溃疡,组织坏死,骨面暴露,牙齿脱落(初诊后1个月)
(山东大学口腔医学院)

【病理及免疫病理】 淋巴瘤的病理分型复杂,常规病理难以明确诊断,必须结合免疫病理及其他检测手段明确其诊断及分型,以便临床选择对应的治疗方法。

【辅助检查】

1. **血液和骨髓象检查** HL常有轻或中度贫血,部分患者嗜酸性粒细胞升高。骨髓被广泛浸润或发生脾功能亢进时,血细胞减少。骨髓涂片找到R-S细胞是HL骨髓浸润的依据,活检可提高阳性率。NHL白细胞数多数正常,伴有淋巴细胞绝对或相对增多。部分患者的骨髓涂片中可找到淋巴瘤细胞。晚期发生淋巴瘤细胞白血病时,可呈现白血病样血象或骨髓象。

2. **化验检查** NHL疾病活动期有血沉增快,血清乳酸脱氢酶活性升高提示预后不良。如血清碱性磷酸酶活力或血钙增高,提示病变累及骨骼。

3. **影像学检查** 诊断淋巴瘤不可缺少的影像学检查包括B超、CT、MRI及PET/CT。

【诊断】 结合临床表现、病理及免疫病理、辅助检查进行诊断。

【疾病管理】

1. 血液病科综合治疗。

2. **口腔治疗** 注意口腔卫生,局部消炎、止痛,防止继发感染。

七、特发性血小板减少性紫癜

特发性血小板减少性紫癜(idiopathic thrombocytopenic purpura,ITP)是一种复杂的多种机制共同参与的获得性自身免疫性疾病,2007 年 ITP 国际工作组将本病更名为原发免疫性血小板减少症(immune thrombocytopenia,ITP)。

【病因】病因至今不明,可能与体液免疫及细胞免疫介导的血小板过度破坏或体液免疫及细胞免疫介导的巨核细胞质量及数量异常,血小板生成不足有关。

【临床表现】

1. 全身表现　成人 ITP 一般起病隐匿,乏力是其临床症状之一。出血倾向多数较轻而局限,但易反复发生。可表现为皮肤黏膜出血,如瘀点、紫癜、瘀斑,外伤后止血不易等,鼻出血也常见,严重内脏出血较少见,但月经过多较常见,部分患者可为唯一的临床症状。患者病情可因感染等而骤然加重,出现广泛、严重的皮肤、黏膜及内脏出血。

2. 口腔表现　牙龈自发性出血常为本病的早期表现。刷牙、吮吸、洁牙、拔牙或轻微外伤,即可加重。口腔黏膜特别是唇红、舌缘、腭、口底和颊部容易出现瘀点、瘀斑、血肿。血肿可自行溃破或由于食物摩擦而破裂出血,遗留边缘清楚的圆形或椭圆形的糜烂面(图 11-1-6)。

图片:ER11-7
特发性血小板
减少性紫癜的
皮肤表现

画廊:ER11-8
特发性血小板
减少性紫癜的
临床表现

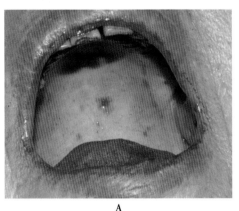
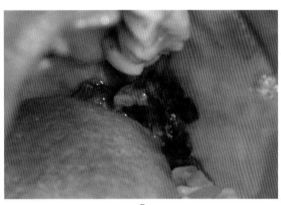

| A | B |

图 11-1-6　特发性血小板减少性紫癜的口腔表征
A.腭部瘀点、瘀斑(山东大学口腔医学院)　B.口腔黏膜血疱、黏膜下瘀斑(四川大学华西口腔医学院)

【诊断】根据病史,多次检验血小板减少、脾不大、毛细血管脆性试验阳性,出血时间延长,凝血时间正常等实验室检查可作出诊断。本病需与龈炎、过敏性紫癜、再生障碍性贫血相鉴别。

【疾病管理】

1. 血液病科主导治疗　糖皮质激素为治疗首选。还可采用脾切除、免疫抑制剂进行治疗。

2. 保持口腔卫生　可用 1%~3% 过氧化氢等漱口剂含漱,口腔黏膜出现糜烂或继发感染者,可局部用消炎防腐药。牙龈出血者,可用牙周塞治剂、吸收性明胶海绵、纱布压迫止血,或用肾上腺素、凝血酶、云南白药等药物,或注射维生素 K_1、K_3 等止血剂,出血严重者可缝合止血。

3. 出血严重者注意休息,应严格卧床,避免外伤。

第二节　消化系统疾病

炎症性肠病(inflammatory bowel disease,IBD)是一类多种病因引起的、异常免疫介导的肠道慢性及复发性炎症,有终生复发倾向,溃疡性结肠炎(ulcerative colitis,UC)和克罗恩病(Crohn disease,CD)是其主要疾病类型。该类疾病病因不明,由环境、遗传、感染和免疫多因素相互作用所致。

一、溃疡性结肠炎

本病可发生在任何年龄,多见于 20~40 岁,亦可见于儿童或老年。男女发病率无明显差别。

学习笔记

病变多自直肠开始,逆行向近段发展,可累及全结肠甚至末段回肠。结肠病变一般限于大肠黏膜及黏膜下层,呈连续性弥漫性分布,很少深入肌层。病程大于 20 年的患者发生结肠癌风险较正常人增高。

【临床表现】

1. 全身表现　消化系统主要表现为反复发作的腹泻、黏液脓血便及腹痛。起病多为亚急性,病程呈慢性经过,发作与缓解交替,少数症状持续并逐渐加重。可伴有腹胀、食欲缺乏、恶心、呕吐等其他症状。轻、中型患者仅有右下腹轻压痛,有时可触及痉挛的降结肠或乙状结肠。重型和爆发型患者常有明显压痛甚至肠型。全身反应可出现发热、营养不良。

2. 肠外表现　包括外周关节炎、结节性红斑、坏疽性脓皮病、巩膜外层炎、葡萄膜炎等,这些肠外表现在结肠炎控制或结肠切除后可以缓解或恢复。

3. 口腔表现　以阿弗他溃疡为主,其特点是口腔反复发生的多发性溃疡,多为圆形或椭圆形小而浅的溃疡,通常在 UC 活动期出现,与疾病的活动性相关,随着 UC 症状的缓解而缓解。唇炎表现与营养缺乏导致的唇炎相似,表现为唇部有垂直的皲裂伴脱皮,严重可继发感染。增殖性化脓性口腔炎(pyostomatitis veget-ans)是一种罕见的口腔病损,可以发生在任何年龄阶段,其特点是增厚的黏膜及红斑上有许多小的脓疱形成,脓疱破裂后形成广泛的溃疡面和糜烂以及"蜗牛轨迹样"外观,最常见的病损部位是唇侧附着龈、软硬腭、前庭沟及扁桃体区域,口底黏膜和舌部通常不受累,增殖性化脓性口腔炎被认为是 UC 的特异性标志,尤其与 UC 的相关性最高(图 11-2-1)。还可表现为口角炎、口面部肉芽肿病、牙龈病变、梅-罗综合征等。

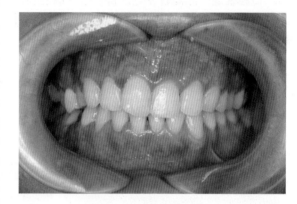

图 11-2-1　溃疡性结肠炎的口腔表现——增殖性口腔炎
增厚的黏膜及红斑上有小脓疱形成
(山东大学口腔医学院)

画廊:ER11-9
溃疡性结肠炎
的临床表现

画廊:ER11-10
溃疡性结肠炎
的口腔表现

【诊断】　根据临床表现,结合肠镜检查、黏膜活检及 X 线检查,在多次粪便检查和培养找不到病原体后,可作出诊断。

【疾病管理】

1. 消化科主导治疗　目的是控制急性发作,黏膜愈合,维持缓解,减少复发,防治并发症。

2. 口腔局部对症治疗　对伴发口腔病损的患者,口腔局部可用 0.1% 依沙吖啶液或其他抗生素溶液含漱,外涂抗生素软膏或糖皮质激素乳膏。

二、克罗恩病

具体内容见第七章第二节。

第三节　免疫系统疾病

一、干燥综合征

干燥综合征(Sjögren syndrome,SS)又称舍格伦综合征,是一种以侵犯泪腺、唾液腺等外分泌腺体,具有淋巴细胞浸润和特异性自身抗体(抗 SSA/SSB)为特征的弥漫性结缔组织病。本病分为原发性(primary SS,pSS)和继发性(secondary SS,sSS)两类,后者指继发于另一诊断明确的结缔组织病或特殊病毒感染等的干燥综合征。

【病因】　确切病因和发病机制不明,大多学者认为感染、遗传、内分泌等多因素参与了本病的发生和延续。

【临床表现】起病多隐匿,临床表现多样,主要与腺体功能减退有关。

1. 全身表现

（1）局部表现

1）眼部表现:因泪腺受侵,泪液减少或分泌停止引起干燥性角膜炎,出现眼干涩、异物感、摩擦感、畏光、疼痛、少泪等症状,甚至哭时无泪,重者角膜溃疡、穿孔、失明者少见。

2）其他部位的外分泌腺体均可受累,如鼻腔黏膜干燥、结痂,甚至出现鼻中隔穿孔;喉及支气管干燥,出现声音嘶哑及慢性干咳;汗腺及皮脂腺受累则出现皮肤干燥或萎缩。

（2）系统表现

1）皮肤:约1/4的患者有不同皮疹,特征性表现为紫癜样皮疹,多见于下肢。还可出现皮肤干燥、瘙痒、雷诺现象等。

2）骨骼肌肉:关节痛较常见,70%~80%的患者有关节痛。

3）肾:约30%~50%的患者有肾的损伤。

4）呼吸系统:出现支气管炎、肺大疱、间质性肺炎等。

5）消化系统:因外分泌腺体的病变而出现萎缩性胃炎、胃酸减少、慢性腹泻等非特异性症状,20%的患者出现肝脏损伤。

6）神经系统:周围和中枢神经均可累及,但周围神经损害多见。

7）血液系统:可出现白细胞减少或血小板减少,淋巴瘤的发生率显著高于正常人群。

2. 口腔表现

1）口干:出现口干、口黏、味觉异常,严重者出现言语、咀嚼及吞咽困难,讲话时需频频饮水,进食固体食物时需伴以流质送下,夜间渴醒。

2）口腔黏膜:干燥无光泽,易罹患念珠菌感染。舌背干燥,出现裂纹,形成沟纹舌,舌乳头萎缩,出现灼痛(图11-3-1)。

3）猖獗性龋是本病的特征之一。

4）唾液腺肿大:以腮腺肿大为最常见。常为无痛性肿大,可累及单侧或双侧,挤压腺体,导管口无明显唾液分泌。继发感染时出现疼痛,挤压腺体,有浑浊的雪花样唾液或脓液流出。少数持续性肿大应警惕恶性淋巴瘤。少数有下颌下腺、舌下腺肿大。

【组织病理】病变从腺小叶中心开始,腺泡萎缩消失被密集的淋巴细胞取代,小叶外形轮廓保留,缺乏纤维修复,小叶内导管上皮增生可形成上皮—肌上皮岛。唇腺活检是临床最常用方法。

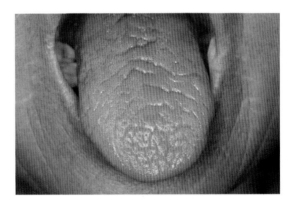

图 11-3-1 干燥综合征的舌部表现
舌背干燥、无光泽,舌乳头萎缩,有沟纹
（山东大学口腔医学院）

ER11-11
画廊:ER11-11
干燥综合征的
口腔表现

【辅助检查】

1. **血、尿常规及其他常规检查** 20%患者出现贫血,16%出现白细胞减低。13%出现血小板减少,60%~70%的患者出现血沉增快,C反应蛋白增高。

2. **自身抗体** 45.7%的患者ANA滴度升高,抗SSA、抗SSB抗体阳性率分别为70%和40%,对诊断有意义,前者敏感性高,后者特异性强。

3. **高球蛋白血症** 以IgG升高为主。

4. **泪腺功能检测** Schirmer试验、角膜染色试验。

5. **涎腺功能检测** 唾液流量、腮腺造影、放射性核素扫描。

6. **唇腺活检。**

【诊断】

1. 目前国际上应用较多的是2002年修订的pSS国际分类标准,其敏感性为88.3%~89.5%,特异性为95.2%~97.8%。

学习笔记

Ⅰ. 口腔症状 下述 3 项中有 1 项或 1 项以上：

1. 每日感到口干持续 3 个月以上；

2. 成年后腮腺反复或持续肿大；

3. 吞咽干性食物时需用水帮助。

Ⅱ. 眼部症状 下述 3 项中有 1 项或 1 项以上：

1. 每日感到不能忍受的眼干持续 3 个月以上；

2. 有反复的砂子进眼或砂磨感觉；

3. 每日需用人工泪液 3 次或 3 次以上。

Ⅲ. 眼部体征 下述检查任 1 项或 1 项以上阳性：

1. Schirmer 试验(+)(≤5mm/5min)；

2. 角膜染色(+)(≥4van Bijsterveld 计分法)。

Ⅳ. 组织学检查 下唇腺病理示淋巴细胞灶≥1(指 4mm² 组织内至少有 50 个淋巴细胞聚集于唇腺间质者为一灶)。

Ⅴ. 唾液腺受损 下述检查任 1 项或 1 项以上阳性：

1. 唾液流率(+)(≤1.5mL/15min)；

2. 腮腺造影(+)；

3. 唾液腺同位素检查(+)。

Ⅵ. 自身抗体 抗 SSA 或抗 SSB(+)(双扩散法)。

（1）原发性干燥综合征：无任何潜在疾病的情况下，符合下述 1 条即可诊断：

1）符合表中 4 条或 4 条以上，但必须含有条目Ⅳ(组织学检查)和(或)条目Ⅵ(自身抗体)；

2）条目Ⅲ、Ⅳ、Ⅴ、Ⅵ 4 条中任 3 条阳性。

（2）继发性干燥综合征：患者有潜在的疾病(如任一结缔组织病)，而符合条目Ⅰ和Ⅱ中任 1 条，同时符合条目Ⅲ、Ⅳ、Ⅴ中任 2 条。

（3）必须除外：颈头面部放疗史，丙型肝炎病毒感染、艾滋病、淋巴瘤、结节病、格雷夫斯病，抗乙酰胆碱药的应用(如阿托品、莨菪碱、溴丙胺太林、颠茄等)。

2. 2016 年美国风湿病学会/欧洲抗风湿病联盟原发性干燥综合征分类标准。

【疾病管理】

1. 治疗 目前对 pSS 的治疗目的主要是缓解患者症状，阻止疾病的发展和延长患者的生存期。尚无可以根治疾病的方法。

（1）由风湿免疫科主导治疗，根据受损器官及严重程度进行相应治疗。

（2）改善口干、眼干：可使用人工泪液、人工唾液等改善症状。

（3）口腔处理：注意口腔卫生，防止逆行性感染及口腔真菌感染。积极预防和治疗龋齿。

2. 预后 病变仅局限于唾液腺、泪腺、皮肤黏膜外分泌腺体者预后良好。有内脏损害者经恰当治疗后大多可以控制病情。如治疗不及时，病情可恶化甚至危及生命。出现肺纤维化、中枢神经病变、肾功能不全、恶性淋巴瘤者预后较差。

二、川崎病

川崎病(Kawasaki disease,KD)，曾称为皮肤黏膜淋巴结综合征(mucocutaneous lymph node syndrome,MCLS)，是一种以全身血管炎为主要病变的急性发热出疹性小儿疾病。临床特点为急性发热、皮肤黏膜病损和淋巴结肿大等。约 15%~20% 未经治疗的患儿发生冠状动脉损害。

【病因】 尚不清楚。病毒或细菌感染、免疫反应和其他因素如环境污染、药物、化学试剂等可能与本病的发生有关。

【临床表现】本病好发于 5 岁以下婴幼儿，男多于女。发病无明显季节性。一般有自限性，病程多为 6~8 周，有心血管症状时可持续数月至数年。

1. 全身表现

（1）发热：为最早出现的症状,体温达 38~40℃甚或更高,可持续 1~2 周,呈稽留热或弛张热,抗生素及退热剂治疗无效。

（2）球结膜充血：于起病 3~4 天出现无脓性分泌物,热退后消散。

（3）手足症状：急性期手足硬性水肿和掌跖红斑,恢复期指(趾)端甲下和皮肤交界处出现膜状脱皮,指(趾)甲有横沟,重者指(趾)甲也可脱落。

（4）皮肤表现：皮疹呈多形性,可表现为斑丘疹、红斑样皮疹或/和猩红热样皮疹,常在第 1 周出现,肛周皮肤发红、脱皮。

（5）心脏表现：于病程第 1~6 周出现心包炎、心肌炎、心内膜炎、心律失常。发生冠状动脉瘤或狭窄者可无临床表现,少数可有心肌梗死的症状。冠状动脉损害多发于病程第 2~4 周,也可发生于疾病恢复期。心肌梗死和冠状动脉瘤破裂可致心源性休克甚至猝死。3 岁以下的男孩,红细胞沉降率、血小板、C 反应蛋白明显升高是冠状动脉病变的高危因素。

（6）其他伴随症状：患者可能出现脓尿和尿道炎,或腹泻、呕吐、腹痛,少数患儿可发生肝大、轻度黄疸和血清转氨酶活性升高。少见肺部感染,偶有无菌性脑膜炎。

2. 口腔表征

（1）唇及口周表现：口唇红肿、干燥、皲裂,口腔黏膜弥漫性充血,舌乳头红肿,呈草莓舌。

（2）颈淋巴结肿大：单侧或双侧,坚硬有触痛,但表面不红,不化脓。病初出现,热退时消退。

【病理】　基本病理变化为全身性血管炎,好发于冠状动脉。

【辅助检查】

1. 血液检查　轻度贫血,周围血白细胞增高,以中性粒细胞为主;早期血小板数正常,以后升高。发热期血沉明显增快,C 反应蛋白增高。血清转氨酶升高。血清 IgG、IgM、IgA、IgE 增高,血循环免疫复合物升高,总补体和 C3 正常或增高。

2. 其他检查　包括心电图、胸部平片、超声心动图、冠状动脉造影及多层螺旋 CT 等。

【诊断】　发热 5 天以上,伴下列 5 项临床表现中 4 项者,排除其他疾病后,即可诊断为川崎病：

（1）四肢变化：急性期掌跖红斑,手足硬性水肿;恢复期指(趾)端膜状脱皮;

（2）多形性皮疹;

（3）眼结合膜充血,非化脓性;

（4）唇充血皲裂,口腔黏膜弥漫性充血,舌乳头突起、充血,呈草莓舌;

（5）颈部淋巴结肿大。

注：如 5 项临床表现中不足 4 项,但超声心动图有冠状动脉损害,也可确诊为川崎病。

【疾病管理】

1. 内科综合治疗　急性期治疗的目的是控制全身非特异性血管炎症,阻止冠状动脉瘤的形成及血栓性阻塞,包括静脉注射丙种球蛋白、口服阿司匹林、糖皮质激素等。

2. 口腔对症治疗　保持口腔卫生,局部消炎防腐止痛,促进病损愈合。

三、系统性红斑狼疮

具体内容见第六章第五节。

第四节　内分泌系统疾病和营养代谢性疾病

一、糖尿病

糖尿病(diabetes mellitus,DM)是一组由多病因引起的以慢性高血糖为特征的代谢性疾病,是由于胰岛素分泌和/或作用缺陷所引起。糖尿病是常见病、多发病,是严重威胁人类健康的世界性公共卫生问题。根据《中国 2 型糖尿病防治指南》2017 年版,我国成年人糖尿病患病率为 10.9%,男性略高于女性。其中 40 岁以下患病率高达 5.9%,呈现发病年轻化趋势。

【病因】 糖尿病的病因及发病机制尚未完全阐明,是包括遗传及环境因素在内的多种因素共同作用的结果。目前,国际上通用 WHO 糖尿病专家委员会提出的病因学分型标准:1 型糖尿病、2 型糖尿病、其他特殊类型的糖尿病和妊娠糖尿病。在我国患者群中,2 型糖尿病患者占到 90%以上。

【临床表现】

1. **代谢紊乱症状群** 出现多尿、多饮、多食和体重减轻的"三多一少"症状,可有皮肤瘙痒、视力模糊等。

2. **并发症** 急性严重代谢紊乱,可发生酮症酸中毒、高渗高血糖综合征。感染性疾病,如尿路感染、皮肤各种感染、肺结核等。慢性并发症,如微血管病变:糖尿病肾病、糖尿病性视网膜病变;大血管病变;神经系统病变、糖尿病足等。

3. **口腔表现** 糖尿病与口腔疾病关系密切,尤其是血糖控制不佳时,更容易引起口腔疾病。①龈炎、牙周炎:易引起或加重牙周疾病,而牙周感染又会加重糖尿病的病情。表现为:牙龈炎症明显,呈暗紫色,易出血,龈缘呈肉芽组织样;反复出现牙周脓肿,牙槽骨吸收迅速,以致牙松动脱落;易在短时间内形成大量牙石。②口干、口渴欲饮,黏膜干燥无光泽,偶见腮腺无痛性弥漫性肿大。③口腔念珠菌感染或味觉异常。④灼口综合征表现。⑤口腔黏膜苔藓样损害。⑥舌体胖大,舌质暗红,丝状乳头可表现为萎缩,菌状乳头充血,有时表现为地图舌样改变或裂纹舌。⑦龋齿、牙髓炎、根尖周炎的患病率增高。⑧创口愈合迟缓,即使轻微创伤或糜烂,也不易愈合,甚至导致炎症扩散,引起颌骨及颌周感染(图 11-4-1)。

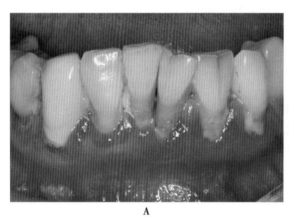
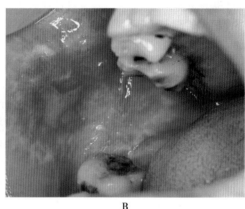

A   B

图 11-4-1 糖尿病的口腔表征
A.龈缘肉芽组织样增生并牙周溢脓 B.颊部苔藓样损害
(山东大学口腔医学院)

【辅助检查】

1. **尿糖测定** 尿糖阳性是诊断糖尿病的重要线索。

2. **血糖测定和糖耐量试验(OGTT)** 血糖升高是诊断糖尿病的主要依据,又是判断糖尿病病情和控制情况的主要指标。当血糖高于正常范围而又未达到糖尿病诊断标准时,需进行 OGTT。

3. **糖化血红蛋白(GHbA1)检测** 反映患者近 8~12 周平均血糖水平。

4. **其他。**

【诊断】 根据典型的临床表现及辅助检查如血糖、糖耐量试验及糖化血红蛋白等检查进行诊断。

【疾病管理】

1. **健康管理**

(1) 糖尿病健康教育,是重要的基础治疗措施之一。

(2) 医学营养治疗,是另一项重要的基础治疗措施,应长期严格执行。

(3) 运动治疗,应进行有规律的合适运动。

(4) 病情监测,定期监测血糖。

2. **药物治疗**

(1) 口服药物治疗:促胰岛素分泌剂、双胍类、噻唑烷二酮类等。

（2）胰岛素治疗：胰岛素是控制高血糖的重要和有效手段。胰岛素治疗应在综合治疗基础上进行，一般从小剂量开始，根据血糖水平逐渐调整。

（3）中医中药治疗。

3. 糖尿病患者口腔病变的处理

（1）保持良好的口腔卫生，定期到医院进行口腔检查，预防牙周炎和其他口腔疾病的发生。

（2）糖尿病患者在进行口腔治疗或手术时，应全面了解患者的健康状况及血糖水平，操作应细致。拔牙、深部刮治或其他手术时，需将血糖控制在 8.8mmol/L 以下，术前、术后使用抗生素、维生素，以防止术后感染或组织坏死。

（3）对牙周炎和根尖周炎应及时治疗，及时拔除不能保留的病灶牙。

（4）合并口腔真菌感染的患者，应积极抗真菌治疗，可用 2%～4% 碳酸氢钠含漱。

（5）有严重并发症的糖尿病患者，除非急症，一般保守治疗，或在控制糖尿病及并发症之后再做处理。

4. 口腔诊疗过程中，应注重对糖尿病高危人群的筛查，以便早发现、早干预、早治疗，防止并发症的发生。

二、库欣综合征

库欣综合征（Cushing syndrome，Cushing 综合征）为各种原因造成肾上腺分泌过多糖皮质激素（主要是皮质醇）所致病症的总称，其中最多见为垂体促肾上腺皮质激素（ACTH）分泌亢进所引起的临床类型，称为库欣病（Cushing disease，Cushing 病）。

【临床表现】

1. 全身表现　多发于 20～40 岁女性。典型病例表现为：向心性肥胖、满月脸、多毛和多血质外貌；全身肌肉及神经系统症状，如肌无力，下蹲后起立困难，情绪不稳定、烦躁、失眠等；皮肤变薄，易出现皮下瘀斑，色素沉着，手、脚、指（趾）甲、肛周常出现真菌感染；心血管表现，如高血压，易发生静脉血栓；对感染抵抗力减弱；性功能障碍；代谢障碍，如糖耐量减低、骨质疏松等。

2. 口腔表现　舌和咬肌活动度减退，口腔黏膜可出现棕褐色色素沉着。口腔易发生念珠菌感染。有时出现骨质疏松、牙槽骨吸收、牙齿松动等。

【诊断】　根据典型的临床表现，实验室检查如 24 小时尿中 17-羟皮质类固醇（17-OHCS）、血清促肾上腺皮质激素（ACTH）测定可诊断。病因诊断尤为重要。

【疾病管理】

1. 切除垂体微腺瘤为本病的首选疗法。

2. 药物治疗　为一种辅助治疗方法。

3. 口腔处理　保持口腔卫生，预防念珠菌感染。

三、维生素缺乏症

（一）维生素 B_2 缺乏症

维生素 B_2 又名核黄素，为水溶性维生素之一，主要来源于动物性食物。作为辅酶的构成部分，核黄素在生物氧化过程中起递氢作用，与糖、脂类和蛋白质的生物氧化有密切关系，对生长发育、维护皮肤和黏膜的完整性、眼的感光等具有重大作用。

【临床表现】

1. 全身表现　阴囊炎是该病早期和最常见的表现。阴囊瘙痒为始发症状，尤以夜间为重。阴囊出现红斑、鳞屑、丘疹。妇女可有会阴痒、阴唇炎和白带过多等。皮肤主要表现为干痒性皮炎和脂溢性皮炎，发病部位以鼻、鼻唇沟、眉间、口周、耳后等为主。此外，鼻黏膜干燥、灼热感，鼻前庭结痂、皲裂；眼睛出现结膜炎、角膜充血和血管增生、浑浊、溃疡，畏光和流泪，视物不清等。

2. 口腔表现　口角炎、唇炎和舌炎常为该病的早期表现。

（1）口角炎：双侧对称性口角区皮肤湿白浸渍、糜烂，出现皲裂、结痂。

（2）唇炎：以下唇多见，唇部从鲜红色、火红色到暗紫色变化；唇微肿胀，干燥脱屑，皲裂，有烧灼感或刺痛。

（3）舌炎：早期有舌干燥、烧灼感或刺痛感，舌体呈鲜红色，菌状乳头红肿，病程长者表现为萎缩性舌炎，舌乳头萎缩，舌面光滑、呈亮红色。有时可呈地图舌，舌背可出现沟纹或溃疡。

【诊断】依据营养史、临床特征及实验室检查进行诊断。实验室检查如尿核黄素/肌酐比值、尿排泄负荷试验及红细胞谷胱甘肽还原酶（EGR）的活性系数测定。治疗性诊断是指维生素 B_2 缺乏症患者，经维生素 B_2 治疗后疗效显著。

【疾病管理】

1. 治疗

（1）口服维生素 B_2 片，每次 5mg，每日 3 次。同时服用复合维生素 B，效果更好。

（2）口腔局部病损可对症治疗，保持口腔卫生，防止继发感染。

2. 预防　改良烹饪方法，减少对营养素的破坏，多食用富含维生素 B_2 的食物，如牛奶、鸡蛋、动物内脏、瘦肉、豆类等。

（二）烟酸缺乏症

烟酸缺乏症（nicotinic acid deficiency）也称糙皮病（pellagra）。烟酸和烟酰胺都是吡啶衍生物，属水溶性维生素，存在于肉类、奶、肝、豆类和蔬菜等动、植物食品中。本病的发生与烟酸、烟酰胺、色氨酸的摄入减少，吸收不良及代谢障碍有关。

图片：ER11-16
烟酸缺乏的皮肤表现

【临床表现】

1. 全身表现　典型的表现为皮炎、腹泻和痴呆，以皮炎和腹泻多见。起病缓慢，一般有食欲减退、倦怠无力、体重下降、腹痛不适、消化不良、注意力不集中、失眠等非特异性表现。皮炎多于春夏季发作或加重，四肢、躯体暴露部位发生对称性皮炎，酷似晒斑。出现食欲减退、恶心呕吐、腹痛腹泻等消化系统症状。神经精神症状个体差异较大，以神经衰弱最常见。

2. 口腔表现　早期舌尖、舌缘充血，菌状乳头红肿，继而全舌发红，有灼热痛，病程较长者，舌丝状乳头和菌状乳头萎缩，舌面发红、光亮，呈牛肉红色，对创伤或其他刺激特别敏感，容易发生溃疡。口腔黏膜、咽部也可发红、灼痛，可发生糜烂或表浅溃疡。口角湿白或糜烂。易发生龈炎、牙周炎。

【诊断】根据营养史和临床特征作出诊断。在疾病早期，诊断需结合实验室检查结果。实验室检查包括烟酸尿代谢产物 N'-甲基烟酰胺（N'-MN）、血浆 2-吡啶酮、红细胞烟酸脱氢酶（NAD）含量测定。

【疾病管理】

1. 病因治疗　调整饮食，多食用含有丰富烟酸和色氨酸的食物，寻找并治疗诱发因素。

2. 口服烟酰胺每次 50~100mg，每日 3 次至症状消失。

3. 口腔局部对症治疗。

4. 有皮炎者应避免日光照射。

（三）维生素 C 缺乏症

维生素 C 缺乏症（vitamin C deficiency）又称坏血病（scurvy），是由于长期缺乏维生素 C 所引起的营养缺乏症，临床特征为出血和骨骼病变。

【临床表现】

1. 全身表现　起病缓慢，全身乏力、食欲减退、体重减轻、精神抑郁、面色苍白、皮肤瘀点、瘀斑，内脏也可有出血现象如血尿、便血、月经过多，伤口愈合延迟等症状。骨关节肌肉疼痛，小儿可有髋关节外展、膝关节半屈、足外旋、蛙样姿势。

2. 口腔表现　维生素 C 缺乏者易累及牙龈及牙周组织。龈炎、牙龈出血是突出的早期表现。牙龈充血水肿、质地松软，色暗红，龈乳头处最显著，易出血，表面可出现糜烂、溃疡，易继发感染，常伴有疼痛和血腥样口臭。若存在局部刺激因素或口腔卫生不良，可使症状加剧，特别是牙周炎患者，在短期内牙齿可松动脱落。牙槽骨丧失常为早期 X 线表现。少数患者可有腭、颊、舌缘瘀点、瘀斑。伤口愈合延迟，对感染的易感性增加，可并发坏死性龈炎、坏死性口炎。

【诊断】根据病史、典型临床表现及实验室检查或治疗性试验即可诊断。毛细血管脆性试验

学习笔记

阳性,凝血酶时间延长。白细胞维生素 C 含量、血清维生素 C 浓度降低。维生素 C 缺乏在 X 线片上有特殊表现,具有诊断意义。

【疾病管理】

1. 治疗

(1) 口服维生素 C,每日 200~500mg,分 3 次口服。

(2) 保持口腔清洁,预防和治疗继发感染。

2. 预防 去除病因,选择维生素 C 丰富的水果、蔬菜和肉类食物,如橘、柚、柠檬、番茄、山楂、豆芽、辣椒、动物肝肾等,改进烹调方法。

(咸向敏)

四、淀粉样变性

淀粉样变性(amyloidosis)是由于淀粉样蛋白沉积在细胞外基质,造成沉积部位组织和器官损伤的一组疾病,可累及包括肾脏、心脏、肝脏、皮肤黏膜软组织、外周神经、肺、腺体等多种器官及组织。舌淀粉样变性是淀粉样物质沉积在口腔的常见表现。

【病因】 淀粉样变性病因尚不明确,可能与自身免疫病、炎症、遗传病或肿瘤有一定的关系。

【临床分型】 淀粉样变性的临床分型多种多样,根据形成淀粉样原纤维的前体蛋白类型不同主要分为以下类型:

1. 免疫球蛋白轻链淀粉样变性(immunoglobulin light chain amyloidosis,AL) 由单克隆免疫球蛋白轻链(包括 λ 型或 κ 型轻链的可变区域或整条轻链)沉积而成,主要与克隆性浆细胞异常增殖有关。根据淀粉样物质产生部位和沉积部位的远近,其又可分为系统性 AL 型淀粉样变和局限性 AL 型淀粉样变。此型为最常见的类型。

2. 淀粉样物质 A 淀粉样变性(amyloid A,AA) 由炎症期产生的血清淀粉样物质 A(serum amyloid A)沉积而成,主要继发于某些慢性炎症或感染,如慢性炎性关节炎、肺结核、克罗恩病、家族性地中海热等。

3. β2 微球蛋白淀粉样变性(β2 microglobulin amyloidosis,Aβ2M) 又称透析相关性淀粉样变,β2 微球蛋白为 I 类主要组织相容性(MHC)抗原的轻链,在血液透析时不能通过透析膜,长期做血液透析的肾衰患者血浆中 β2 微球蛋白增高并沉积为淀粉样原纤维。

4. 甲状腺素运载蛋白淀粉样变性(transthyretin amyloidosis,ATTR) 是由甲状腺素运载蛋白(transthyretin)沉积而成。此外,还有 β 蛋白沉积所致的 Aβ 型,与阿尔茨海默病、唐氏综合征有关。

【临床表现】

1. 全身表现 根据侵犯器官的不同淀粉样变性有多种临床表现,始发症状多为疲劳和体重下降。

系统性 AL 型淀粉样变性最常累及肾脏和心脏,肾脏病变主要表现为蛋白尿或肾病综合征,心脏病变常表现为心律失常、充血性心力衰竭、心室增厚等。此外,还可见肝大伴碱性磷酸酶升高、体位性低血压、假性肠梗阻、腹泻与便秘、眶周紫癜等。

局限性 AL 型淀粉样变性常累及气道(鼻咽部、喉、支气管)、肺部、眶周、膀胱、胃肠道、淋巴结和皮肤。

AA 型淀粉样变性最常累及肾脏,还可出现肝大及胃肠道症状,心脏及神经受累少见。

Aβ2M 型淀粉样变性主要累及关节、关节周围组织、骨,表现为关节炎、腕管综合征和骨囊肿。

ATTR 型淀粉样变性主要累及心脏和外周(和/或自主)神经系统,表现为心肌病、感觉障碍、出汗障碍或直立性低血压等。

2. 口腔表现 舌部是 AL 型淀粉样变性在头颈部区域最易累及的部位,可形成典型的进行性巨舌症(macroglossia)。早期舌体尚软,活动不受限制,随淀粉样物质沉积,舌体逐渐肿大变硬、广泛而对称,舌缘见齿痕及结节状突起(图 11-4-2)。晚期舌体庞大而突出口外,口唇闭合困难,舌系带增厚僵硬、失去弹性,舌体活动受限,以致影响言语、进食和吞咽,仰卧时因舌后坠发鼾声。

学习笔记

ER11-17
画廊:ER11-17
淀粉样变性的
口腔表现

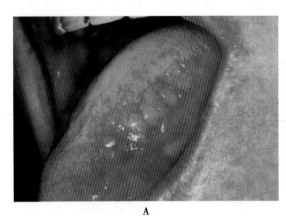
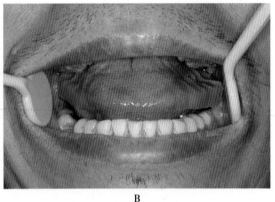

图 11-4-2　舌淀粉样变性

A.舌体逐渐肿大,广泛而对称,舌两侧有齿痕,舌缘有结节状突起(中山大学光华口腔医学院)

B.舌体肿大,舌两侧有齿痕,并有结节状突起(山东大学口腔医学院)

除舌部外,还可表现为口腔黏膜(主要是口底、牙龈、颊部,腭部非常少见)的微黄色结节或突起的白色病损;或广泛的蓝紫色疱样突起;或瘀斑、丘疹、溃疡等。双颌下区、颏下区肿大变硬、边界不清。若淀粉样变累及唾液腺,则表现为口干症;累及脉管时,可表现为血管病变和出血。

【组织病理学】淀粉样变组织在刚果红染色时无定形淀粉样物质呈橙红色,在偏振光下呈特异性的"苹果绿"双折射,是组织病理学的金标准。

【辅助检查】在组织病理学确诊淀粉样变后,准确地鉴定出淀粉样物质的类型是患者治疗的基础。可采用免疫组化、免疫荧光、突变基因检测、免疫电镜和质谱蛋白质组学方法鉴定淀粉样物质的类型。

绝大多数淀粉样变均为系统性,因此,需对患者进行全面筛查、评估以找寻相关的潜在疾患,如浆细胞病、慢性炎症等。不仅有助于鉴定淀粉样变类型,对治疗和预后判断也有指导作用。

1. **血液检查**　血常规、肝肾功能、血清蛋白电泳、免疫固定电泳等。

2. **尿液检查**　尿常规、尿蛋白定量、尿免疫固定电泳、24 小时尿轻链、尿本周蛋白等。

3. **骨髓检查**　骨髓活检免疫组化等。

4. **影像学检查**　超声检查等。

【诊断】根据病史、临床表现、辅助检查,结合组织病理学检查,作出诊断。

【疾病管理】

1. 尚缺乏特效疗法。以内科综合治疗为主,目的是通过干扰前体蛋白的产生,阻止淀粉样物质的产生和沉积。

2. 口腔局部病损以对症治疗为主,可考虑局部注射糖皮质激素。

3. 注意系统性 AL 型淀粉样变患者部分可合并多发性骨髓瘤,预后较差。

(聂敏海　金鑫)

第五节　传染性疾病

一、猩红热

猩红热(scarlet fever)是由 A 组 B 型溶血性链球菌所致的急性呼吸道传染病。本病传染源主要是患者及带菌者,多经飞沫传播。5~15 岁为好发年龄。

【临床表现】

1. **全身表现**　潜伏期 2~5 天。起病急,高热多为持续性,咽痛。起病后 1 天开始发疹,皮疹于颈、胸、躯干、四肢依次出现,约在 36 小时遍布全身,典型皮疹是在弥漫性充血的皮肤上出现分布均匀的针尖大小的丘疹,压之褪色,伴有痒感,在腋窝、肘窝、腹股沟等皮肤皱褶处可见紫红色线条

（pastia 线）。皮疹持续 2~4 天依出疹先后顺序开始消退,皮疹退后,皮肤有脱屑。

2. 口腔表现 颜面部皮肤充血潮红而无皮疹,口鼻周围充血不明显,与充血的面部相比显得发白,称为"口周苍白圈"。在发病初期舌苔发白,舌菌状乳头肿大,肿胀的舌乳头突出覆以白苔的舌面,称为"白色杨梅舌"。3~4 天后舌苔脱落,舌面光滑呈绛红色,舌乳头凸起,称为"红色杨梅舌",下颌下淋巴结肿大。扁桃体红肿,有灰白色易被擦去的渗出性假膜,软腭黏膜充血,有点状红斑及散在性瘀点(图 11-5-1)。

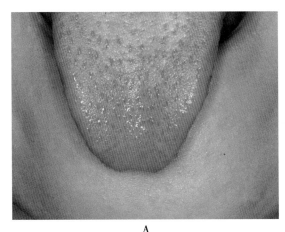
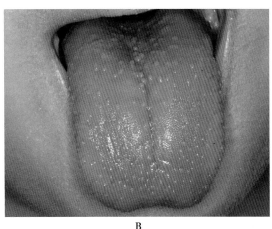

A   B

图 11-5-1 猩红热口腔表征
A. 白色杨梅舌 B. 红色杨梅舌
（山东大学口腔医学院）

【诊断】 根据接触史、典型的临床表现及咽拭子或脓液培养分离出 A 组溶血性链球菌即可确诊。

【疾病管理】

1. 治疗

（1） 一般治疗:隔离患儿,全身支持疗法,卧床休息,予以易消化、营养丰富的食物。

（2） 抗生素治疗:首选青霉素,对重症患者应加大用药剂量或联合应用其他抗生素。

（3） 中医中药治疗。

（4） 口腔局部保持清洁及对症治疗。

2. 预防 提高身体素质,疾病流行季节避免到人群密集的场所,及时做好患儿的管理。

3. 按照传染病管理条例及时上报。

二、麻疹

麻疹(measles)是由麻疹病毒引起的一种具有高度传染性的疾病。麻疹患者是唯一的传染源,通过呼吸道进行传播,与患者密切接触或直接接触患者的鼻咽分泌物也可传播。病后可获得终身免疫。发病季节以冬春季为主。

【临床表现】

1. 全身表现

（1） 潜伏期:6~18 天(平均 10 天左右)。

（2） 前驱期:一般为 4 天,表现为发热,多为中度以上;上呼吸道炎及结膜炎表现,结膜充血、流泪、畏光。

（3） 出疹期:多在发热 3~4 天后出现皮疹,此时全身中毒症状加重,体温高达 41℃。皮疹先出现于耳后、发际,逐渐颜面、颈部,自上而下逐渐蔓延到躯干、四肢,最后到达手掌与脚底。

（4） 恢复期:如无并发症发生,出疹 3~4 天后,发热开始减退,食欲、精神等全身症状逐渐好转。皮疹按出疹顺序逐渐消退,疹退后留有色素沉着伴糠麸样脱屑,一般 7~10 天后消退。肺炎是麻疹最常见的并发症,占麻疹患儿死因的 90% 以上,多见于 5 岁以下儿童。另外,还可出现喉炎、心

画廊:ER11-18
麻疹的临床表现

肌炎、神经系统病变等。

2. **口腔表现**　在出疹前 1~2 天,在患者双侧第二磨牙对应的颊黏膜上出现 0.5~1mm 针头大小的灰白色或紫色小点,周围有红晕环绕,称为麻疹黏膜斑或科普利克斑(Koplik spots),到出疹期此斑逐渐增多,可蔓延到整个颊黏膜及唇内侧,互相融合,有时扩大成片,似鹅口疮。大多数黏膜斑于出疹后 1~2 天开始消退。此种黏膜斑可作为麻疹早期的特异性体征,具有早期诊断价值。

【辅助检查】

1. **血常规**　白细胞总数正常或减少,淋巴细胞相对增多。

2. **多核巨细胞检查**。

3. **血清学检查**　ELISA 法进行麻疹病毒特异性 IgM 抗体检测,敏感性和特异性均好,出疹早期即可发现阳性。

4. 病毒抗原检测及病毒分离。

【诊断】　根据流行病学资料、麻疹接触史、临床表现及辅助检查进行诊断。

【疾病管理】

1. **治疗**

(1) 隔离患儿,卧床休息,给予易消化和营养丰富饮食。

(2) 对症治疗,预防并发症。中医中药治疗。

(3) 口腔局部保持清洁及对症处理。

2. **预防**

(1) 加强体育锻炼,提高抗病能力。

(2) 隔离患者。

(3) 注意个人及环境卫生,多喝水。麻疹流行期间尽量少带孩子去公共场所。

(4) 自动免疫:8 个月以上未患过麻疹者均应接种麻疹减毒活疫苗。接种后 12 天左右可产生免疫力。

(5) 被动免疫:在麻疹流行期间,对没有接种过疫苗的年幼、体弱易感者,在接触患者 5 天以内,肌内注射丙种球蛋白或胎盘球蛋白,可能免于患病或减轻病情。

3. 按照传染病管理条例及时上报。

三、白喉

白喉(diphtheria)是由白喉杆菌引起的急性呼吸道传染病。好发于秋冬季节,儿童多见。主要通过呼吸道传播。

【临床表现】

1. **全身表现**　高热、疲乏、头痛、食欲减退、呕吐等,严重者可并发中毒性心肌炎和周围神经麻痹。

2. **口腔表现**　咽、喉、悬雍垂、扁桃体区及口腔黏膜出现程度不同的点状、片状灰白色假膜,边缘清晰,不易拭去,若用镊子强行撕去假膜,则留下出血创面。伴有下颌下及颈部淋巴结肿大及压痛。

【诊断】　根据流行病学资料和临床表现可作出诊断。鼻、咽等拭子培养及涂片染色检查可帮助确诊。咽白喉应与急性扁桃体炎、文森咽峡炎、鹅口疮相鉴别。

【疾病管理】

1. 患者应进行隔离,卧床休息 3 周以上。给予高热量易消化饮食。

2. 注射白喉抗毒素,及早足量给予青霉素,80 万~160 万 U,每日 2~4 次,连用 7~10 日。白喉有梗阻或应用抗毒素后喉假膜脱落堵塞气道者,应行气管切开。

3. 保持口腔卫生,局部对症处理。

4. 按照传染病管理条例及时上报。

(戚向敏)

参考文献与书目

1. 葛均波,徐永健. 内科学. 8 版. 北京:人民卫生出版社,2013.

2. 华红,刘宏伟. 口腔黏膜病学. 北京:北京大学医学出版社,2014.

3. LEE G,DENNIS A. 西氏内科学. 23 版. 谢毅,译. 北京:世界图书出版公司,2015.

4. 陈谦明,曾昕. 案析口腔黏膜病学. 北京:人民卫生出版社,2014.

5. MEJIA L M. Oral manifestations of gastrointestinal disorders. Atlas of the Oral & Maxillofacial Surgery Clinics of North America,2017,25(2):93-104.

6. WARING E,VILLA A. Oral Manifestations of immunodeficiencies and transplantation medicine. Atlas of the Oral & Maxillofacial Surgery Clinics of North America,2017,25(2):105-111.

7. SANKAR V,NOUJEIM M. Oral manifestations of autoimmune and connective tissue disorders. Atlas of the Oral & Maxillofacial Surgery Clinics of North America,2017,25(2):113-126.

8. ABDUL S,MOHAN N,SURESH BRV,et al. Oral Manifestations of Plummer-Vinson Syndrome:A Classic Report with Literature Review. J Int Oral Health,2015,7(3):68-71.

9. TOLKACHJOV S N,BRUCE A J. Oral manifestations of nutritional disorders. Clin Dermatol,2017,35(5):441-452.

进一步阅读文献与书目

1. GREENBERG M S,GLICK M. Burket's Oral medicine:diagnosis and treatment. 11th ed. Hamilton,Ont.:B. C. Decker Inc.,2016.

2. 赵辨. 中国临床皮肤病学. 南京:江苏科学技术出版社,2010.

3. CRISPIAN S,STEPHEN R F,JOSE V. 系统疾病口腔颌面部表征. 华红,郑立武,译. 北京:人民卫生出版社,2012.

4. 金月波,何菁. 2016 年美国风湿病学会/欧洲抗风湿病联盟原发性干燥综合征分类标准. 中华风湿病学杂志,2017,21(3):213.

5. 康尔恂,郑家润. 淀粉样变性的研究现状. 国际皮肤性病学杂志,2005,31(6):373-375.

6. GERTZ M A. Immunoglobulin light chain amyloidosis:2016 update on diagnosis,prognosis,and treatment. Am J Hematol,2016,91(9):947-56.

7. MOLLEE P,RENAUT P,GOTTLIEB D,et al. How to diagnose amyloidosis. Intern Med J,2014,44(1):7-17.

学习笔记

第十二章　口腔黏膜色素异常

掌握：黏膜黑斑、色素沉着息肉综合征、恶性黑色素瘤的临床表现。

熟悉：原发性慢性肾上腺皮质功能减退症、多发性骨性纤维结构不良、黑棘皮病、色素痣、外源性色素沉着异常的临床表现。

了解：血红蛋白沉着症、胆红素沉着症、白癜风的临床表现。

口腔黏膜色素异常包括色素沉着和色素减退两大类，其中以色素沉着多见。口腔黏膜色素沉着是指由各种内源性或外源性因素所致的口腔黏膜色泽的改变。

第一节　内源性色素沉着异常

一、黑素沉着异常

（一）黏膜黑斑

黏膜黑斑（melanotic macule）是指与种族性、系统性疾病、外源性物质所致的口腔黏膜色素沉着无关的黑素沉着斑。其原因不明。

【临床表现】患者一般无自觉症状，多偶然发现。唇部尤以下唇最常见，其次为牙龈。颊、腭、舌等部位亦可发生。黑斑表现为棕色至黑色的均匀一致的椭圆形斑片，边界清楚，不高出黏膜表面，多孤立散在分布，直径小于1cm（图12-1-1）。与雀斑不同，黑斑在阳光照射后，颜色并不加深。女性多于男性，比例约为2∶1。

【组织病理学】上皮基底细胞层及基底细胞上层黑素增多，呈棕色带状，与下层结缔组织分界明显，黑素颗粒小，呈圆形，均匀地散布于胞质内。

【诊断】临床上表现为棕色、黑色斑片，无明确诱因，不能归入其他类似疾病者。

【疾病管理】目前认为黏膜黑斑是良性病变，一般不需要处理。

（二）色素沉着息肉综合征

色素沉着息肉综合征（pigmentation polyposis syndrome），又名普杰病（Peutz-Jeghers syndrome），为一种常染色体显性遗传性疾病，其致病基因位于19p13.3的STK11。其特征为口腔黏膜、口周皮肤等部位黑素斑，胃肠道多发性息肉，并有家族遗传性。

【临床表现】色素沉着是本病主要体征之一，最常出现在口唇周围和唇部（图12-1-2），此外还可见于舌、颊、腭、鼻唇沟、鼻前庭、眼睑、眼结膜、手指、足趾，少数在

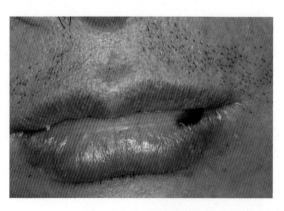

图12-1-1　黏膜黑斑
下唇左侧黑色椭圆形斑片，边界清楚，不高出黏膜表面
（武汉大学口腔医学院）

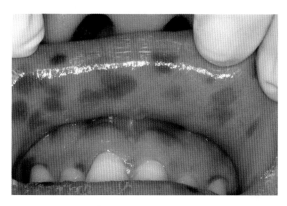

图 12-1-2　色素沉着息肉综合征的黏膜色素沉着
上唇、牙龈黑色、棕色斑片,扁平不隆起,散在或群集分布
(武汉大学口腔医学院)

会阴部、腹壁、小肠或直肠黏膜上。出生后数月即可出现,损害呈黑色、棕黑色、褐色,扁平不隆起,散在或群集分布,常为 1～5mm,为圆形、椭圆形,有时还左右对称,通常口周唇红部色素沉着较皮肤先出现。

随着年龄增长色素沉着斑可增大,数目增加,色泽加深,到成年后有时黑斑变浅或消失,而口腔黏膜色素沉着仍清晰可辨。肠息肉的严重程度与黏膜、皮肤色素斑的大小、数目和深度并无关联。

胃肠道多发性息肉是本病的重要特点,消化道息肉多见于小肠、结肠,也可发生于胃、十二指肠。息肉一般为多发性,大小不等,小如针尖,大如鹅卵,一般如黄豆大,以有蒂多见,圆形或卵圆形,息肉表面多呈分叶状,较大息肉表面可呈脑纹样,可分散或群集。

本综合征的主要症状和并发症由息肉所致,患者常有慢性腹痛、呕吐、腹泻、贫血和黑便等症状,严重者可出现肠梗阻和肠套叠等并发症。本病肠息肉有恶变倾向。

【组织病理学】 黏膜皮肤损害表现为基底细胞层内的黑素细胞黑素颗粒增加,或伴黑素细胞增生。肠道息肉表现为错构瘤,镜下可见黏膜肌层呈树枝状增生和非特异性腺管增生。

【辅助检查】 消化道钡剂 X 线造影、消化道内镜和腹部超声波检查可全面了解胃肠道息肉的分布、数目与大小。

【诊断】 根据口腔黏膜、口周色素沉着,询问病史有腹痛、便血等症状和有家族史时应考虑本病。消化道内镜有助于诊断。

【疾病管理】 对口周及口腔色素沉着,一般不需治疗。消化道息肉可行手术治疗。

（三）原发性慢性肾上腺皮质功能减退症

慢性肾上腺皮质功能减退症(chronic adrenocortical hypofunction),分为原发性和继发性。原发性者又称艾迪生病(Addison disease),是由于各种原因导致肾上腺皮质结构或功能缺陷,引起肾上腺皮质激素分泌不足多伴血浆促肾上腺皮质激素(ACTH)水平增高。继发性是指下丘脑或垂体病变致 ACTH 分泌降低使肾上腺皮质激素不足多伴血浆 ACTH 水平降低但少数也可正常。慢性肾上腺皮质功能减退症多见中年人,老年和幼儿较少见,无性别差异。

【病因和发病机制】 自身免疫性(包括特发性肾上腺皮质萎缩和自身免疫性多内分泌腺功能减退综合征)为主,其次是结核,以及其他原因(肿瘤、真菌感染等)。

【临床表现】 起病缓慢,以皮肤黏膜色素加深伴乏力、虚弱、食欲减退、消瘦、血压、血糖降低为特征。

色素沉着是本病早期症状之一,也是最具特征性的表现,几乎见于所有病例,但继发于腺垂体功能减退者常无此症状。色素沉着为全身性,青铜色、褐色或黑褐色,暴露和易受摩擦部位更明显,如面、颈、前胸、四肢、关节伸屈面及手足背等处,正常色素较深部位如乳头、乳晕、腋下、外生殖器和肛周等处色素更明显,指甲、趾甲根部也有色素沉着。

口腔黏膜色素沉着一般早于皮肤出现,常发生在唇红、颊、牙龈、舌缘和舌尖等部位,表现为大小不等的点状、片状的蓝黑色或暗棕色色素沉着(图 12-1-3)。色素沉着区无自觉症状。

本病还可出现许多全身系统的症状,如乏力、虚弱、消瘦、血压下降、食欲减退、精神失常,对感染、外伤等各种应激的抵抗力减弱等,严重时可发生昏厥、休克和出现肾上腺危象。

【组织病理学】 色素过度沉着是黑素细胞活性增加的结果,而细胞数目并不增多。黑素主要在基底细胞内,也可见于基底层以上。在真皮的上部有中等量吞噬黑素的巨噬细胞。

【辅助检查】 血液生化检查可发现低钠血症、高钾血症。常有正细胞型正色素性贫血、中性粒细胞减少、淋巴细胞及嗜酸性粒细胞增多。基础 ACTH 测定有助于本病的诊断及鉴别诊断,原发性

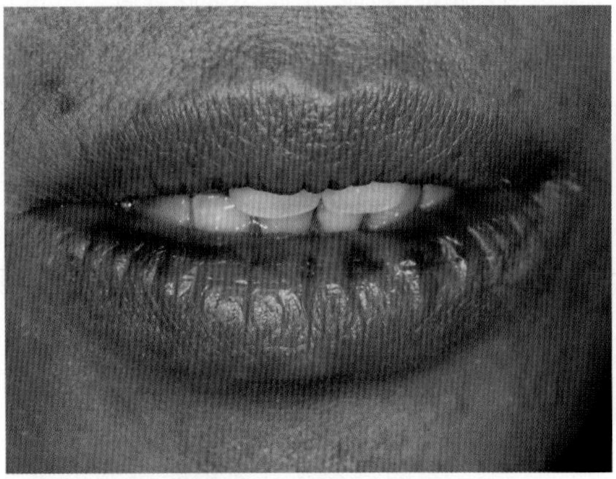

者血浆 ACTH 明显升高,而继发性者血浆 ACTH 水平大部分偏低,ACTH 兴奋试验是该病具有诊断价值的方法,可明确垂体-肾上腺皮质轴的功能状态。

【诊断】 对于黏膜皮肤色素沉着,有乏力、食欲减退、体重减轻、血压降低者要考虑本病的可能,结合辅助检查明确诊断。

【疾病管理】 除病因治疗外,还要行基础治疗,即长期使用肾上腺皮质激素替代补充,一般口服泼尼松或其他皮质激素药物。黏膜皮肤色素沉着目前尚无有效治疗方法,由于患者抗感染能力低,因此应保持口腔卫生。

图 12-1-3 原发性慢性肾上腺皮质功能减退症的黏膜色素沉着
下唇黑色、棕色斑片,散在或片状分布
(武汉大学口腔医学院)

（四）多发性骨纤维结构不良

多发性骨性纤维结构不良(polyestotic fibrous dysplasia),即 Albright 综合征,是发生于儿童和青少年的一种少见的先天性疾病,女性略多于男性,病程进展缓慢,且有自限倾向。其特征为口腔黏膜、皮肤色素沉着,多发性纤维骨结构不良和性早熟等特征。

【病因】 病因不明,有遗传性。有人认为是内分泌及新陈代谢功能失调或脑垂体功能失调、先天性骨发育异常、骨质修复作用异常所致。亦有人认为是类脂质肉芽肿的愈合期。

【临床表现】

1. 皮肤和黏膜色素沉着 皮肤上出现散在的、分布不规则的褐色斑,常见于胸、背、腰部和大腿,斑片大而数目少。口腔黏膜色素沉着表现为褐色斑,以唇部多见。

2. 骨纤维发育异常 可累及单个或多个骨骼,多发生在股骨近端、盆骨、颅骨、面部骨或颌骨,通常累及髓质骨而不是皮质骨,而且多为单边型。骨质破坏导致骨膨胀或骨折。

3. 性早熟 多见于女性患者,在幼年时即出现乳头隆起、月经来潮等。

【组织病理学】 主要是骨组织被纤维组织代替,纤维细胞大小一致,排列整齐,血管少。纤维组织中散在新生骨小梁,形状不规则,钙化不均匀。

【辅助检查】 X 线片上显示骨密度减低,并有致密条纹或斑块贯穿其中,呈毛玻璃状改变,患骨膨大、弯曲、畸形。

【诊断】 根据临床三大特征和骨 X 线片明确诊断。

【鉴别诊断】 本病应和多发性神经纤维瘤病相鉴别。多发性神经纤维瘤病为神经系统发育障碍的全身性疾病,属于常染色体显性遗传性疾病,约有 25% ~ 50% 的患者有家族史。临床特征主要是多发性神经纤维瘤和皮肤棕褐色色素斑。口腔黏膜的棕黑色斑多见于唇,口腔颌面部神经纤维瘤病多发生于面、颞、颊、舌、腭等部位。多发性瘤结节一般沿皮下神经分布,呈念珠状或丛状。

【疾病管理】 双膦酸盐可用于缓解骨的疼痛和防止骨折,钙、维生素 D、磷补充剂也有一定作用,手术治疗可用于治疗骨折和骨畸形。对色素沉着斑可不作处理。青春期后,病程可能自行停止发展,色素沉着可随年龄增长而逐渐消退。

口服双膦酸盐应注意不能与食物、牛奶、饮料同服。至少餐前半小时温开水送服;如早餐前未服用,则当日停服,而不能在餐后补用。一代、二代双膦酸盐具有抑制骨矿化,干扰骨形成的作用,持续服用有导致软骨症和诱发骨折的可能,一般采用间歇周期服药,不可连续服用。

（五）黑棘皮病

黑棘皮病(acanthosis nigricans)是以皮肤角化过度、色素沉着及乳头瘤样增生为特征的一种少见的皮肤黏膜病,根据病因分为良性、恶性两类型。

【病因和发病机制】 常见于胰岛素抵抗,尤其是肥胖的患者,其次与其他代谢障碍、药物、恶性

ER12-2

画廊:ER12-2
上下颌骨 CBCT 图像

肿瘤有关。部分患者缺少特定的病因,可有或无家族性。

【临床表现】初起时,皮肤干燥粗糙,色素沉着,呈灰褐色或黑色,之后表皮逐渐增厚,并有乳头瘤样突起,色素沉着也逐渐加深。随着皮肤进一步增厚,可出现皮纹加深、皮肤皱起和疣状物形成。皮损好发于颈、腋窝、乳房及腹股沟等皱褶部位。

口腔黏膜可被累及,颊、舌背、咽肥厚不平或呈乳头瘤样增生,可伴有不同程度的色素沉着(图12-1-4)。良性黑棘皮病发生于新生儿或幼儿期,有家族倾向,开始时皮损为单侧性,病损较轻。口腔黏膜可见细的皱褶,似天鹅绒样。病程进展缓慢,青春期后,皮损停止扩展,保持稳定或消退。

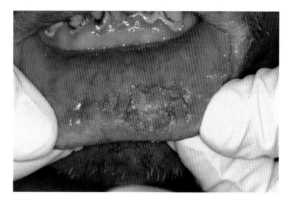

图 12-1-4　黑棘皮病
下唇乳头状增生,质地软,边界清楚
(上海交通大学口腔医学院)

与黑棘皮病相关的最常见的恶性肿瘤是胃腺癌。其他少见的恶性肿瘤有内分泌、泌尿生殖器的和肺脏的肿瘤以及黑素瘤。常在40岁以后发病。皮损分布广泛,病损严重,病情进行性加重,色素沉着更为明显。约半数病例黏膜和皮肤黏膜交界处受累,唇周可发生疣状或乳头瘤样增生。

【组织病理学】表皮角化过度和乳头瘤样增生,棘层不规则增厚,基底细胞层有轻度色素增加。

【辅助检查】初步实验室筛查包括全血细胞计数、空腹血糖和胰岛素水平、便常规和便潜血、胸部和胃肠道的影像学检查、消化道内镜等。

【诊断】根据临床表现进行诊断,结合病史和辅助检查有助于查找病因。

【疾病管理】疾病管理重点在于积极寻找并治疗原发疾病,详细询问病史有助于查找潜在病因,如发病年龄,有无家族史、用药史,有无高胰岛素血症、高雄激素血症(有无男性化现象)、有无体重下降等相关症状,明确病因后,转至相关专科进行治疗。若皮损引起美容缺陷者,可行美容手术。

（六）色素痣

色素痣(pigmented nevus)好发于面颈部皮肤,偶见于口腔黏膜、睑结膜等处,来源于表皮基底层的黑素细胞或胚胎期神经嵴的前体细胞。根据组织病理学特点,色素痣可分为交界痣、皮内痣或黏膜内痣和混合痣。

【病因和发病机制】为常染色体显性遗传,属发育畸形,也可后天获得。

【临床表现】

1. 交界痣　表现为浅褐色、暗褐色或棕黑色的斑疹、丘疹或结节,平坦或稍高出于皮肤表面,表面光滑,无毛,可发生在任何部位,掌跖和外阴部的色素痣多为交界痣。交界痣可长期保持形态不变,但如处在常受摩擦、创伤或慢性刺激的部位,则有发生恶变的可能,因此当交界痣出现明显增大、色素变深,局部出现痒、疼痛、灼热、破溃、出血,周围出现卫星小斑点、结节或放射状黑线时,应考虑恶变的可能。

2. 皮内痣或黏膜内痣　为淡褐色至暗褐色,平滑或稍隆起于皮肤表面,也可呈乳头瘤状或疣状,表面光滑,可长毛,以头颈部多见。

3. 混合痣　在临床上与上述两种色素痣难以区别。多见于青少年,隆起于皮肤表面,淡褐色和黑褐色,表面光滑,可长毛。

口腔色素痣可发生在腭、牙龈、颊及唇,大小约为0.1~1cm,稍高出于黏膜面,为褐色、深棕色或棕黑色,以黏膜内痣为多见(图12-1-5)。

【组织病理学】交界痣的痣细胞巢位于表皮和真皮交界处,皮内痣的痣细胞巢在真皮内,混合痣为皮内痣和交界痣同时存在。

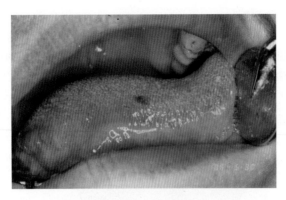

图 12-1-5 色素痣

右舌缘棕黑色小结节,稍高出于黏膜面

(武汉大学口腔医学院)

【诊断】 根据临床表现及组织学特征进行诊断。

【疾病管理】 色素痣一般对人体无害,不需处理。影响面容或疑有恶变时,应行手术切除。随着美容外科的发展,一些治疗方法被引入,如激光治疗、高频电刀、冷冻治疗、药物治疗。

（七）恶性黑素瘤

恶性黑素瘤（malignant melanoma）是一类侵袭性高、转移率高、预后极差起源于胚胎神经嵴由异常黑色素细胞过度增生引发的恶性肿瘤,可发生于皮肤和黏膜,在我国与东亚地区口颌面部恶性黑素瘤发生在口腔黏膜较颜面皮肤多见。恶性黑素瘤的平均发病年龄较大,在皮肤 40 岁为发病高峰,黏膜比皮肤晚 15~20 年。

【病因和发病机制】 颌面部的恶性黑素瘤常在色素痣的基础上发生,主要由交界痣或混合痣中的交界痣恶变而来。紫外线、遗传、内分泌、慢性刺激与损伤和恶性黑素瘤的发病有一定的关系。

【临床表现】 颌面部皮肤恶性黑素瘤常见于头皮、颊部、颈部和耳部,常在色素痣基础上发生,发生恶变时,迅速增大,色素加深,呈放射状扩展,且溃破渗血,周围出现卫星结节,所属区域的淋巴结骤然增大。

口腔内的恶性黑素瘤可见于口内任何部位,最常累及硬腭和上颌牙槽嵴黏膜,早期多无症状。主要为垂直生长型,除了无色素性黑素瘤外,多数呈黑色或棕褐色,为扁平状凸起的肿块,质地较软,约 1/3 病例发生溃疡,伴出血。肿块生长迅速,侵犯牙槽突及颌骨时,可引起牙松动、脱落（图 12-1-6）。

恶性黑素瘤常发生早期而广泛的淋巴结转移,首先至下颌下、颈深上淋巴结群。血行转移率高,可达 40%,主要是肺、肝、骨、脑等器官。

【组织病理学】 恶性黑素瘤瘤细胞呈圆形、卵圆形、梭形及多角形。胞质透明,内含黑素。核大、深染、核仁明显、核分裂象多,可见多核瘤巨细胞。有时瘤细胞可不含黑素,其为无色素性黑素瘤,可用 Dopa 反应协助诊断。

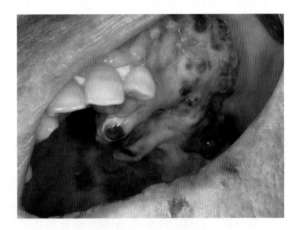

图 12-1-6 恶性黑素瘤

上颌牙槽嵴、硬腭黑色肿块,质地较软,伴出血。肿块生长迅速,引起牙松动、脱落

(武汉大学口腔医学院)

【诊断】 主要依据其临床表现作出诊断,黑素瘤的 ABCDE 五种表现有助于早期诊断,即非对称（A,asymmetry）、边缘不规则（B,border irregularity）、颜色改变（C,color variartion）、直径（D,diameter）大于 5mm、隆起（E,elevation）。因切取活检可促使肿瘤扩散与转移,一般不宜行活组织检查。但确实诊断困难时,可手术中行病灶冷冻活检,确诊后同期完成根治性切除术。

【疾病管理】 恶性黑素瘤,尤其是黏膜恶性黑素瘤,恶性程度高,早期易于转移,预后差,及时处理和综合治疗十分重要。综合序列治疗具体方案如下:原发灶冷冻治疗→化学治疗→外科治疗（选择性颈清术±原发灶扩大切除术+组织修复）→生物治疗→康复治疗（赝复治疗,语言训练,牙列恢复）,如冷冻后原发灶未予控制,行补充手术切除。

二、血红蛋白沉着症

分为遗传性和获得性,前者为第 6 对染色体基因异常引起的常染色体隐性遗传病,后者主要由于长期过量摄入铁、长期大量输血、肝病引起铁代谢障碍以及各种原因造成红细胞生长障碍等造成。好发于中年男性,女性少见。

【临床表现】　由于铁质沉积,可导致心、肝、胰、性腺及皮肤损害。临床上发生心力衰竭、肝硬化、糖尿病、性腺萎缩及皮肤黏膜色素沉着。临床特征为皮肤呈青铜色或灰黑色,主要发生在面部、上肢、手背、腋窝、会阴部。口腔黏膜可有蓝灰色或蓝黑色的色素沉着,主要发生在硬腭、牙龈和颊部。

【诊断】　根据肝功异常、血糖升高及皮肤黏膜色素沉着、血清铁含量增高等进行诊断。

【疾病管理】　本病可采用去铁胺、铁络合疗法或放血疗法。口腔黏膜的色素沉着不需特殊处理。

三、胆红素沉着症

胆红素沉着的原因主要是肝胆疾病造成肝细胞损害,肝内胆小管梗阻,使排泄胆红素的能力降低,致使胆红素滞留于血液内而形成黄疸。

临床表现为皮肤呈黄色,巩膜亦黄染。硬软腭交界处及颊黏膜也可出现黄染,舌苔较重。对该症的处理应是积极治疗引起黄疸的肝胆疾病。

第二节　外源性色素沉着异常

（一）重金属色素沉着

重金属的全身吸收会导致口腔黏膜的变色,多见于某些职业暴露者。砷、铅、铋、汞、银、金最常见。慢性铅中毒、铋中毒、汞中毒时,可在牙龈边缘形成铅线、铋线、汞线,表现为蓝黑色或灰蓝色的色素沉着带,严重时在唇、舌、颊黏膜亦可见沉着斑,并伴有口腔黏膜的炎症。而银、金中毒会分别引起口腔黏膜的蓝灰色色素沉着和牙龈的紫色变。口腔治疗主要是保持口腔卫生,去除龈缘处的局部刺激因素,防止感染。全身进行排毒治疗后,色素沉着可逐渐消退。

（二）银汞文身

指充填用的银汞合金进入黏膜内引起口腔黏膜出现蓝灰色或黑色的沉着,常见的部位为牙龈和牙槽黏膜,其次是腭和颊部。患者无明显自觉症状,一般不需处理。

（三）药物性色素沉着

有些药物可引起口腔黏膜色素沉着,包括奎纳克林、氯喹、羟化氯喹、奎尼丁、齐多夫定、四环素、米诺四环素、氯丙嗪、口服避孕药、氯法齐明、酮康唑、胺碘酮、白消安、多柔比星、博来霉素、环磷酰胺,在停用这些药物后,色素沉着仍保留一定的时间。此外某些含漱剂如氯己定或中药也可使黏膜出现一过性色素沉着。

（四）炎症后色素沉着

常为慢性牙周炎、扁平苔藓、天疱疮、类天疱疮、红斑狼疮等长期所致的黏膜及唇部的色素沉着,沉着部位在上述炎症部位及周围。色素斑呈淡褐、紫褐或黑色,其形态和分布与原有疾病相吻合(图 12-2-1)。

（五）吸烟性黑素沉着

黑素沉着的程度与抽烟时间、抽烟量成正比,女性比男性更易出现。口腔黏膜出现深灰色或棕黑色的不规则黑素斑,主

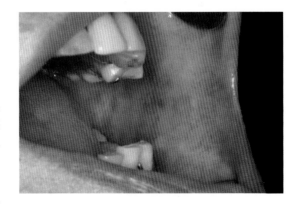

图 12-2-1　炎症后色素沉着
左颊部淡褐色斑片,伴有浅白条纹
（武汉大学口腔医学院）

ER12-3
画廊:ER12-3
吸烟性黑素沉着

要见于牙龈、唇和颊。

第三节　色素脱失

白癜风(vitiligo)是一种常见的后天性色素脱失性皮肤黏膜病,我国人群的患病率约为0.1%~2%。

【病因和发病机制】目前还不完全清楚,与该病发生有关的学说主要有自身免疫学说、黑素细胞自毁学说、神经化学因子学说、遗传学说、角质形成细胞功能异常学说、酪氨酸与铜离子相对缺乏学说。白癜风的发生可能是具有遗传素质的个体在多种内外因素的激发下,出现了免疫功能、神经精神及内分泌代谢等多方面的功能紊乱,从而导致酪氨酸酶系统的抑制或黑素细胞的破坏,最终引起色素脱失。

【临床表现】任何年龄均可发病,但多见于青壮年,无明显性别异常。可发生于任何部位,但好发于暴露及摩擦的部位,如颜面部、颈部、躯干部和四肢等。唇、阴唇、龟头及包皮内侧黏膜亦常累及。大部分色素脱失斑对称分布,部分患者白色脱失斑沿神经节段单侧分布。根据皮损发布,本病可分为局限型、泛发型和全身型。

皮损为局限性色素脱失斑,呈乳白色,大小不等,数目不定,形态各异。白色斑处毛发也可变白。在进展期,脱色斑向正常皮肤移行,发展较快,并有同形反应,即压力、摩擦、外伤后可形成继发性白癜风。少数病例白色斑相互融合成大片,泛发全身如地图状。另有少数患者的皮损中,毛孔周围出现岛状色素区。在稳定期,白色斑停止发展,边界清楚,边缘有色素沉着环。病程慢性迁延,可持续终身,有时可自行缓解。

口周皮肤、唇红黏膜可出现局部色素脱失斑(图12-3-1)。

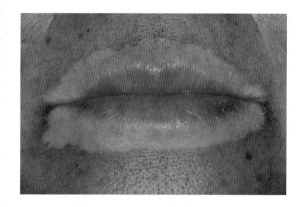

图 12-3-1　白癜风
口周皮肤乳白色色素脱失斑
(武汉大学口腔医学院)

【组织病理学】活动期皮损内黑素细胞密度降低,周围处黑素细胞异常增大。后期脱色皮损内无黑素细胞。

【诊断】根据脱色斑为后天性、呈乳白色、周边有色素沉着带和无自觉症状,可诊断本病。

【疾病管理】本病治疗困难,疗程较长,痊愈机会较少。常用的治疗方法有:

1.**光化学疗法**　补骨脂素及其衍生物经内服或外用后,经长波紫外线或日光照射可增加黑素细胞密度和酪氨酸酶活性,使黑素合成及转运增加,常用8-甲氧补骨脂素或三甲基补骨脂素。

2.**药物治疗**

(1) 氮芥乙醇:每日2次外用;

(2) 糖皮质激素口服或外用;

(3) 免疫抑制剂外用,如他克莫司软膏或吡美莫司软膏。

3.**自体表皮移植**　将自体黑素细胞移植到脱色区,以达到色素恢复的目的,适用于局限型、节段型的静止期患者。

(范媛)

参考文献与书目

1. 朱铁君.色素性皮肤病.北京:北京医科大学出版社,1996.

2. 王吉耀.内科学.2版.北京:人民卫生出版社,2010.

3. GREENBERG M S,GLICK M. Burket's Oral medicine:diagnosis and treatment. 10th ed. Hamilton,Ontario.:B. C. Decker Inc.,2008.

4. MELETI M，VESCOVI P，MOOI W J，et al. Pigmented lesions of the oral mucosa and perioral tissues：a flow-chart for the diagnosis and some recommendations for the management. Oral Surg Oral Med Oral Pathol Oral Radiol Endod，2008，105（5）：606-616.

5. 莱沃. 皮肤病治疗学最新循证治疗策略. 张建中，译. 北京：人民卫生出版社，2011.

6. 吴云腾，任国欣，孙沫逸，等. 中国头颈黏膜黑色素瘤临床诊治专家共识. 中国口腔颌面外科杂志，2015，13（33）：262-269.

7. 姜远英，文爱东. 临床药物治疗学. 4 版. 北京：人民卫生出版社，2016.

进一步阅读文献与书目

1. 王翰章，周学东. 中华口腔科学. 2 版. 北京：人民卫生出版社，2009.

2. 张学军，刘维达，何春涤. 现代皮肤病学基础. 2 版. 北京：人民卫生出版社，2010.

学习笔记

附录1 口腔黏膜病学主要名词和定义

名词	英文	解 释	章
癌前病变	precancerous lesion	病损本身不是癌,但更易转变为癌的一类病损。	6
癌性溃疡	cancerous ulcer	常为鳞状细胞癌的一种临床损害。溃疡深大,底部有菜花状细小颗粒突起,边缘隆起翻卷,扪诊有基底硬结,疼痛不明显。	4
艾迪生病	Addison disease	原发性慢性肾上腺皮质功能减退症又称艾迪生病,是由于各种原因破坏双侧肾上腺的绝大部分,引起肾上腺皮质激素分泌不足所致。	12
Albright 综合征	Albright syndrome	多发性骨性纤维发育异常,即 Albright 综合征,是发生于儿童和青少年的一种少见的先天性疾病,女性略多于男性,病程进展缓慢,且有自限倾向。其特征为口腔黏膜、皮肤色素沉着,多发性纤维骨发育异常和性早熟等特征。	12
靶形红斑	target shaped lesion	是多形红斑的典型皮损,直径为 0.5cm 左右的圆形红斑,红斑中心有粟粒大小的水疱。	3
白塞病	Behçet's disease	是一种以细小血管炎为病理基础的慢性进行性、复发性、系统损害性疾病,与患者免疫功能紊乱有关。因同时或先后发生的口腔黏膜溃疡以及眼、生殖器、皮肤病损是该病的主要临床特征,几乎累及每一病例,而被称为"口-眼-生殖器三联症"。其中,口腔溃疡为最基本的病损,发生率接近100%。关节以及心血管、神经、消化、呼吸、泌尿等多系统的病变,虽发生概率较小,但后果严重,可危及生命。BD 又称白塞综合征、贝赫切特综合征,由土耳其眼科医生 Hulusi Behçet 1937 年首先报告而得名。	4
白塞综合征	Behçet's syndrome	参见白塞病。	4
白色海绵状斑痣	white sponge nevus	又称白皱褶病,是一种原因不明的遗传性或家族性疾患。病损表现为灰白色的水波样皱褶或沟纹,有特殊的珠光色,表面呈小的滤泡状,形似海绵,扪之柔软,具有正常口腔黏膜的柔软与弹性,无发硬粗糙。病理变化为过度角化和不全角化,棘细胞增大,层次增多,结缔组织中有少量炎细胞浸润。	6
白色水肿	leukoedema	多见于双颊黏膜咬合线附近,为灰白色或乳白色半透明斑膜,局部扪之柔软,无压痛,有时出现皱褶,拉展口腔黏膜时斑膜可暂时性消失。组织病理特点为上皮增厚,上皮细胞内水肿,出现空泡性变,胞核固缩或消失;基底层无明显改变。	6
白皱褶病	white folded disease	参见白色海绵状斑痣。	6

名词	英文	解　释	章
斑	macule	为黏膜上较局限的颜色异常的损害,其大小不定,直径小于2cm,一般不高出黏膜表面,不变厚,亦无硬结改变。	1
斑块	plaque	多数丘疹密集融合而成的片状损害,直径大于1cm。	1
斑片	patch	斑密集融合成大片损害而称为斑片,直径大于2cm。	1
黏膜类天疱疮	mucous membrane pemphigoid	是类天疱疮中较常见的一型。老年女性多见,本病慢性迁延,属自身免疫性疾病,用直接免疫荧光可检测出抗基底膜区线状沉积的IgG抗体,病损好发于口腔、眼结膜等口腔黏膜,慢性炎症可引起局部纤维粘连影响功能,甚至导致失明。皮肤损害为张力性水疱,尼氏征阴性,病理显示上皮下疱,无棘层松解。	5
半抗原	hapten	能与对应抗体结合出现抗原-抗体反应、又不能单独激发人或动物体产生抗体的抗原。它只有反应原性,不具免疫原性,又称不完全抗原。如多数的多糖和某些分子量小的药物,与蛋白质结合后可获得免疫原性。	3
贝赫切特综合征	Hulusi Behçet's syndrome	参见白塞病。	4
扁平苔藓	lichen planus	是一种伴有慢性浅表性炎症的皮肤-黏膜角化异常性疾病。口腔病损称为口腔扁平苔藓,病损大多左右对称,表现多为由小丘疹连成的线状白色、灰白色花纹。患者伴有刺激痛。因口腔扁平苔藓长期糜烂病损有恶变现象,WHO将其列入潜在恶性疾患的范畴。	6
扁平苔藓样类天疱疮	lichen planus pemphigoides	是指在临床表现、组织病理和免疫荧光检查方面既有典型的扁平苔藓又有大疱性类天疱疮特征的自身免疫性大疱性皮肤黏膜疾病。	5
贝氏溃疡	Bednar ulcer	由婴儿吮吸拇指或过硬的橡皮奶头引起。固定发生于硬腭、双侧翼钩处黏膜表面,双侧对称性分布。溃疡表浅,婴儿哭闹不安,拒食。	4
变态反应	hypersensitivity	机体受到抗原或半抗原刺激后,出现生理功能紊乱或组织细胞损伤的异常适应性免疫应答,常表现为免疫反应性增强,多在机体受同一种抗原物质再次刺激后发生。	3
变态反应性唇炎	allergic cheilitis	因接触变应原后引起的唇炎。	8
变应原	antigen	引起超敏反应的抗原物质称为变应原。	3
不全角化	parakeratosis	角化层中有未完全消失的、固缩的上皮细胞核。	6
草莓舌	strawberry tongue	舌苔发白,舌菌状乳头肿大充血,这种肿胀的舌乳头凸出覆以白苔的舌面,称为草莓舌。	11
创伤性溃疡	traumatic ulceration	参见创伤性血疱。	4
创伤性血疱	traumatic mucosal homatoma	是由物理性、机械性或化学性刺激引起的病因明确的黏膜病损。当刺激因素较强,机体反映较迅速时可引起血疱,长期慢性刺激则可引起溃疡。黏膜血疱一旦破溃和继发感染,则发生糜烂或者溃疡。	4
大疱	bulla	是一种大的水疱型病损,直径1cm以上。	1

名词	英文	解　　释	章
大疱性类天疱疮	bullous pemphigoid	是一种慢性自身免疫大疱性皮肤黏膜病,多见于老年女性。DIF、IIF 检测可发现抗基底膜带的 IgG 抗体,组织病理显示上皮与结缔组织之间出现裂隙或水疱(上皮下疱),无棘细胞松解现象,临床损害表现为皮肤的张力性水疱,尼氏征阴性,预后良好。少数患者出现口腔损害,其他体腔黏膜少有累及。	5
带状疱疹	herpes zoster	是由水痘-带状疱疹病毒所引起的,以沿单侧周围神经分布的簇集性小水疱为特征,常伴有明显的神经痛。	2
地图舌	geographic glossitis	又称地图样舌,是一种浅表性非感染性的舌部炎症。因其表现类似地图标示的蜿蜒国界,故名地图舌。其病损的形态和位置多变,又被称为游走性舌炎。	8
多形红斑	erythema multiforme	是由超敏原引起的黏膜皮肤的一种急性渗出性炎症性疾病。	3
放射性口腔黏膜炎	radiation oral mucositis	是放射线电离辐射引起的急慢性口腔黏膜损伤。因常见于头颈部肿瘤接受放射治疗的患者,故又称放射治疗诱发性口腔黏膜炎,是肿瘤放射治疗常见的严重并发症之一。此外,该病还可发生在意外暴露于放射线及在长期不良环境中从事放射线相关工作的特殊人群。	4
放射治疗诱发性口腔黏膜炎	radiotherapy-induced oral mucositis	参见放射性口腔黏膜炎。	4
复发性疱疹性口炎	recurrent herpetic stomatitis	原发性疱疹感染愈合以后,有 30%~50% 的病例可能发生复发性损害。一般复发感染的部位在口唇或接近口唇处,损害总是以起疱开始,常为多个成簇的小疱。	2
复发性阿弗他口炎	recurrent aphthous stomatitis	参见复发性阿弗他溃疡。	4
复发性阿弗他溃疡	recurrent aphthous ulcer, RAU	一种最常见的口腔黏膜病,具有周期性、复发性、自限性、溃疡灼痛明显等特征。又称为复发性口腔溃疡、复发性阿弗他口炎、复发性口疮。	4
复发性瘢痕性口疮	recurrent scarring aphthae	参见重型复发性阿弗他溃疡。	4
复发性坏死性黏膜腺周围炎	periadenitis mucosa necrotica recurrens	参见重型复发性阿弗他溃疡。	4
复发性口疮	recurrent aphthous ulceration	参见复发性阿弗他溃疡。	4
复发性口腔溃疡	recurrent oral ulceration	参见复发性阿弗他溃疡。	4
副肿瘤性天疱疮	paraneoplastic pemphigus	由体内肿瘤的循环体液因子或其代谢性产物诱发的皮肤黏膜疾病,被称为副肿瘤性皮肤黏膜病。当肿瘤患者出现天疱疮样损害时,称为副肿瘤性天疱疮。	5
沟纹舌	fissured tongue	舌背一条或长或短的中心深沟纹和多条不规则的副沟,即以舌背不同形态、不同排列、不同深浅长短、不同数目的沟纹或裂纹为特征。因沟纹的形状或排列方向不同,又称脑回舌或皱褶舌。	8
固定性药疹	fixed drug eruption	由药物过敏所致的、在同一部位以同一形式反复发生的病损。	3
光化性唇炎	actinic cheilitis	又称日光性唇炎,是过度日光照射引起的唇炎,分急性和慢性两种。急性光化性唇炎以水肿、水疱、糜烂、结痂和剧烈瘙痒为主要临床特征;慢性光化性唇炎以黏膜增厚、干燥、秕糠样白色鳞屑为主要临床特征。	8

名词	英文	解　释	章
过角化	hyper-cornification	过角化也称角化亢进,是指黏膜或皮肤的角化层过度增厚,临床上为乳白色或灰白色。在组织学上可分为过度正角化和过度不全角化两种。	6
过敏体质者	hypersensitivite people	对抗原产生异常免疫应答的个体。	3
哈钦森三联症	Hutchinson triad	哈钦森牙、神经性耳聋和间质性角膜炎,合称哈钦森三联症。	9
黑棘皮病	acanthosis nigricans	是以皮肤角化过度、色素沉着及乳头瘤样增生为特征的一种少见的皮肤黏膜病,根据病因分为良性、恶性两种类型。	12
亨氏舌炎	Hunter glossitis	因缺乏内因子所致的恶性贫血而引起的舌炎称亨氏舌炎或莫氏舌炎。	8
HIV 相关牙周炎	HIV related periodontitis	HIV 感染者/AIDS 患者的牙周炎常表现为:牙周附着短期内迅速丧失,病情进展快,疼痛,但牙周袋不深,主要是由于牙周硬软组织同时破坏所致,牙松动甚至脱落。患者还可能同时伴有牙龈或牙周组织的坏死。	10
HIV 相关龈炎	HIV related gingivitis	又称为牙龈线形红斑,HIV 感染者/AIDS 患者的龈炎表现为沿游离龈,界限清楚火红色的线状充血,宽约 2~3mm,附着龈可呈瘀斑状,极易出血。无牙周袋及牙周附着丧失,常规局部治疗疗效不佳。	10
红色增殖性病变	erythroplastic lesion	参见口腔红斑病。	6
虹膜样红斑	iris formed lesion	为色泽内紫外红的红斑损害,中央可出现水疱,皮疹境界清楚,形似靶状。	3
坏疽	gangrene	较大范围的坏死,又受腐物寄生菌作用而发生腐败。	1
坏死	necrosis	体内局部细胞的病理性死亡。	1
坏死性龈口炎	necrotic ulcertivegingivostomatitis	是以梭状杆菌和螺旋体感染为主要病因的急性坏死性溃疡性口腔病变。	2
获得性免疫缺陷综合征	acquired immune deficiency syndrome	即艾滋病,是由人类免疫缺陷病毒感染所引起的一组以严重的细胞免疫功能缺陷为特征,并由此导致各种机会性感染或肿瘤的疾病,目前尚无根治的方法。	10
机会性感染或条件感染	opportunistic infection	由条件致病菌引起的感染。	2
基底细胞液化变性	liquifaction degeneration of basal cells	基底细胞液化变性是指基底层细胞胞浆内出现滴状水性空泡变性,严重时可出现基底细胞液化溶解或液化坏死,表现为基底细胞排列不整齐,其下基膜消失。	6
急性红斑型念珠菌性口炎	acute erythematous candidosis	是口腔念珠菌病的一种类型,多为急性发作,以口腔黏膜萎缩、红斑为主要表现的口炎。由于该型多由大量长期应用抗生素引起,曾称为抗生素口炎。	2
急性假膜型念珠菌性口炎	Acute pseudomembranous candidosis	是口腔念珠菌病一种经典的临床表现,即以口腔黏膜任何部位出现的由念珠菌菌丝和孢子等组成的白色假膜病损为主要体征。因为病损状如口腔黏膜上的积雪,故旧称雪口病、鹅口疮,新生儿、艾滋病、长期使用皮质激素等患者多见。	2
痂	crust	为纤维素性及炎性渗出物与上皮表层粘连凝固而成。	1
家族性白色皱襞黏膜增生	familial white folded hyperplasis of mucous membrane	参见白色海绵状斑痣。	6
颊白线	linea alba buccalis	为连续的白色或灰白色线条,位于双颊部黏膜,与后牙咬合线相对应,呈水平状纵向延伸。多是由于咀嚼时牙齿长期刺激所引起。	6

续表

名词	英文	解　释	章
假膜	pseudomembrane	为灰白色或黄白色膜,由炎性渗出的纤维素、坏死脱落的上皮细胞和炎性细胞聚集在一起形成。	1
尖锐湿疣	condyloma accuminatum	是由人乳头瘤病毒感染引起的以疣状病变为主的性传播疾病。该病传染性强,容易复发。	9
角蛋白	keratin	角蛋白是一组相关蛋白的总称。角蛋白是上皮中主要的细胞骨架蛋白,为胞浆蛋白,属于中间丝超家族结构蛋白。根据氨基酸序列和生化特性角蛋白分为两型(Ⅰ型和Ⅱ型)。它们在上皮细胞中总是成对地表达,对维持细胞的形状及生存起着关键的作用。	1
接触性口炎	allergic contact stomatitis	是超敏体质者的口腔局部黏膜与变应原(药物、修复材料等)接触后,发生超敏反应而引发的一种口腔黏膜炎症性疾病。	3
揭皮试验	sliding off of epithelium	若将残留的疱壁撕去或提起时,常连同邻近外观正常的黏膜一并无痛性地揭起,并遗留下扩大的鲜红创面;这种现象被称为揭皮试验阳性,提示存在棘层松解。	5
结核性溃疡	tuberculosis ulcer	口腔黏膜结核的一种临床损害。溃疡深凹,边缘呈鼠噬状,基底高低不平,呈粟粒状小结节,有红色肉芽组织。伴低热、盗汗、淋巴结肿大。结核菌素试验阳性。无理化刺激因素存在。	4
结节	nodule	是一种突起于口腔黏膜的实体病损。它是一个结缔组织成分的团块,迫使其表面上皮向外突起。	1
结节性红斑	erythema nodosum	多发生在四肢,尤其下肢多见。红斑通常多发,直径 1~2cm,中等硬度,有触痛,同一患者可见大小、颜色和病期不同的损害,约有 30% 的新发病损周围有 1cm 宽的鲜红色晕围绕。	4
巨型荨麻疹	urticaria giant	参见血管神经性水肿。	3
皲裂	rhagades	为黏膜表面的线状裂口,由炎性浸润使组织失去弹性变脆而成。	1
卡波西肉瘤	Kaposi's sarcoma	是艾滋病患者最常见的肿瘤,发生于口腔者,常见于硬腭和牙龈,表现为浅褐色、红色、蓝色或紫色的斑块或结节,初期病变平伏,逐渐发展突出于黏膜,可有分叶、溃烂或出血;组织病理表现为交织在一起的丛状,梭形细胞,血管增生以及淋巴细胞、浆细胞浸润。	10
抗生素口炎	antibiotic stomatitis	参见急性红斑型念珠菌性口炎。	2
科普利克斑	Koplik's spots	麻疹患者在双侧第二磨牙相对应的颊黏膜上出现 0.5~1mm 针头大小的灰白色小点,周围有红晕环绕,称为麻疹黏膜斑或科普利克斑,为麻疹早期特征之一,具有早期诊断价值。	11
克罗恩病	Crohn's disease,CD	是 Crohn 于 1932 年首先报告的一种发生于消化道黏膜的慢性复发性肉芽肿性炎症,从口腔至肛门各段消化道均可受累,但以淋巴组织最为丰富的末端回肠与邻近结肠发病最多见,因有病变的肠段与正常的肠段相互间隔,常呈节段性分布,故又名局限性肠炎、节段性回肠炎。以腹痛、腹泻、肠梗阻为主要症状,且有发热、营养障碍等肠外表现。病程多迁延,常有反复,不易根治。	7
口角糜烂	perleche	参见口角炎。	8
口角炎	angular cheilitis	发生于上下唇两侧联合处口角区的炎症总称,以皲裂、口角糜烂和结痂为主要症状,故又称口角唇炎、口角糜烂。根据发病原因可分为营养不良性口角炎、感染性口角炎和创伤性口角炎。	8

名词	英文	解　释	章
口腔白斑病	oral leukoplakia	是指口腔黏膜上的白色斑块或斑片,不能以临床和组织病理学的方法诊断为其他任何疾病者。世界卫生组织(WHO)将其归入口腔潜在恶性疾患的范畴。新近的定义为"口腔白斑病是口腔黏膜上以白色为主的损害,不具有其他任何可定义的损害特征;一部分口腔白斑病可转化为癌"。	6
口腔白角化症	leukokeratosis	又称为前白斑。为长期的机械性或化学性刺激所造成的口腔黏膜局部白色角化斑块或斑片,颊、唇、舌部多见。斑块或斑片不高出或略高于黏膜表面,表面平滑、基底柔软无结节。以牙齿的残根、残冠,不良修复体或吸烟等刺激因素最为常见。刺激因素去除后,病损在1~2周内变薄,并可逐渐消退。	6
口腔红斑病	oral erythroplakia	是指口腔黏膜上鲜红色、似天鹅绒样斑块,边界清晰,在临床和病理上不能诊断为其他疾病者。红斑属于潜在恶性疾患。部分病例已经是原位癌或浸润癌。	6
口腔黏膜	oral mucosa	是指口腔内的湿润衬里,在功能或结构上具有皮肤和消化道黏膜的某些特点。	1
口腔黏膜病	oral mucosal diseases	是指发生在口腔黏膜及软组织上的类型各异、种类众多的疾病总称。	1
口腔黏膜病学	diseases of the oral mucosa	是研究口腔黏膜病的基础理论与临床诊治的学科。	1
口腔黏膜下纤维性变	oral submucous fibrosis (OSF)	又称口腔黏膜下纤维化,是一种慢性进行性具有癌变倾向的口腔黏膜疾病,主要病理变化包括上皮组织萎缩、黏膜固有层、黏膜下层胶原纤维堆积、变性和血管闭塞、减少,临床上常表现为口干、灼痛、进刺激性食物疼痛、进行性张口受限、吞咽困难等症状。该病好发于中年人,WHO将OSF纳入口腔潜在恶性疾患的范畴。	6
口腔潜在恶性疾患	oral potential malignant disease	是一大类具有增高的癌变风险口腔临床疾病总称,如口腔白斑病、口腔红斑病、口腔扁平苔藓、口腔黏膜下纤维性变等。	6
奎英克水肿	Quincke's edema	参见血管性水肿。	3
溃疡	ulcer	是黏膜上皮的完整性发生持续性缺损或破坏,因其表层坏死、脱落而形成凹陷。	1
Kveim 试验	Kveim test	是一种诊断结节病的方法:将病变淋巴结混悬液注入受试患者皮内,若6~8周后取注射部位病变组织进行病理检查可得到与结节病相同的病理表现,则为阳性反应。注射后2周局部发生持久性红斑,2个月后逐渐消退亦可定为阳性反应。	7
莱氏综合征	Lyell syndrome	即重型药物变态反应。患者发生全身广泛性大疱,可波及全身体腔黏膜和内脏。	3
赖特尔综合征	Reiter's syndrome	该病具有高度复发性,内科归于导致功能障碍的严重风湿病范畴。除典型的关节炎、尿道炎和结膜炎三联症外,口腔溃疡、口腔炎、龟头炎、皮疹、宫颈炎等皮肤黏膜病变也是常见的临床表现。患者多为年轻男性,患者的男女比例为5:1。突发严重的急性大关节炎和韧带肌腱附着点炎症是该病最突出的症状。多数患者发病前有性病型尿道炎或细菌性肠炎史。	4
良性角化病	benign hyperkeratosis	参见口腔白角化症。	6

名词	英文	解　释	章
良性淋巴增生性唇炎	cheilitis of benign lympho-lasis	是多见于下唇的良性黏膜淋巴组织增生病。又名淋巴滤泡性唇炎。以淡黄色痂皮覆盖的局限性损害伴阵发性剧烈瘙痒为特征。	8
鳞屑	scale	是指已经或即将脱落的表皮角质细胞,常由角化过度和角化不全而来。	1
慢性唇炎	chronic cheilitis	又称慢性非特异性唇炎,不能归入其他特殊病理变化或病因的唇炎,病程迁延,反复发作。临床表现特点可分为以脱屑为主的慢性脱屑性唇炎和以渗出糜烂为主的慢性糜烂性唇炎。	8
毛舌	hairy tongue 或 coated tongue	是舌背丝状乳头过度伸长和延缓脱落形成的毛发状损害。可呈黑、褐、白、黄、绿等多种颜色,而分别称为黑毛舌、白毛舌、黄毛舌、绿毛舌等。	8
毛状白斑	oral hairy leukoplakia	是艾滋病患者的一种常见口腔表征,对艾滋病有高度提示性,多见于男性。常表现为双侧舌缘不能被擦去的白色或灰白斑块,表面呈垂直皱褶状突起,如过度增生则成毛茸状。病损也可能蔓延至舌背和舌腹。	10
梅毒性树胶肿	syphilitic gumma	是三期梅毒的标志,初起为皮下深在结节,表面呈暗红色的浸润斑块,之后中央逐渐软化、破溃呈穿凿性,溃疡为肾形或马蹄形,边界清楚,边缘锐利,基底暗红,有黏稠树胶状脓汁流出,外观酷似阿拉伯树胶,故名树胶肿。	9
梅-罗综合征	Melkersson-Rosen thal syndrome	以复发性口面部肿胀、复发性面瘫、裂舌三联症为临床特征的综合征。	8
糜烂	erosion	是黏膜的一种浅表缺损,为上皮的部分损伤,不损及基底细胞层。	1
米舍尔肉芽肿性唇炎	cheilitis granulomatosa mi-escher	参见肉芽肿性唇炎。	8
莫列-亨特舌炎	Moeller-Hunter glossitis	因内因子缺乏所致的维生素 B_{12} 吸收障碍而引起的萎缩性舌炎,称为莫列(Moeller)-亨特(Hunter)舌炎。	11
莫氏舌炎	Moeller glossitis	参见亨氏舌炎。	8
脑回舌	cerebriform tongue	参见沟纹舌。	8
尼科尔斯基征	Nikolsky's sign	即尼氏征,用手指侧向推压外表正常的皮肤或黏膜,即可迅速形成水疱;推赶水疱能使其在皮肤上移动;在口腔内,用舌舔舐黏膜,可使外观正常的黏膜表层脱落或撕去,这些现象称尼科尔斯基征,即尼氏征。尼氏征常出现于急性期的寻常型和落叶型天疱疮,是比较有诊断价值的检查方法。尼氏征出现的基础是棘层松解。	5
黏膜	mucosa	是指口腔、鼻腔、肠道、阴道等与外界相通体腔的湿润衬里。	1
黏膜血疱	mucosal homatoma	参见创伤性血疱。	4
念珠菌性唇炎	candidal cheilitis	为念珠菌侵犯唇红引起的唇部脱屑、糜烂性等病损。	2
念珠菌性口炎	candidal stomatitis	由念珠菌引起的口腔黏膜感染性疾病。	2
脓疱	pustule	一种疱型病损,其内容易由脓性物取代了透明的疱液。	1

名词	英文	解　释	章
盘状红斑狼疮	discoid lupus erythemato-sus	是一种慢性皮肤-黏膜结缔组织疾病,好发于中青年女性,主要累及头面部皮肤及口腔黏膜,病损特点为持久性红斑中央萎缩凹下呈盘状,皮肤病损表面有黏着性鳞屑,黏膜病损周边有呈放射状排列的细短白纹。少数盘状红斑狼疮可转变成系统性红斑狼疮。	6
疱	vesicle	黏膜内贮存液体而形成的损害,呈圆形、突起,直径小于1cm,表面为半球形。	1
疱疹样型复发性阿弗他溃疡	herpetiform ulcers	RAU的一型,约占RAU患者的10%左右。亦称口炎型口疮,多发于成年女性,溃疡直径较小,约2mm,溃疡数目多,可达十几个或几十个,散在分布,似"满天星"。	4
普-文综合征	Plummer-Vinson syndrome	又称Paterson-Kelly综合征或缺铁性吞咽困难,以缺铁性贫血、吞咽困难和舌炎为主要表现,好发于中年白种女性。	11
轻型复发性阿弗他溃疡	minor aphthous ulcer	RAU的一型,约占RAU患者的80%,患者初发复发性阿弗他溃疡病时多数为此型,溃疡一般为直径<5mm,3~5个,散在分布。	4
丘疹	papule	是黏膜上一种小的实体性突起,针头大小,直径一般小于1cm。基底形状为圆形或椭圆形,表面形状可为尖形、圆形和扁平形。	1
球菌性口炎	coccigenic stomatitis	是急性感染性口炎的一种,临床上以形成假膜损害为特征,故又称为膜性口炎。	2
区域癌化	field cancerization	指口腔黏膜某一部位出现异常增生时,其整个上呼吸消化道黏膜都对致癌因素易感(如吸烟),从而使该区域多部位的黏膜发展为癌前损害或癌的危险性显著增高。	6
Ramsay-Hunt综合征	Ramsay-Hunt syndrome	水痘-带状疱疹病毒病毒入侵膝状神经节,同时侵犯面神经的运动和感觉神经纤维时,表现为面瘫、耳痛及外耳道疱疹三联症,称为Ramsay-Hunt综合征。	2
人类免疫缺陷病毒	human immunodeficiency virus	是一种携带反转录酶的RNA病毒,是导致AIDS的病因。因基因差异分为HIV-1和HIV-2,HIV-1是主要的流行型。HIV进入机体后通过受体选择性的攻击CD4$^+$细胞(主要是CD4$^+$T淋巴细胞),破坏细胞免疫功能,最终使机体细胞免疫功能严重受损,使感染者易患各种机会性感染和罕见肿瘤而死亡。	10
Riga-Fede溃疡	Riga-Fede ulcer	专指发生于婴幼儿舌腹的溃疡。因过短的舌系带和过锐的新萌乳中切牙长期摩擦引起,舌系带处充血、肿胀、溃疡。久不治疗则转变为肉芽肿性溃疡,扪诊有坚韧感,影响舌活动。	4
日光性唇炎	solar cheilitis	参见光化性唇炎。	8
肉芽肿性唇炎	Granulomatosa cheilitis	该型唇炎以唇肥厚肿胀为主要特点,口唇弥漫性反复肿胀,扪诊有垫褥感,又称为米舍尔肉芽肿性唇炎。	8
软性白斑	soft leukoplakia	参见白色海绵状斑痣。	6
色素沉着息肉综合征	pigmentation polyposis syndrome	又名普杰病(Peutz-Jeghers syndrome),为一种常染色体显性遗传性疾病,其特征为口腔黏膜、口周皮肤等部位黑素斑,胃肠道多发性息肉,具有家族遗传性。	12

名词	英文	解　释	章
舌扁桃体	lingual tonsil	是舌侧缘后部至咽喉呈环状分布的扁桃体组织,在舌根部侧缘紧靠叶状乳头,一般呈淡红色水滴状或小水疱状。	8
舌淀粉样变	amyloidosis lingual	淀粉样变是一种少见的蛋白质代谢紊乱引起的全身多脏器受累的综合征。因球蛋白与黏多糖的复合物对碘反应类似于淀粉,故名。舌部表现是早期的临床表现之一,为进行性巨舌症,舌体逐渐肿大,随舌体淀粉样物质沉积加重而变硬。	8
舌乳头炎	lingual papillitis	包括丝状乳头炎、菌状乳头炎、轮廓乳头炎、叶状乳头炎四种。除丝状乳头炎以萎缩性损害为主外,其他乳头炎均以充血、红肿、疼痛为主。	8
舌痛症	glossdynia	参见灼口综合征。	8
深部真菌病	invasive fungal infection	是指致病性真菌侵犯皮下组织、黏膜和内脏,感染器官,所引起的真菌感染性疾病。	2
手-足-口病	hand-foot-mouth disease HFMD	是一种儿童传染病。该病以手、足和口腔黏膜疱疹或破溃后形成溃疡为主要临床特征。其病原为多种肠道病毒,传染性强。	2
斯-约综合征	Steven-Johnson syndrome	是一种严重的皮肤黏膜疾病,由药物诱发,其临床特征为水疱、表皮剥脱,和多部位黏膜炎,伴有系统功能紊乱。	3
苔藓样反应	lickenoid reaction	一些患者服用某些药物,或进行口腔治疗后充填材料、修复体材料的接触,口腔黏膜出现白色条纹或斑块,类似 OLP 样病损,称为苔藓样反应。有时皮肤上亦伴有丘疹、脱屑及湿疹等苔藓样皮疹。	6
探针试验	probing test	若在口腔糜烂面的边缘处可将探针无痛性地平行伸入黏膜下方,这是棘层松解的表现,对天疱疮诊断是有意义的。	5
天疱疮	pemphigus	是一类可危及生命的、慢性迁延的黏膜-皮肤大疱性自身免疫疾病。病因是由于机体内出现了抗上皮棘层角化细胞间黏结成分的自身抗体所致,其典型病理改变是棘层松解。根据皮肤损害特点分为寻常型、增殖型、落叶型和红斑型。寻常型天疱疮是临床表现最严重的一个类型,口腔黏膜常常是本型损害的早发部位和好发部位,由于是上皮内疱,壁薄易破,口腔常存在不易愈合的糜烂,皮肤则出现松弛性大疱和糜烂。	5
条件致病菌	opportunistic pathogen	指某些体内寄生菌一般情况下对机体无害共生,其致病力弱,在一定条件下,如机体免疫功能紊乱、菌群失调等,才可以大量繁殖致病的微生物。	2
完全抗原	complete antigen	具有免疫原及反应原特性的物质,进入机体即可引起变态反应。	3
威肯姆线	Wickham straie	即 Wickham 纹,学者 Wickham 发现扁平苔藓皮肤病损,多角形扁平丘疹上有白色细纹,即威肯姆线。	6
萎缩	atrophy	细胞组织的体积缩小、数量不减少而发生的损害。	1
萎缩性舌炎	atrophic glossitis	是指舌黏膜的萎缩性改变。由多种全身性疾病引起。除黏膜表面的舌乳头萎缩消失外,舌上皮全层以至舌肌都萎缩变薄,全舌色泽绛红光滑如镜面,也可呈现苍白,故又称光滑舌或镜面舌。	8

名词	英文	解　释	章
线状 IgA 大疱性皮肤病	linear IgA bullous dermatitis	线状 IgA 大疱性皮肤病是一种以黏膜上皮和结缔组织间(皮肤真-表皮间)基底膜带线状 IgA 沉积为特点的自身免疫性大疱性疾病。	5
腺性唇炎	cheilitis glandularis	是以唇腺增生肥大、下唇肿胀或偶见上下唇同时肿胀为特征的唇炎,病损主要累及唇口缘及唇部内侧的小唾液腺,是唇炎中较少见的一种疾病。	8
腺周口疮	periadenitis mucosa necrotica recurrens	参见重型复发性阿弗他溃疡。	4
雪口病	thrush	参见急性假膜型念珠菌性口炎。	2
血管性水肿	angioneurotic edema	是一种突然发作、消退迅速的急性局部反应型的无痛性黏膜皮肤水肿。分为遗传性和获得性两种类型。	3
寻常狼疮	lupus vulgaris	损害早期表现为一个或数个绿豆大小的结节,质稍软而略高于皮肤表面,边界清楚,常无明显自觉症状。这种结节性病变若以透明玻璃片作压诊检查,可见结节中央呈圆形苹果酱色,周围的正常皮肤为苍白色,若合并继发感染,则可发生坏死,造成组织缺损,形似狼噬,故名狼疮。寻常狼疮的口腔损害,也可表现为硬化性肉芽肿。	2
压疮性溃疡	debubita lulcer	由持久的非自伤性机械性刺激造成。多见于老年人。残根残冠或不良修复体长期损伤黏膜,溃疡深及黏膜下层,边缘轻度隆起,色泽灰白,疼痛不明显。	4
烟碱性(尼古丁性)白角化症	leukokeratosis nicotina palate	指由于长期吸烟所造成的,发生在硬腭黏膜及其牙龈,呈弥漫性分布的、伴有散在红色点状的灰白色或浅白色病损,其上的红色点状物为腭腺开口。	6
烟碱性(尼古丁性)口炎	nicotinic stomatitis	参见烟碱性(尼古丁性)白角化症。	6
药物过敏性口炎	allergic medicamentosus stomatitis	是药物通过口服、注射、局部涂搽、含漱等不同途径进入机体内,使过敏体质者发生变态反应而引起的黏膜及皮肤的炎症损伤,严重时引起内脏器官病变,甚至危及生命。	3
义齿性口炎	denture stomatitis	是与配戴义齿有关的口炎。损害部位常在上颌义齿腭侧面接触的腭牙龈黏膜。表现为黏膜充血,呈点状或片状红斑和水肿,严重者伴有颗粒和乳头样增生,大多无症状,少数患者有口干、灼痛症状。	2
硬下疳	chancre	是梅毒螺旋体在侵入部位发生的无痛性炎症反应。为圆形或椭圆形的单个无痛性溃疡,直径约 1~2cm,边缘清楚,周边呈堤状隆起,基底平坦,触之有软骨样感觉,肉红色,表面有少量浆液分泌物,内含大量梅毒螺旋体,周围有炎性红晕。	9
游走性舌炎	migratory glossitis	参见地图舌。	8
原发性疱疹性口炎	primary herpetic stomatitis	由 I 型单纯疱疹病毒引起的口腔病损,HSV 初次进入人体,体尚无抗 HSV 的循环抗体,HSV 引起的感染为原发感染。表现为成簇小水疱,疱破后成为大片表浅溃疡,患者牙龈充血。	2

名词	英文	解　释	章
针刺反应	skin pricked reaction	指患者接受肌内注射后,进针处可出现红疹和小脓点,或静脉注射后出现血栓性静脉炎,3~7天内消退。针刺反应是末梢血管对非特异性刺激的超敏反应。临床试验方法是:用75%乙醇消毒皮肤后,将无菌注射针头直接刺入或抽取生理盐水0.1mL注入前臂皮内,24~48小时后观察进针点,出现红疹并有化脓倾向者即为针刺反应阳性。	4
正中菱形舌炎	median thomboid glossitis	是发生在舌背人字沟前方呈菱形状的炎症样病损。多无不适症状。	8
中毒性表皮坏死松解症	toxic epidermal necrolysis	属于重型药物变态反应。患者发生全身广泛性大疱,可波及全身体腔黏膜和内脏。	3
重型复发性阿弗他溃疡	major aphthous ulcer	RAU的一型,约占RAU患者的8%左右。亦称复发性坏死性黏膜腺周围炎或腺周口疮。溃疡大而深,愈合后可形成瘢痕或组织缺损,故也称复发性瘢痕性口疮。溃疡大而深,似"弹坑"直径>1cm,溃疡期可持续1~2月。	4
皱褶舌	rugae tongue	参见沟纹舌。	8
灼口综合征	burning mouth syndrome, BMS	是以舌部为主要发病部位,以烧灼样疼痛为主要表现的一组综合征,又称舌痛症、舌感觉异常、口腔黏膜感觉异常等。常不伴有明显的临床损害体征。无特征性的组织病理变化,但常有明显的精神因素,在更年期或绝经前后期妇女中发病率高。	8
自伤性溃疡	factitial ulcer	好发于性情好动的青少年或患多动症的儿童。患者常有用铅笔尖捅刺黏膜不良习惯。右利手者,溃疡好发于左侧颊脂垫尖或磨牙后垫处,左利手者,溃疡位置反之。有咬唇咬颊不良习惯者,溃疡好发于下唇内侧或两颊、口角区。溃疡深在,长期不愈,基底略硬或有肉芽组织,疼痛不明显。有时有痒感。	4

（周瑜　曾昕）

附录2　中华口腔医学会新近通过的定义与指南

附录2.1　复发性阿弗他溃疡疗效评价试行标准

（2000年12月中华口腔医学会口腔黏膜病专业委员会第一届第三次全体会议讨论通过）

1. 全身治疗疗效评价试行标准——IN分级法

1.1　评价指标

总间歇时间(天)(interval,I):评价时段无溃疡时间总和。

总溃疡数(个)(number,N):评价时段溃疡复发数目总和。

1.2　评价指标分级

I1——总间歇时间延长(t检验,$P<0.05$)。

I0——总间歇时间无改变(t检验,$P>0.05$)。

N1——总溃疡数减少(t检验,$P<0.05$)。

N0——总溃疡数无改变(t检验,$P<0.05$)。

1.3　评价标准

痊愈:口腔溃疡终止复发 1 年以上。

显效:I1N1。

有效:I1N0 或 I0N1。

无效:I0N0。

2. 局部治疗疗效评价试行标准——DP 分级法

2.1　评价指标

平均溃疡期(天)(duration,D):评价时段各溃疡持续时间总和除以溃疡总数。

疼痛指数(分)(pain,P):采用视觉类比量表(visual analog scale,VAS)记录溃疡每天的疼痛分值。VAS 的含义是采用 10cm 的直线,直线的 0 端表示"无痛",10cm 端表示"最剧烈的疼痛",患者根据疼痛的感觉程度不同,在直线的响应尺度作记录,每天 1 次。

2.2　评价指标分级

D1——平均溃疡期缩短(t 检验,$P<0.05$)。

D2——平均溃疡期无改变(t 检验,$P>0.05$)。

P1——疼痛指数减小(t 检验,$P<0.05$)。

P0——疼痛指数无改变(t 检验,$P>0.05$)。

2.3　评价标准

显效:D1P1。

有效:D1P0 或 D0P1。

无效:D0P0。

3. 疗效评价对象的确定

3.1　样本含量:治疗组和对照组样本含量符合统计学原理。

3.2　入选标准

3.2.1　全身治疗:至少有 2 次 RAU 发病史,且病史 1 年以上;溃疡每月发作 1 次以上。

3.2.2　局部治疗:溃疡发生时间不到 48 小时。

3.3　排除标准

3.3.1　局部治疗:重型 RAU、白塞病;全身性疾病背景:贫血、消化性溃疡、克罗恩病、急性感染性疾病、自身免疫性疾病等;24 小时内使用镇痛药,1 个月内使用抗生素、消炎药,3 个月内全身使用皮质激素、免疫抑制剂;3 个月内吸烟者、嗜酒者;肿瘤患者。

3.3.2　全身治疗:妊娠期妇女,其余同局部治疗。

4. 疗效评价时段

4.1　全身治疗:治疗 6 个月以上。评价短期疗效(治疗期疗效),或远期疗效(治疗后疗效)。远期疗效可表述为"治疗后半年疗效""治疗后 1 年疗效"或"疗后更长时间疗效"。

4.2　局部治疗:经本次治疗,溃疡愈合后即可评价疗效。

5. 对照方法

自身对照、两两对照及其他对照方法符合统计学原理。

附录2.2　复发性阿弗他溃疡诊疗指南（试行草案）

中华口腔医学会第四届口腔黏膜病专业委员会

中华口腔医学会第一届中西医结合专业委员会

(2011 年 9 月 23 日于南京通过)

复发性阿弗他溃疡(recurrent aphthous ulcer,RAU)是最常见的口腔黏膜溃疡类疾病,调查发现至少 10%~25% 的人群患有该病,在特定人群中,RAU 的患病率可高达 50%,女性的患病率一般高于男性。RAU 好发于 10~30 岁,溃疡疼痛明显,且反复发作,影响患者进食、言语、情绪,给患者的生活和工作造成了较大困扰。

一、病因

病因不明。近年来大量研究证实免疫因素、尤其是细胞免疫应答在 RAU 的发病机制中起着重要的作用。其他诱因包括遗传、局部创伤、食物、药物、精神压力、内分泌、系统性疾病、感染、维生素或微量元素缺乏等。

二、临床表现

一般表现为反复发作的圆形或椭圆形溃疡,具有"黄、红、凹、痛"的临床特征,即溃疡表面覆盖黄色假膜、周围有红晕带、中央凹陷、疼痛明显。溃疡的发作周期长短不一,可分为发作期(前驱期-溃疡期)、愈合期、间歇期,且具有不治自愈的自限性。

根据临床特征,RAU 可分为三种类型(附表 2-2-1,附图 2-2-1~附图 2-2-3)。

附表 2-2-1　各型 RAU 的临床特征

分型	临 床 特 征				
	大小	个数	持续时间	形成瘢痕	构成比
轻型	<10mm	<10 个	10~14d	否	75%~85%
重型	>10mm	1 个至数个	>14d,可 1~2 个月或更长	是	10%~15%
疱疹型	<5mm	>10 个	10~14d	否	5%~10%

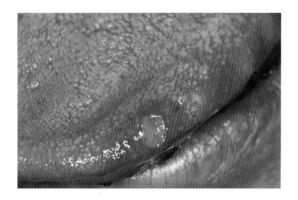

附图 2-2-1　轻型 RAU

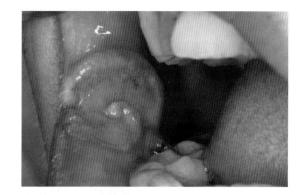

附图 2-2-2　重型 RAU

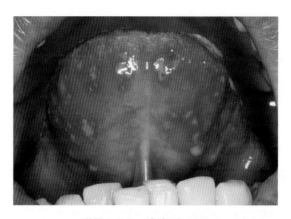

附图 2-2-3　疱疹型 RAU

三、诊断

由于 RAU 没有特异性的实验室检测指标,因此 RAU 的诊断主要以病史特点(复发性、周期性、自限性)及临床特征(黄、红、凹、痛)为依据,一般不需要做特别的实验室检查。

四、鉴别诊断

1. 疱疹型 RAU 与急性疱疹性龈口炎鉴别要点见附表 2-2-2。

附表 2-2-2　疱疹型 RAU 与急性疱疹性龈口炎的鉴别

	好发年龄	发作情况	病损特点	全身反应
疱疹型 RAU	中青年	反复发作	①密集小溃疡,散在不融合,无发疱期 ②损害一般限于口腔的非角化黏膜 ③无皮肤损害	较轻
急性疱疹性龈口炎	婴幼儿	急性发作	①成簇小水疱,水疱破裂后融合成大片浅表溃疡 ②损害可发生于口腔黏膜各处,包括牙龈、硬腭、舌、颊、唇 ③可伴口周皮肤损害	较重

2. 重型 RAU 与创伤性溃疡、癌性溃疡、结核性溃疡和坏死性唾液腺化生鉴别要点见附表 2-2-3。

附表 2-2-3　重型 RAU 与其他溃疡的鉴别

	年龄/性别	好发部位	溃疡特征	周期性复发	自限性	全身情况	病理
重型复发性阿弗他溃疡	多见于中青年	口腔后部	深在,形状规则,边缘齐,无浸润性	有	有	较好	慢性炎症
创伤性溃疡	不限	唇、颊、舌、磨牙后区	深浅不一,形状不规则,与损伤因素契合	无	无	好	慢性炎症
癌性溃疡	多见于老年	舌腹舌缘、口底、软腭复合体	深浅不一,边缘不齐,周围有浸润,质硬,底部菜花状	无	无	弱或恶病质	细胞癌变
结核性溃疡	多见于中青年	唇、前庭沟、舌	深在,形状不规则,周围轻度浸润,呈鼠噬状,底部肉芽组织	无	无	肺结核体征	朗汉斯巨细胞
坏死性唾液腺化生	多见于中青年	硬腭、硬软腭交界	深及骨面,边缘可隆起,底部肉芽组织	无	有	弱或较好	小唾液腺坏死

五、治疗

(一)治疗目的

由于 RAU 的病因及发病机制尚未完全明确,目前国内外还没有根治 RAU 的特效方法,因此 RAU 的治疗以对症治疗为主,并将减轻疼痛、促进溃疡愈合、延长间歇期作为治疗的目的。

(二)治疗原则

1. 积极寻找 RAU 发生的相关诱因并加以控制。

2. 优先选择局部治疗,其中局部应用的糖皮质激素已成为治疗 RAU 的一线药物。对于症状较重及复发频繁的患者,采用局部和全身联合用药。

3. 加强心理疏导,缓解紧张情绪。

(三)治疗方法

1. 药物治疗

(1)局部用药

1)止痛药物:利多卡因凝胶、喷剂;苯佐卡因凝胶;苄达明喷雾剂、含漱液。

2)消毒防腐药物:氯己定含漱液;西吡氯铵含漱液;聚维酮碘含漱液;硼砂含漱液;三氯生含漱液等。

3)糖皮质激素:曲安奈德口腔糊剂;地塞米松软膏、喷雾剂、含漱液;泼尼松龙软膏;倍他米松含漱液;氢化可的松黏附片;氟轻松乳膏;丙酸倍氯米松喷雾剂、乳膏等。

4)促进愈合药物:重组人表皮生长因子凝胶、外用溶液;重组牛碱性成纤维细胞生长因子凝胶、外用溶液。

5)其他局部制剂:氨来呫诺糊剂、口腔贴片;甘珀酸钠含漱液;环孢素含漱液;5-氨基水杨酸乳膏;双氯芬透明质酸酯凝胶;硫糖铝混悬液。

(2)全身用药

1)糖皮质激素:泼尼松;地塞米松;泼尼松龙等。

2）免疫抑制剂：沙利度胺；硫唑嘌呤；环磷酰胺；秋水仙碱；甲氨蝶呤；环孢素；己酮可可碱。

3）免疫增强剂：转移因子；胸腺素；丙种球蛋白等。

4）生物制剂：干扰素-α-2a；粒-巨噬细胞集落刺激因子；前列腺素E2；肿瘤坏死因子拮抗剂如阿达木单抗；依那西普；英夫利昔单抗。

（3）中医中药：雷公藤总苷、冰硼散等及辩证施治方剂。

2. 物理治疗　激光疗法、超声波雾化疗法、微波疗法、毫米波疗法、紫外线疗法、达松伐尔电疗法和冷冻疗法。

3. 心理治疗

（四）治疗方案

依据RAU的疼痛程度、溃疡的复发频率、临床分型，将RAU分为轻度、中度、重度，制订了以下治疗方案：

1. 轻度RAU　若溃疡复发次数少，疼痛可耐受，可不需要药物治疗。否则以局部药物治疗为主。

2. 中度RAU

（1）在溃疡的前驱期（出现刺痛、肿胀）时，及时应用糖皮质激素终止其发展。

（2）优先选择局部治疗

1）局部应用糖皮质激素，如曲安奈德口腔糊剂、0.05mg/5mL的地塞米松含漱液等。

2）局部止痛制剂，如利多卡因凝胶、喷剂；复方苯佐卡因凝胶；0.15%苄达明含漱液等。

3）局部抗炎制剂，如氨来呫诺糊剂、氯己定含漱液、聚维酮碘含漱液、复方硼砂含漱液等。

4）对重型RAU，可行糖皮质激素病损局部黏膜下注射，如曲安奈德、倍他米松、地塞米松等。

（3）对于较顽固的病例，可全身短期应用糖皮质激素，如泼尼松片，一般不超过50mg/d，最好晨服，口服5日。

3. 重度RAU

（1）局部治疗同上。

（2）全身应用糖皮质激素、硫唑嘌呤或其他免疫抑制剂如沙利度胺等。

（3）对免疫功能低下者（结合患者全身情况及免疫学检查结果综合判断），可选用免疫增强剂，如胸腺素、转移因子等。

六、预防

1. 营养均衡，饮食清淡，少食烧烤、腌制、辛辣食物，同时有规律的进餐。

2. 保证充足睡眠时间，提高睡眠质量。保持乐观精神，避免焦虑情绪。

3. 养成每日定时排便习惯。若有便秘，可多食含纤维丰富的食物，适当活动，必要时可使用通便药物。

4. 去除口腔局部刺激因素，避免创伤口腔黏膜，防止硬性食物（膨化、油炸食品）和过烫食物对黏膜的创伤。

5. 保持口腔卫生。

（武汉大学口腔医学院　周刚　执笔）

附录2.3　口腔白斑病的定义与分级标准（暂行标准）

中华口腔医学会第四届口腔黏膜病专业委员会
中华口腔医学会第一届中西医结合专业委员会

口腔白斑病的定义与分级标准，是由中华口腔医学会口腔黏膜病专业委员会组织全国的口腔黏膜病学专家在我国原有口腔白斑病的定义与分期的基础之上于2006年佳木斯全体会议上重新启动修订工作，经该委员会2007年乌鲁木齐全体委员会的讨论、修改，2008年大连全体委员会讨论通过，并于2011年全体委员会再次讨论通过。现为全国执行的暂行标准。

一、口腔白斑病的定义

口腔白斑病是发生于口腔黏膜上以白色为主的损害，不能擦去，也不能以临床和组织病理学的方法诊断为其他可定义的损害，属于癌前病变或潜在恶性疾患（potentially malignant disorders，PMD）范畴，不包括吸烟、局部摩擦等局部因素去除后可以消退的单纯性过角化病。

在临床工作中，注明口腔白斑病诊断确定性（certainty，C）因子级别，以便于资料间的类比。确定性因子分为1~4级，分级越高，其诊断愈肯定（附表2-3-1）。

口腔白斑病的临床记录方式为：<部位>白斑病<C因子级别>。例如左颊部的白色斑块，经去除局部刺激后损害无改善，组织病理学检查也不能诊断为其他疾病，则记录为：<左颊>白斑病<C3>。

附表 2-3-1　口腔白斑病诊断确定性（C）因子

C1——白色损害,凭临床初诊检查证据(视诊、触诊)排除其他可定义的疾病或损害,即初诊临床印象诊断

C2——白色损害,C1 诊断后凭治疗反应证据确定,即去除可疑致病因子(如戒烟、机械刺激)2~4 周后,损害无改善,即临床观察诊断

C3——C2 基础上,结合切取组织病理检查资料未发现其他可定义病损,符合白斑病的损害特征,即结合切取组织病理学的诊断

C4——外科切除所有临床可见的损害,并通过组织病理检查而作出的诊断

二、口腔白斑病的 OLEP 分级体系

为了促进对口腔白斑病治疗与处理的统一报道,引进口腔白斑病的 OLEP 分级体系(附表 2-3-2);此体系也可用于流行病学的研究目的。

附表 2-3-2　口腔白斑病（OLEP）分级体系

L　损害的大小（lesion size）
　L1:单个损害或多个损害的最大径或其和<2cm
　L2:单个损害或多个损害的最大径或其和=2~4cm
　L3:单个损害或多个损害的最大径或其和>4cm
　Lx:损害大小不确定

P　组织病理学特点（pathology）
　P0:未观察到上皮异常增生(包括无或可能的轻度上皮异常增生)
　P1:观察到上皮异常增生(包括轻到中度或中度到可能的重度上皮异常增生)
　Px:病理报告中没有报告上皮异常增生的情况

OLEP 分级
　Ⅰ级:L1P0
　Ⅱ级:L2P0
　Ⅲ级:L3P0 或 L1L2P1
　Ⅳ级:L3P1

（一）应用原则

1. 假如出现 L 或 P 因子的程度可能归于大小两个不同的类别时,将其归入较为轻量级组;在分级时也是同一原则;

2. 假如同一病例有几个部位的活检报告或同一部位的多个活检报告,其分级根据其报告中的最高级别分值归类;

3. 为了报告的准确性,应该要根据 ICD-DA 方案,描述其损害的部位;

4. 分级必须有活检报告。

（二）应用注意事项

1. OLEP 分级来自于英文的 oral leukoplakia 的缩写。之所以在 L 与 P 中间加入一 E,主要是为了与常用的口腔扁平苔藓的缩写(OLP)相区别。但目前还没有证据证明这种分期与分级对于口腔白斑病的处理具有指导意义。

2. OLEP 分级体系需要活检报告,类似于口腔癌 TNM 分期体系的要求。如果要使用一个不包含活检资料的分级体系进行研究,例如进行流行病学调查,那么可使用口腔白斑病的临床分型(C_1=均质型;C_2=非均质型)来代替组织学分级。参照原分级体系,即有如下四级:Ⅰ级=L_1C_1,Ⅱ级=L_2C_1,Ⅲ级=L_3C_1 或 $L_1L_2C_2$,Ⅳ级=L_3C_2。

3. 在进行 OLEP 分级时,口腔白斑病损害的单次活检有可能并不具有代表意义。因为,它有可能漏掉可能存在的上皮异常增生的诊断;从理论上讲,应多次活检,但这在实践中常不可行。在日常实践中,有数个不同程度的上皮异常增生,自"无上皮异常增生"到"无或可能为轻度","轻度""轻到中度""中度""中到重度"和"重度"等不同的分级。然而,出于实际应用方便的考虑,在 OLEP 分级体系中将之仅归为两类:①无或可能为轻度的上皮异常增生;②轻到中或中到可能为重度的上皮异常增生。对于明显重度上皮异常增生,多数病理学家更倾向于使用原位癌的名称。这种病损应依据口腔癌的 TNM 分期体系来分期。

（四川大学华西口腔医学院　陈谦明 执笔）

附录2.4　口腔白斑病诊疗指南（试行草案）

中华口腔医学会第四届口腔黏膜病专业委员会
中华口腔医学会第一届中西医结合专业委员会
（2011年9月23日于南京通过）

根据中华口腔医学会口腔黏膜病专业委员会关于口腔白斑病（oral leukoplakia，OLK）的定义，口腔白斑病是发生于口腔黏膜上以白色为主的损害，不能擦去，也不能以临床和组织病理学的方法诊断为其他可定义的损害，属于癌前病变或潜在恶性疾患（potentially malignant disorders，PMD）范畴，不包括吸烟、局部摩擦等局部因素去除后可以消退的单纯性过角化病。

一、病因

OLK的患病率约为0.5%~3.46%，但据人群和标准的不同，差异较大。好发于中老年男性。吸烟人群的白斑病患病率是非吸烟人群的6倍，乙醇是发生白斑病的独立危险因素，与酒的类型或饮酒方式无关。相当数量的白斑病没有明显的病因。

二、临床表现

OLK可以发生在口腔的任何部位。颊部最常见，舌部、唇部、前庭沟、腭部和牙龈等也有发生。患者可无症状或有局部粗糙感。伴有溃疡或癌变时可出现刺激痛或自发痛。

OLK可分为均质型与非均质型两大类。均质型呈白色或灰白色平坦斑块状损害或皱褶状损害，其癌变风险较低；非均质型可呈红白相间病损（红白斑病），也可以是颗粒状、结节状或疣状，癌变风险较高。增殖性疣状白斑病（proliferative verrucous leukoplakia，PVL）是疣状白斑病的一个亚型，多发生在老年女性。呈多病灶，易复发，并且持续进展，癌变风险高。

三、病理表现

OLK的病理变化主要为上皮增生，可表现为上皮过度正角化或过度不全角化；粒层明显和/或棘层增厚；上皮钉突伸长或变粗；伴有或不伴有固有层和黏膜下层炎细胞浸润。上皮增生又可明确分为两种情况：无上皮异常增生或伴有上皮异常增生（又分为轻度异常增生、中度异常增生、重度异常增生）。WHO建议，在OLK的病理诊断报告中，必须注明是否伴有上皮异常增生。

四、诊断

（一）诊断的确定性和流程

1. 诊断流程　OLK的诊断，需依据临床和病理表现综合性判断而完成。根据中华口腔医学会口腔黏膜病专业委员会关于OLK的诊断确定性（C）标准（见附录1），OLK的诊断流程图如图2-4-1所示。

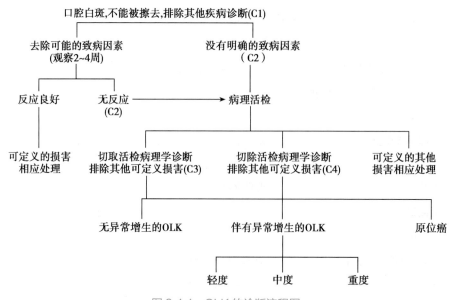

图2-4-1　OLK的诊断流程图

2. OLEP 分级体系　根据中华口腔医学会口腔黏膜病专业委员会关于 OLK 的分期标准,WHO 和中华医学会口腔黏膜病学专委会根据 OLK 病损大小及组织病理特征,推荐 OLEP 分级系统(见附录 2.3)对 OLK 治疗与处理统一报告和记录。

此外,在记录 OLK 病例时,性别、确诊时的年龄、任何致病相关因素及部位也应包括在内(附表 2-4-1)。

附表 2-4-1　OLK 病例记录要点

• 第一次确诊时的年龄 • 性别、年龄 • 发病因素(如果存在) • 诊断确定性(C) • 治疗类型 　手术治疗(包括 CO_2) 　非手术治疗 　化学预防 　仅观察 • 反应率(在非手术治疗或无治疗仅观察的情况下) 　无反应(疾病稳定)	部分反应(大小缩减>50%,但不是完全) 　完全反应 　疾病进展(大小增加>25%,或出现新的损害) • 复发 　白斑发生在原来同一个位置,不管时间间隔 • 新发白斑 　白斑发生在明显不同的位置 • 恶性转变 • 甚至口腔外部,头颈区域的恶变 • 头颈区域外的恶变 • 随访时间

（二）恶变风险评估

OLK 具有恶变潜能,评估恶变风险是 OLK 诊断和制订治疗方案的基要。光镜检查下有无异常增生及异常增生程度对预测癌变最有价值,是目前预测白斑病癌变风险的金标准。OLK 患者伴有以下情况时癌变倾向较大,应密切随访,必要时可多次活检:

1. 伴有上皮异常增生者;

2. 非均质型 OLK;

3. OLK 位于舌缘、舌腹、口底、口角;

4. 伴有白色念珠菌、HPV 感染者;

5. OLK 病程较长;

6. 不吸烟患者(特发性 OLK);

7. 面积大于 $200mm^2$;

8. 女性。

（三）鉴别诊断

OLK 应注意与白色角化病、毛状白斑和口腔扁平苔藓(OLP)等疾病相鉴别(附表 2-4-2)。

附表 2-4-2　OLK 与其他白色病变的鉴别

	临床表现	病理表现	病因	性别	年龄
OLK	斑块状、皱褶状、颗粒状、疣状	可有上皮异常增生	不明	男性多	中老年多
	任何部位				
白色角化病	局部刺激相应形状	无异常增生	局部刺激		
	局部刺激相应部位	棘层增厚,炎细胞浸润			
毛状白斑	毛状	无异常增生	EB 病毒		
	舌侧缘				
	常对称				
OLP	网状、环状、斑块、条纹	基底层液化变性	不明	女性多	中年以上多
	任何部位	固有层淋巴细胞带状浸润			
	常对称				

五、治疗

OLK 是上皮鳞癌的重要来源,发病机制不清,目前尚无根治 OLK 的方法。卫生宣教、消除局部刺激因素、监测和预防恶变是 OLK 诊疗原则;去角化药物治疗、组织病理活检和定期随访是其主要手段。

（一）卫生宣教

提倡健康生活方式,如戒烟酒、停止咀嚼槟榔、少食酸、辣、烫、麻、涩等食物,保持良好口腔卫生;认识 OLK 的风险和防治原则。

（二）药物治疗

维生素 A、13-顺式维 A 酸、异维 A 酸、阿维 A 酸、番茄红素、芬维 A 胺、维胺酸、维 A 酸糊剂均有改善临床症状的作用,故推荐使用。中医药可以作为 OLK 的治疗措施之一,但是目前尚处于探索阶段。

（三）手术治疗及病理组织活检

由于手术切除后病理组织学检查可明确诊断及有无上皮异常增生,并初步评估 OLK 癌变风险,因此,建议切取或切除活检。

（四）其他治疗方法

除手术及药物治疗外,OLK 可使用激光、冷冻和光动力疗法,但其疗效、复发率和恶变率有待进一步评估。

（五）随访

定期随访 OLK 患者,及时评价和处理,是防治 OLK 恶变的重要步骤。病理组织学检查明确已有上皮异常增生的 OLK 患者,建议终身随访,3~6 个月复查一次;病理组织学检查明确无上皮异常增生的 OLK 患者,建议终身随访,6~12 个月复查一次。

（上海交通大学口腔医学院　蒋伟文　四川大学华西口腔医学院　陈谦明 执笔）

附录2.5　口腔扁平苔藓诊疗指南（试行）

中华口腔医学会第四届口腔黏膜病专业委员会
中华口腔医学会第一届中西医结合专业委员会

（2011 年 9 月 23 日于南京通过）

口腔扁平苔藓(oral lichen planus,OLP)是一种常见口腔黏膜慢性炎性疾病,患病率为 0.1%~4%,以中年女性多见,大多数患者有疼痛、粗糙不适等临床症状,世界卫生组织(WHO)将其列入口腔潜在恶性疾患(oral potentially malignant disorders,OPMPs)的范畴。

一、病因

OLP 的病因和发病机制目前尚不明确。临床和基础研究结果显示,可能与多种致病因素有关,如免疫因素、精神因素、遗传因素、感染因素、内分泌因素、微循环障碍、系统性疾病以及口腔局部刺激因素等。其中,细胞介导的局部免疫应答紊乱在 OLP 的发生发展中具有重要作用。

二、临床表现

口腔损害好发于颊、舌、牙龈等部位,一般对称分布,呈白色或灰白色的丘疹、网状、环状、斑块等各种类型(附图 2-5-1),其间可伴充血、糜烂、疱性损害等;可同时或分别在皮肤、指(趾)甲等部位出现损害,皮肤损害为紫红色多角形扁平丘疹,指(趾)甲损害多见于拇指,甲板萎缩变薄,无光泽,严重的有沟裂形成。

三、病理表现

上皮过度正角化或不全角化,棘层增生或萎缩,基底细胞层液化变性,固有层淋巴细胞呈带状浸润,不伴上皮异常增生是 OLP 的典型病理特征。

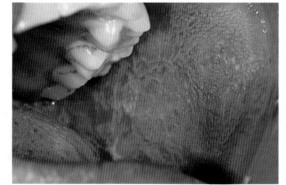

附图 2-5-1　扁平苔藓的口腔黏膜损害

四、诊断

一般根据病史及典型的口腔黏膜白色损害即可作出临床诊断,典型的皮肤或指(趾)甲损害可作为诊断依据之一。建议结合组织活检、必要时辅以免疫病理等实验室检查进行确诊,这也有助于鉴别其他白色病变并排除上皮异常增生或恶性病变。

五、鉴别诊断

OLP 应注意与口腔白斑病、口腔白角化症、盘状红斑狼疮、苔藓样反应、口腔黏膜下纤维性变、天疱疮、类天疱疮等疾病相鉴别。

六、治疗

（一）治疗原则

1. 消除局部刺激因素　如烟、酒、辛辣食物、牙结石、尖锐牙体、龋洞、不良修复体及银汞合金充填材料等。若怀疑损害的发生与患者长期服用某种药物有关，可建议换用其他药物。

2. 损害局限且无症状者，可不用药，仅观察随访；损害局限但有症状者，以局部用药为主；损害较严重者采用局部和全身联合用药，全身用药以免疫调节治疗为主。

3. 注意控制继发感染，特别是真菌感染。

4. 加强心理疏导，缓解精神压力，必要时可建议患者进行心理咨询及治疗。

5. 定期随访，防止癌变。病情缓解后，一般每 3~6 个月复查 1 次，如果持续稳定，1 年复查 1 次；如果病情复发加重，应及时复诊。

（二）治疗药物（附表 2-5-1）

附表 2-5-1　口腔扁平苔藓常用治疗药物

1. 糖皮质激素及免疫抑制类药物	3. 维 A 酸类
（1）全身用药	（1）全身用药
泼尼松（prednisone）	维 A 酸（tretinoin）
硫唑嘌呤（azathioprine）	异维 A 酸（isotretinoin）
羟氯喹（hydroxychloroquine）	依曲替酯（etretinate）
沙利度胺（thalidomide）	替马罗汀（temarotene）
雷公藤总苷（tripterygium glycosides）	（2）局部用药
昆明山海棠（tripterygium hypoglaucum）	维 A 酸（tretinoin）糊剂
（2）局部用药	异维 A 酸（isotretinoin）凝胶
地塞米松（dexamethasone）含漱液、软膏、黏附片	他佐罗汀（tazarotene）凝胶
曲安奈德（triamcinolone acetonide）口腔软膏、注射液	4. 其他
氟新诺龙酯（fluocinonide）软膏	伊曲康唑（itraconazole）
倍他米松（betamethasone）注射液	氟康唑（fluconazole）
丙酸氯倍他索（clobetasol propionate）乳膏	氯己定（chlorhexidine）含漱液、含片
氟轻松（fluocinolone acetonide）凝胶、乳膏	碳酸氢钠（sodium bicarbonate）含漱液
环孢素（ciclosporin）含漱液	复方硼砂（compound borax）含漱液
他克莫司（tacrolimus）含漱液、乳膏、凝胶	聚维酮碘（povidone lodine）含漱液
2. 免疫增强剂	制霉菌素（nystatin）膜剂、糊剂
胸腺素（thymosin）	
转移因子（transfer factor）	

（三）治疗方案

综合考虑 OLP 的病损分类、病情轻重程度、患者全身情况等因素，制订以下治疗方案：

1. 无症状非糜烂型 OLP 治疗方案　若病损局限，可不用药，定期随访。

2. 有症状非糜烂型 OLP 治疗方案　治疗目的：减轻不适症状，控制病情发展。

（1）损害充血较明显、有疼痛症状者，必要时全身使用免疫抑制类药物，配合糖皮质激素局部制剂。

（2）损害角化程度较高、粗糙紧绷症状明显者，必要时使用维 A 酸类局部制剂，病情缓解后，逐渐减少用药次数至停药，以免病损反跳。唇部病损禁用。

（3）免疫功能低下者（结合患者全身情况及实验室免疫检测结果综合判定），可选用免疫增强剂。

（4）可补充维生素类制剂如 β-胡萝卜素、维生素 A、维生素 E 等。

（5）伴真菌感染征象者选用抗真菌局部制剂。

（6）可根据临床情况考虑配合中医药治疗。

3. 糜烂型 OLP 治疗方案

治疗目的:控制疼痛症状,促进糜烂愈合,降低癌变的潜在危险。

治疗方案如附图 2-5-2 所示。

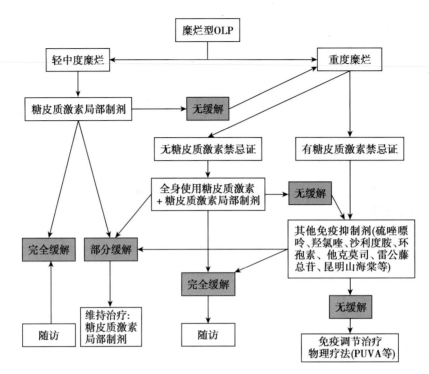

附图 2-5-2　糜烂型口腔扁平苔藓治疗方案流程图

（1）轻中度糜烂者治疗方案

1）轻中度糜烂的界定:单灶或散在小面积多灶糜烂(糜烂总面积≤1cm² 左右)。

2）使用效能较强的糖皮质激素局部制剂,也可采用糖皮质激素注射液行局灶封闭。完全缓解者观察随访;部分缓解者继续使用糖皮质激素局部制剂维持治疗;无效者见重度糜烂治疗方案。

（2）重度糜烂者治疗方案

1）重度糜烂的界定:主要包括急性发作的大面积或多灶糜烂(糜烂总面积>1cm²)、久治不愈、同时伴广泛皮肤损害等三类情况。

2）若无糖皮质激素禁忌证者,可考虑全身使用糖皮质激素,泼尼松剂量不超过 1mg/(kg·d),临床多采用小剂量治疗(15~30mg/d),疗程一般为 1~2 周。同时配合糖皮质激素局部制剂。完全缓解者观察随访;部分缓解者用糖皮质激素局部制剂维持治疗。

3）无效者或有糖皮质激素禁忌证者,可选用其他免疫抑制剂,如硫唑嘌呤、羟氯喹、沙利度胺、环孢素、他克莫司等(后两者为局部制剂),若需长期治疗者,可改服雷公藤总苷或昆明山海棠。须密切观察上述糖皮质激素及免疫抑制类药物的毒副作用。完全缓解者观察随访;无缓解者见迁延不愈者治疗方案。

（3）对上述药物抵抗、迁延不愈者治疗方案

1）免疫功能低下者(结合患者全身情况及实验室免疫检测结果综合判定),可选用免疫增强剂如胸腺素、转移因子等。

2）无效者可酌情试用物理疗法如 PUVA、激光等。

（4）上述三个糜烂型 OLP 治疗方案的辅助用药

1）可酌情补充维生素类及微量元素制剂。

2）酌情选用抗生素制剂和消毒防腐类局部制剂。

3）伴真菌感染征象者选用抗真菌局部制剂。

4）可根据临床情况考虑配合中医药治疗。

（5）病情顽固或发展者,必要时活检,定期随访,防止癌变。

七、预防

1. 定期进行口腔检查,保持口腔卫生,消除局部因素的刺激作用。

2. 建立健康的生活方式,积极预防和治疗系统性疾病。

(1) 注意调整饮食结构及营养搭配,控制烟、酒及辛辣食物。

(2) 保持乐观开朗的精神状态,缓解焦虑情绪。

(四川大学华西口腔医学院　周红梅 执笔)

附录 3　口腔黏膜病常用诊疗技术

附录 3.1　口腔黏膜脱落细胞学检查术

【概述】

口腔黏膜脱落细胞学检查术是通过特定工具采集口腔黏膜脱落细胞,经染色后用显微镜观察其形态,协助诊断口腔黏膜疾病的一种技术。

【适应证】

1. 口腔白斑病、口腔红斑病、口腔扁平苔藓等口腔黏膜潜在恶性疾患。

2. 天疱疮。

3. 疱疹性口炎。

4. 其他需要脱落细胞学检查的口腔黏膜病。

【禁忌证】

因患血液系统疾病或口服药物引起凝血功能障碍,致口腔黏膜易大量出血者。

【操作步骤】

1. 准备　刮取细胞前,病人用清水漱口,去除口内食物残渣。

2. 麻醉　糜烂性病损取样前可先行表面麻醉。

3. 取样　用专用刮片稍用力刮取病损表面脱落细胞,顺同一方向均匀地涂于干净载玻片上。

4. 染色

(1) 脱落细胞形态学观察:取样后,玻片立即置于95%乙醇中固定15~30分钟,巴氏染色法染色,光学显微镜下观察。

(2) 脱落细胞微核计数:玻片于体积比为 3∶1 的乙醇/冰醋酸溶液固定 15 分钟,依次在 Schiff 试剂、0.05%淡绿(light green)水溶液中染色,在光学显微镜下进行脱落细胞微核计数。

5. 观察

(1) 脱落细胞形态:①细胞颜色;②细胞大小、形态、核浆比例、细胞核数目;③特殊形态的细胞,例如天疱疮细胞、多核巨细胞、癌细胞等。

(2) 微核计数:计数 1 000 个细胞,记录带有清晰细胞核和胞质的细胞数,死亡和降解细胞(核固缩、核碎裂、核溶解)以及无核的角化细胞除外。

【注意事项】

脱落细胞学检查结果仅反映病损表层的变化,其敏感性和特异性受到取材部位、操作手法、观察者经验等因素的影响,必要时应结合组织病理学检查,以免误诊或漏诊。

(但红霞)

附录 3.2　口腔黏膜活体染色检查术

【概述】

口腔黏膜活体染色检查术是一类用于口腔黏膜潜在恶性疾患筛查的无创性辅助诊断技术。用于该项检查术的染料包括甲苯胺蓝、孟加拉红、卢格碘液等。甲苯胺蓝最为常用。此处以口腔黏膜甲苯胺蓝活体染色检查术为例进行介绍。

甲苯胺蓝是一种活性的噻嗪类碱性染料,与细胞核内的 DNA 及细胞质内的 RNA 有极强的亲和力。由于癌细胞的 DNA 和 RNA 比正常细胞高 10 多倍,甲苯胺蓝极易使癌变部位着色。且由于癌细胞可能具有更宽的细胞间隙或通道,甲苯胺蓝能迅速进入细胞间隙使之着色。此外,甲苯胺蓝对有丝分裂活跃的细胞如异常增生的上皮细胞,也具有较强的亲和力而可使之着色。因此,口腔黏膜甲苯胺蓝染色检查能指示潜在可疑或早期恶性病损,且可指导选择活检部位,为制订后续诊治计划提供依据。

【适应证】

1. 口腔黏膜潜在恶性疾患活检前活检位点选择的辅助确认。

2. 口腔黏膜潜在恶性疾患的无创动态监测。

3. 口腔黏膜长期不愈溃疡的良恶性初步鉴别。

4. 口腔癌术后复查。

【禁忌证】

1. 对此项检查所用试剂有过敏史者禁行此项检查,超敏体质者慎行此项检查。

2. 不能配合此项检查的人群,包括婴幼儿和智力障碍者等。

【操作程序及方法】

1. 患者用清水漱口 3 次,每次 20 秒;

2. 用棉签蘸 1% 冰醋酸液涂于病损表面,停留 30 秒;

3. 用清水漱口 3 次,每次 20 秒后唾弃;

4. 用棉签蘸甲苯胺蓝液涂于病损表面,停留 30 秒;

5. 用清水漱口 3 次,每次 20 秒后唾弃;

6. 用棉签蘸 1% 冰醋酸液涂于病损表面,并多次更换,直至棉签无染色;

7. 在良好的灯光照射条件下观察口腔黏膜病损部位的染色情况,记录染成蓝色的可疑病灶的部位、大小、表面形态特征。染色结果分别判定为:阴性(无蓝色着色,标记为“-”)、阳性(蓝色染料明显点状或片状着色,标记为“+”)或可疑(较为浅淡的点状着色,标记为“±”)。

【注意事项】

1. 操作前应告知患者试剂不可咽下,若不慎咽下,患者尿液和粪便可能出现暂时性蓝染。

2. 受试患者应穿外套,以防止衣服染色,为防止试剂洒入眼中,可给患者戴上眼罩,操作应在设有下水口的地方进行,以便于唾弃染色剂时减少污染周围环境。

3. 判断染色结果时,应注意在糜烂或充血部位以及斑块的褶皱部位均可能出现假阳性,记录时应鉴别。

4. 出现试剂过敏情况应及时指导患者去内科诊治。

(但红霞)

附录3.3　口腔黏膜自体荧光检查术

【概述】

自体荧光检查术是利用病变组织与其相应的正常组织对同一波长激发光源产生不同的光谱变化图,从而判定组织细胞改变的一种方法,其方便、价廉、易行,自 20 世纪 90 年代开始在腔道性肿瘤的辅助诊断中应用。

【适应证】

1. 适用于口腔黏膜潜在恶性病损癌变、癌性病损的初筛;

2. 辅助确认口腔黏膜潜在恶性病损组织学检查位点和高危病损范围;

3. 口腔黏膜潜在恶性病损的无创动态监测。

【禁忌证】

1. 有光敏感史者;

2. 近期使用了光敏药物者。

【操作步骤】

1. 调整牙椅体位和光源,检查受检者口腔情况,确定口腔黏膜病损受检部位,采集病损图像(口腔专用相机)。

2. 口腔黏膜自体荧光仪准备　按照说明书,开启荧光仪顶部防护盖,安装避污镜盖、配套数码相机,安装中切忌手触镜头表面,残迹会影响成像。观察荧光仪电池指示绿灯是否亮起,注意荧光仪手柄下的排气口有无遮盖,影响排风。

3. 暴露口腔黏膜受检部位。

4. 关闭牙椅冷光灯,将检查室灯光调暗或关闭,拉上窗帘。

5. 检查者、受检者戴上深色护目镜。

6. 手持荧光仪手柄部,将工作镜头前端放至距受检者口腔约 8~10cm 距离处。

7. 按下荧光仪手柄前端的开关键,开启蓝光照射,对口腔内软组织进行检查,获取清晰组织自然荧光成像,并用数码相机记录影像。

8. 自体荧光图像采集完后,松开手柄前端的开关键,关闭蓝光照射。

9. 判读检查结果　正常组织为绿色荧光表现,判断为阴性;异常病损组织多呈现黑色影像(荧光脱失),判断为阳性。

10. 整理仪器,安装防护盖,清洁消毒,归位还原。

11. 整理、存档图像和病历资料。

【注意事项】

1. 结果判定　需注意角化斑块可遮盖荧光变化;炎性病损、黑斑、溃疡、血管瘤、牙龈、扁桃体也可为黑色影像。对于可疑或不确定的荧光脱失,检查者可参考病损白光图像与自体荧光图像对比判断,白光图像发黑部分自体荧光图像也会变黑;此外,对侧正常表现的黏膜自体荧光图像也可以作为与患侧自体荧光图像的对比。炎性病损导致的黑色影像颜色浅-中度,边界较模糊,可采用口腔检查器械的光滑面或棉签略微施压荧光脱失组织面,减少血液,若观察到绿色荧光的恢复变化,则炎性导致的可能性大;癌性病损导致的荧光脱失影像黑色较深,边界较清楚;必要时可观察或抗炎治疗,1~2 周后复检,对比荧光变化,不能排除恶性病损者,建议组织学检查确认。

2. 操作时,蓝光不要照射到眼睛(检查者、被检查者均要注意)。

3. 注意检查仪器电池电量;检查中无电时可直接采用外接电源模式继续检查。

4. 当被检者在蓝色光源照射后出现口干、口腔或嘴唇的灼烧感以及味觉明显丧失时,应停止使用荧光仪的检查,观察恢复情况,必要时内科就诊治疗。

(但红霞)